YANGHAO PIWEI ZENMECHI

养好脾胃怎么吃

消化好吸收才更好

刘安祥／编著

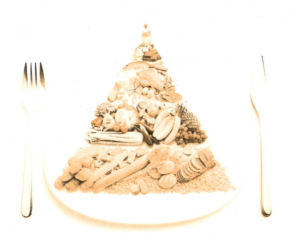

陕西新华出版传媒集团
陕西科学技术出版社

图书在版编目（CIP）数据

养好脾胃怎么吃：消化好吸收才更好/刘安祥编著.
—西安：陕西科学技术出版社，2016.1
ISBN 978-7-5369-6614-7

Ⅰ.①养… Ⅱ.①刘… Ⅲ.①脾胃病—食物疗法
Ⅳ.①R247.1

中国版本图书馆 CIP 数据核字（2015）第 312157 号

养好脾胃怎么吃：消化好吸收才更好

出 版 者	陕西新华出版传媒集团　陕西科学技术出版社
	西安北大街131号　邮编　710003
	电话（029）87211894　传真（029）87218236
	http://www.snstp.com
发 行 者	陕西新华出版传媒集团　陕西科学技术出版社
	电话（029）87212206　87260001
印　　刷	北京建泰印刷有限公司
规　　格	710mm×1000mm　16 开本
印　　张	18.25
字　　数	230 千字
版　　次	2016 年 3 月第 1 版
	2016 年 3 月第 1 次印刷
书　　号	ISBN 978-7-5369-6614-7
定　　价	28.00 元

版权所有　翻印必究

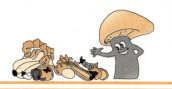

   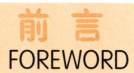

前言 FOREWORD

脾胃为"后天之本",也就是说,从出生之后,我们所进行的一切生命活动都要以它为基础,可见其重要性。《素问·经脉别论》上记载"食气入胃,散精于肝……浊气归心,淫精于脉""饮入于胃,游溢精气,上输于脾,脾气散精,上归于肺"等,说明食物里面营养物质的吸收要依赖脾之传输、散精功能。

脾胃二字常常同时出现,这是因为胃主受纳,脾主运化,二者共同作用,才能将我们吃下去的食物转化成精微物质,输送到全身各处,滋养全身。《素问·灵兰秘典论》说:"脾胃者,仓廪之官,五味出焉。"将脾胃比喻成粮仓管理员,负责将食物按照酸、甜、苦、辣、咸五味去分类,因为五脏各有所喜:肝喜酸,脾喜甘,心喜苦,肺喜辛,肾喜咸。《黄帝内经》说:"胃者,五脏六腑之海也。"说明没有胃,五脏六腑就没有滋养之源了。

后天很多疾病的发生都和脾胃有关系,比如气血不足,因为脾胃为"气血生化之源",一旦脾胃健康受损,就会导致气血生化乏源,出现一系列气血不足之证,如乏力、憔悴等。而长期气血不足,五脏就会失养,疾病丛生,因而有"内伤脾胃,百病由生"之说。可见脾胃调理不仅是为了满足后天机体生命活动所需,更是为了防病治病。

那么如何调养脾胃呢?吃中药吗?中医上有句话叫"药补不如

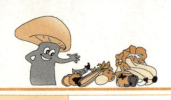

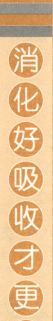

食补",可见,和药补相比,食补是首选。

本书从介绍脾胃的功能、作用着手,之后告诉大家如何通过"察言观色"辨别出自己的脾胃是否健康,哪些好的饮食习惯有利于脾胃健康,哪些不良的饮食会伤害到脾胃以及吃哪些食物能调理脾胃。

胃病易得却不易治,经常反复发作,而且很多治疗手段都仅仅是缓解胃病表现出的症状而并非根治,所以中国有句俗话叫:"胃病要三分治七分养"。也就是说,药物治疗为辅,食物调养为主,因为我们不可能一日三餐吃药,但是却能做到一日三餐吃饭,既然每餐都少不了,何不把每餐都制作成有益于脾胃健康的"养胃餐"呢?

中医治病、调养身体的时候,讲究的是"因时制宜,因地制宜,因人制宜",所以书中将脾胃调养分为多个方面:根据四季养脾胃,根据症状养脾胃,不同的季节,不同的患者对应着的是不同的调养脾胃的食物,针对性比较强。本书对食材进行详细介绍的同时列出了相应的菜谱,包括汤、羹、粥、菜肴等,美味而营养,让你在享受美食的同时健脾养胃,何乐而不为。

编 者

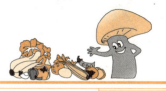

   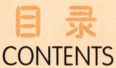

第一章

浅谈脾胃概念，帮你初识脾胃

脾胃，后天之本，气血生化之源 …………………………… 001
脾胃，为你的身体"供能" …………………………………… 002
脾胃，营养物质的供给源 …………………………………… 004
滋养元气，先调摄胃气 ……………………………………… 005
养护身体，从健康脾胃着手 ………………………………… 007
脾主肌肉，掌管身材和腿脚 ………………………………… 008
那些和脾胃相关的中医名词 ………………………………… 010
脾胃同治，健康才有保证 …………………………………… 013
胃病三分靠治，七分靠养 …………………………………… 016
盲目用药，当心脾胃受伤 …………………………………… 019

第二章

"察言观色"，辨一辨你的脾胃健康

面色蜡黄无血色，多是脾气不足 …………………………… 021
眼睛红肿眼袋大，多为脾虚 ………………………………… 022
鼻头异常，很可能是脾胃有问题 …………………………… 023

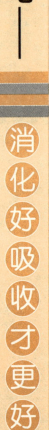

牙龈肿痛口气臭，胃内有火……………………………… 024
流口水，脾虚的征兆……………………………………… 025
吞咽困难，可不能小觑…………………………………… 026
饭后腹胀，多为脾胃不和………………………………… 027
泻便气味不同，预示着不同的脾胃疾病………………… 029
黑便、血便，很可能预示着消化道溃疡………………… 030
经常胃痛、胃胀别耽误…………………………………… 032
恶心呕吐，很可能是梗阻和上消化道出血……………… 033
泛酸烧心，肝气犯胃所致………………………………… 035
手脚冰凉，很可能是脾胃虚寒…………………………… 036
根据前后阴，辨脾胃健康………………………………… 037
屁，反映肠胃健康………………………………………… 037
吃不胖，脾脏惹的祸……………………………………… 039
肥胖，也是脾出了问题…………………………………… 041

第三章 养护脾胃，从合理饮食开始

饮食，要因时因地因人…………………………………… 043
能吃，说明病得还不严重………………………………… 045
食欲太好，当心胃内有火………………………………… 047
掌握食物属性，才能更好地养脾………………………… 048
五味平衡，身体健康……………………………………… 049
水要怎么喝才对脾胃有益………………………………… 051
细嚼慢咽，为胃"减负"…………………………………… 052

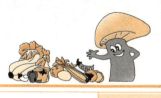

主副搭配，脾胃更健康 ……………………………… 054
汤，饭前喝还是饭后喝 ……………………………… 055
胃病患者要吃什么，怎么吃 ………………………… 058
一天三杯茶，脾胃更健康 …………………………… 061

第四章

饮食误区，当心你的脾胃"受伤"

饥一顿饱一顿，脾胃一天比一天差 ………………… 063
过食冷食，脾胃阳气受损 …………………………… 064
烫食，常给脾胃找麻烦 ……………………………… 066
汤泡饭，没你想的那么好消化 ……………………… 067
美丽食物，越吃脾胃越"倒霉" …………………… 069
这些食物，多吃会伤脾胃 …………………………… 072

第五章

食养脾胃，食疗有效而无伤

谷养脾胃：以谷为养，天然健康 …………………… 077

薏米——健脾除湿就找它 …………………………… 077
小米——自古以来的养胃之品 ……………………… 079
荞麦——开胃宽肠又消食 …………………………… 080
燕麦——益肝和胃，促进健康 ……………………… 082
黑芝麻——补肾养胃 ………………………………… 084

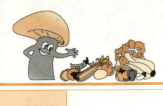

高粱——补脾温胃就找它 …… 086

蔬养脾胃：营养菜肴，滋养脾胃　087

山药——健脾补虚的佳品 …… 087
香椿健脾开胃，提升食欲 …… 089
番茄——健脾消食，生津止渴 …… 091
茴香——温胃散寒，开胃养胃 …… 093
辣椒——温中散寒才畅气机 …… 095
土豆——和胃调中又健脾 …… 097
苦瓜——降胃火，除口臭 …… 099
芋头——补中益脾消食积 …… 101
胡萝卜——健脾化滞，养肝明目 …… 103
马齿苋——清热健脾又除湿 …… 105
白萝卜——下气消食，防便秘 …… 106
蘑菇——益气补虚健脾胃 …… 108
白扁豆——健脾化湿又止泻 …… 110

果养脾胃：生津止渴，开胃理气　111

山楂——消食除腻，防止食积 …… 111
红枣——补脾气，益脾胃 …… 113
香蕉、芒果——防治便秘 …… 115
苹果——生津止渴，补足胃阴 …… 116
橘子——开胃理气，补足胃阴 …… 118
杨梅——健脾开胃，生津止渴 …… 119
椰子——补益脾胃，杀虫消疳 …… 121
无花果——健脾开胃，助消化 …… 122

肉养脾胃：补脾胃之虚，暖脾胃之寒　124

猪肚——补益脾胃，治疗胃病 …… 124

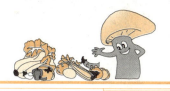

牛肉——补中益气，滋养脾胃 …………………… 126
鸡肉——温中益气，补虚填精 …………………… 128
羊肉——补虚提气，开胃健力 …………………… 130
草鱼——补充营养，暖胃防病 …………………… 131
带鱼——补脾益气，暖胃养肝 …………………… 133
鲫鱼——温中补虚，祛湿利水 …………………… 135
动物脾脏——增强消化系统功能 ………………… 137
猪血、牛血——养血养脾胃 ……………………… 138

坚果养脾胃：滋补强身，养胃健脾 …………… 140
栗子——强效滋补，养胃健脾 …………………… 140
榛子——开胃调中，坚果之王 …………………… 142
松仁——滋阴养液，温胃肠 ……………………… 144

其他食材：杂食调脾胃，强身又健体 ………… 146
花椒——散寒除湿，温中止痛 …………………… 146
牛奶——补充钙质，益气养胃 …………………… 148
蜂蜜——滋养五脏，健脾胃 ……………………… 149
麦芽糖——消食通气，有益健康 ………………… 151

第六章
药养脾胃，常见药材，调补有方

陈皮——理气健脾 ………………………………… 153
芡实——补脾固肾 ………………………………… 155
甘草——调治脾胃 ………………………………… 156
生姜——醒脾开胃 ………………………………… 158

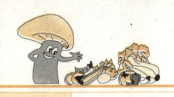

莲子——补脾止泻 …… 160
党参——补益脾肺气虚 …… 162
桂皮——温阳止痛 …… 164
沙参——补五脏之阴 …… 165
黄芪——补益脾胃 …… 167
葛花——解酒养胃 …… 169
藿香——治疗胃痉挛 …… 171
神曲——消食化积 …… 173
石斛——调治胃阴虚 …… 174
佛手——疏肝健脾 …… 176
丁香——温中降逆 …… 177
砂仁——化湿行气 …… 179
草豆蔻——化湿醒脾 …… 181
桂圆干——补益心脾 …… 182
吴茱萸——补脾暖胃 …… 184
白茯苓——补中健胃 …… 185

第七章

四季养脾胃，春夏秋冬怎么吃

春季养脾胃怎么吃 …… 187

春季饮食：省酸增甘 …… 187
情志调养：找"花"帮忙 …… 188
春湿伤脾：对症用"食" …… 190
应付春困：选对食材和药膳 …… 192

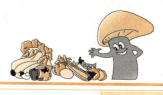

夏季养脾胃怎么吃 ················ 194
夏季饮食：多吃点"苦" ············· 194
情志调养：静心养气防情绪中暑 ······· 196
疰夏调养：吃对食物身不虚 ··········· 197
应付夏暑：会"吃"才行 ············· 199

秋季养脾胃怎么吃 ················ 202
秋季饮食：少辛多酸 ················· 202
情志调养：生活饮食调养有方 ········· 203
秋燥伤肺：润肺食物不可少 ··········· 205
应付秋燥：少不了食材 ··············· 207

冬季养脾胃怎么吃 ················ 209
冬季饮食：以"淡"为主 ············· 209
情志调养：神藏于内 ················· 211
冬季进补："食"当先 ··············· 212
应付冬懒：对症用"食" ············· 215

第八章
脾胃失调症，如何靠"吃"调理

厌食，以"食"调养，食欲大增 ······ 217
小儿厌食，脾胃调理从"吃"入手 ····· 217
老人厌食，先找出病因 ··············· 219
食欲差，就喝山楂神曲粥 ············· 220
疑难杂症，试试茶饮方 ··············· 221

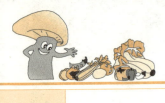

不思饮食，吃一串冰糖葫芦 …… 222
宝宝食欲差，就吃益脾饼 …… 224
积食怎么办，就喝大麦茶 …… 226

常见胃病，食物调理，缓解病情 …… 227

胃痛，食材药膳调理有方 …… 227
呕吐，推荐几款止呕食疗方 …… 229
胃炎，吃对了胃健康 …… 230
胃溃疡，食疗调养缓解病情 …… 233
胃下垂，吃对食物胃"归位" …… 235
胃痉挛，除邪补气，食养有方 …… 237
胃酸多，用食物来中和胃酸 …… 239
胃癌，补正气、除邪气 …… 240
慢性胃病莫愁，常喝茴香猪肚汤 …… 243

脾虚、脾湿，膳食调养除湿补虚 …… 244

调养脾胃，没事多喝粥 …… 244
脾阴虚，两款粥调养有良效 …… 249
脾虚食积型便秘，就喝山谷麦芽茶 …… 251
便秘，辨证施治效果佳 …… 252
腹泻，饮食调养能止泻 …… 254
小儿腹泻，山药红枣疗效好 …… 255
脾胃食疗方，脾胃健康吃嘛嘛香 …… 257
脾虚湿滞，喝一碗薏仁冬瓜子粥 …… 258
湿热蕴脾生痘痘，就吃三白煨鸡 …… 260
脾胃湿热致湿疹，试试生土豆片方 …… 262
湿热中阻型失眠，喝点麦梅枣花饮 …… 264
痰湿肥胖，常吃茯苓苡米健脾饼 …… 266

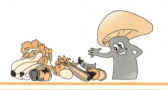

面色不好脾胃差，就喝三白汤 …………………………… 267
水湿困脾，常吃蚕豆糕 …………………………………… 268

其他脾胃失调症，膳食调养更健康 …………………… 270

虚、湿、滞、郁，不同证型吃不同的食物 …………… 270
肝胃不和，就用橘茹饮 …………………………………… 272
脾肿大，食疗调理脾健康 ………………………………… 273
胃切除，合理饮食提升食欲 ……………………………… 275

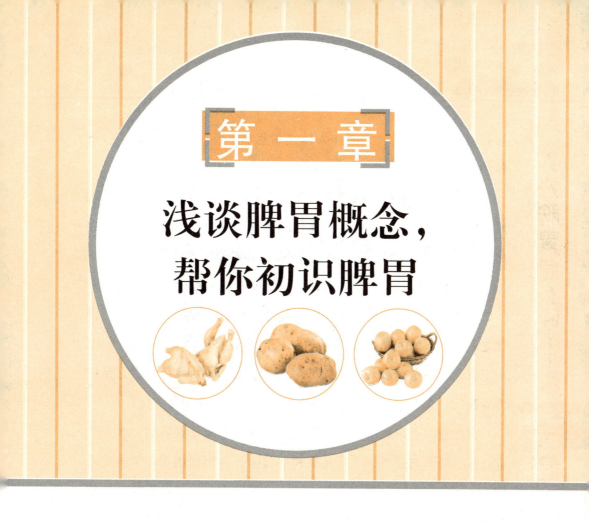

第一章

浅谈脾胃概念，帮你初识脾胃

脾胃，后天之本，气血生化之源

中医脏腑学说将脾胃称作后天之本，和先天之本的肾相对应。既然称之为"本"，我们应该不难看出其重要性。

中医上有云："百病皆由脾胃衰而生也。"李中梓在《医宗必读》中提到："一有此身，必资谷气，谷入于胃，洒陈于六腑而气至，和调于五脏而血生，而人资之以为生者也，故曰后天之本在脾。"由此可见，脾胃是人体中的重要部位。人体所需的能量都是由脾胃消化的食物转化而来的。脾是五脏之一，属阴，胃是六腑之一，属阳，脾胃护卫表里，所以，虽然脾胃是两个不同的器官，

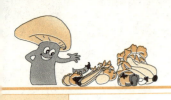

却有着密切的关系，共同在人体之中运转。接下来分别介绍一下脾和胃。

胃主受纳和腐熟，腐熟即食物经过胃的初步消化变成半液体物质，即食糜。食物的营养为人体生理活动、气血津液之来源，所以称胃是"水谷气血之海"。胃气充足是身体健康的保障。

营养吸收仅仅靠胃是不够的，一定要有脾的配合才可以将营养供应到全身各处。脾的主要功能是输送、吸收，食物在胃内进行消化之后，剩下的要依靠脾的输送、运转功能将营养物质上输至肺，向下将营养输送至膀胱，如此即可为精、气、血、津液提供充足的营养物质，为人体获得充足有效能源、维持正常代谢之关键点。

由此我们不难看出，身体营养元素的吸收离不开脾胃，脾胃功能旺盛，身体则强健，不容易受病邪侵袭。脾胃居中土，为脏腑之中心，和其他脏腑之间有着密切关系，脾胃患病，其他脏腑功能很容易受影响，根据五行关系，易出现相生相克疾病传变现象。

既然脾胃对我们来说这么重要，日常生活中对其的悉心调理是必不可少的，千万不能等到脾胃已经出了问题才想到去护理、去保养。

脾胃，为你的身体"供能"

脾胃掌管着人体能量的吸收和分配，一旦我们的脾胃功能出现问题，营养物质的吸收、运输就会出问题，器官得不到充足的营养就会降低自身机能，导致代谢速度下降。久而久之，身体就会出现一系列的问题。只有脾胃健康了，人体所需的能量充足了，身体才

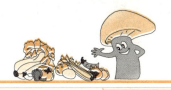

第一章 浅谈脾胃概念，帮你初识脾胃

能和谐、高效地运转。

中医认为，脾胃为水谷之海，气血之源，为维持人体正常活动的"营养加工厂"。脾胃处在人体的中间位置，二者之间互为表里，脾主升，胃主降。脾胃之间分工合作，让浊气下降，清气上升，维持人体的饮食消化、吸收，以及废物的排出。脾胃功能和其他脏腑器官组织之间有着密切关系，会直接影响到人体健康，关系着疾病的发生、发展，甚至是寿命，可以说脾胃在人体机能中起着非常重要的作用。那么脾胃都为人体的哪些部位供能呢？

1 为四肢供能

我们的四肢和身体需要脾胃供输的营养来维持正常的生理活动，全身肌肉会因此而更加有力量。一旦脾胃出现问题，四肢就会营养不良，变得倦怠而无力，这就是为什么很多人虽然看起来很结实却手脚无力了。

2 影响口味

口味正常与否、食欲好坏都和脾胃有着密切的关系，一旦脾胃的能量供给不足，就会表现出口淡、口甜、口腻等口味异常现象。

3 为身体供气血

一个人若胃气强健，脏腑的整体功能则旺盛，一旦脾胃失健或胃气虚弱，就会导致血液生化不足，造成脾不统血，出现各种失血，可能诱发心血不足等心脾症状。

脾胃作为"仓廪之官"，是人体能量的"加油站"，只有脾胃健康，身体才能更加健康、和谐地运转下去，源源不断地为身体"供能"。

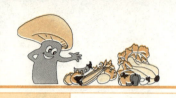

脾胃，营养物质的供给源

脾胃是人体的气血生化之源，器官的发育和身体生长都需要营养物质的供给，而这些营养物质就来源于脾胃，可以说脾胃就相当于人体的"粮仓"。

我们每天都要吃食物，食物首先进入口腔，经过咀嚼之后会进入胃内，之后胃将食物腐熟变成食糜，此时会发挥"脾主运化"之功，将食糜运送至十二指肠和空肠。经过一系列的消化之后，食物会在胃肠激素的作用下促进胃蛋白酶等消化酶的大量分泌。脾主升，所以此时脾就会将通过分解食物得到的氨基酸、葡萄糖等营养物质通过气、血、津液输至全身各处，脾胃就相当于人体进行营养消化、吸收的"中转部"。

《素问·经脉别论》之中提到"食气入胃，散精于肝……浊气归心，淫精于脉"和"饮入于胃，游溢精气，上输于脾，脾气散精，上归于肺"等，都说明饮食中营养物质的吸收都依赖脾的转输、散精功能。

脾运化水谷精微的功能旺盛，机体的消化吸收功能才健全，才可以为化生精、气、血、津液提供充足的养料，才可以让脏腑、经络、四肢百骸得到充分的营养，以确保生理活动的正常进行。一旦脾运化水谷精微的功能减退，机体的消化吸收功能就会失常，表现出腹胀、便溏、食欲下降，甚至出现倦怠、消瘦、气血生化不足等病变。

饮食营养和脾胃对饮食水谷的运化功能对维持机体生命活动来说至关重要，因此《素问·平人气象论》说："人以水谷为本。"

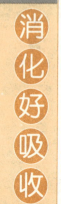

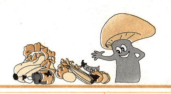

《素问·玉机真藏论》说:"五脏者,皆禀气于胃;胃者,五脏之本也。"由此可见,胃气之盛衰关系着人体的生命活动。

想要让脾胃最大限度地帮助消化,为我们的身体提供营养物质,就要注意饮食结构的均衡,果蔬、肉类、谷物搭配食用,一味地吃肥甘厚味之品只会加重胃肠负担,进而影响到消化吸收的过程。想要让肠胃吸收得好,应当注意规范自己的一日三餐,定时定量,千万不能饥一顿饱一顿,否则对肠胃的危害是很大的。不可暴饮暴食,因为没有节制地吃食物对胃肠的刺激是非常大的,每餐吃七八分饱就可以了,此外,也不能为了减肥而盲目节食。尽量少吃路边摊,自己在家做低盐少油的饮食,对脾胃和身体健康大有益处。不要过食寒凉之品,也不宜食用过烫的食物,因为这些都会刺激胃肠,对健康不利。

脾胃作为人体的消化器官、运化水谷精微的枢纽,其保健是非常重要的,脾胃功能健全,营养吸收的过程才能顺利进行,人体所需的营养供给充足,各个脏腑器官才能正常运转,对脾胃负责,就是在为自己的健康负责。

滋养元气,先调摄胃气

元气,又叫精气,是由精血化生而成的,中医非常重视人体的元气,将其视为生命的根本、气化的原动力。但是随着人体的生长、发育、生殖等需求出现,以及与病邪对抗,都会消耗体内的元气。

人体的元气因为脾胃而滋生,脾胃功能正常,人体的元气才能生长、充实。五谷杂粮、鱼肉蛋奶等进入胃内,各个器官所需营养

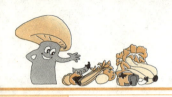

物质都从胃而来。著名的中医李东垣认为，有胃气则生，无胃气则死，可见胃气的重要性。想要保养脾胃，调摄胃气，一定要注意饮食的全面性。

在兵荒马乱的年代，人们居无定所，饥饱不定，所以易生脾胃疾病；如今社会安定，人们的生活有了规律，脾胃病的发生也减少了。饥饿和过饱都会损伤脾胃，想要维护脾胃健康，一定要做到饮食适度，饮食不过饱，也不要饿着自己，定时定量才是根本。

中医上有云："食助药力，药不防食。"意思就是说，食物和药物之间是相互影响、相互作用的关系，患者服药期间需要配合适当的食物来滋养脾胃，如此才可将药物的功效充分发挥出来。

人体元气虚的时候，会表现出众多的内伤虚证：有人进补时会脘腹胀满、头晕不适、舌苔厚腻、纳食不馨，特别是肝肾不足者，投以滋腻填精、咸寒增液，或滋阴降火之品，就会表现出脘腹胀满、纳呆便溏。上述现象说明虚不受补、虚补受纳。虚不受补，说明身体太虚，进补不能吸收，壅滞在体内；虚补受纳，说明脾胃本就虚弱，再患虚证，要进补药、补品，由于脾胃虚弱，无法受纳吸入，特别是在清补、凉补，或是用滋腻之品进补的时候，这样现象会更加明显。归根结底，其实就是脾胃虚馁，无力运化，无法载药所致。

只有脾胃健运，才可生化元气。可通过食疗之法强化脾和胃的消化吸收功能，健旺胃气，让水谷精微源源不断地为人体补益元气。

脾胃能让水谷不断滋补元气，强壮元气；脾气升清，胃气降浊，气机升降有序，枢机活泼，生气盎然，脏腑都能得到这份滋补，利于内伤虚证至康复；正气充实，则有力抵抗外邪，运载药力，帮助药力抗邪。

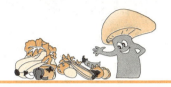

养护身体,从健康脾胃着手

第一章 浅谈脾胃概念,帮你初识脾胃

人从"呱呱"落地的那一刻就知道找食物,小眼睛还没睁开,嘴就开始四处搜寻奶头,吃是一种本能,也是人体营养和能量的来源。

我们每天都要吃饭,如果按一天吃三顿饭,活到 80 岁来算,我们大概要吃 87600 顿饭。由此可见,我们的脾胃负担有多大,真是不算不知道,一算吓一跳。

其实很多时候,表面上看起来微不足道的事情细算一下就会是个巨大的数目,没有哪一台机器可以像我们的脾胃一样运行那么多次。脾胃虽然劳碌,但很少诉苦,只有当你不爱惜它的时候它才会发些"牢骚"——泛酸、胃痛、呕吐、烧心、恶心等,其实这个时候脾胃就好像在问你:是不是吃辛辣刺激的食物了?是不是吃黏腻、坚硬的食物了?是不是没按时按顿吃饭啊?是不是心情不好影响进食了?是不是吃得过快不消化了……

我们吃下去的食物都要靠脾胃来消化吸收其中的营养物质,之后将全部的精华输送到全身各处。中医称脾胃为"仓廪之官""气血生化之源",其实就是在强调它是人类生存的基础。

当我们受凉腹痛或吃东西没注意,出现腹泻、便秘等症状时,即为脾胃虚寒。脾主肌肉,所以如果身材过于肥胖或瘦小也和脾胃有关,这是脾胃运化功能不好,自身代谢功能变差所致;胃能接纳食物,可一旦脾的运化功能出现问题,无法将养分运送到该去的地方而是堆积在某处,就会表现出肥胖;有的人光吃饭不长肉,是因

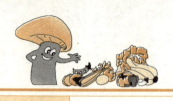

为脾的运化功能过强，吃下去的食物没有足够的养分让脾运转，因此偏瘦。女性的经量过多或过少也和脾虚有关，脾健康，统血功能才正常，才可以有效控制经量，有原料产生血液，避免经量过多或过少；脾虚不运，则气血不足，面部、唇色暗淡无色。不自觉流口水也是脾胃出了问题，因为只有脾气充足，涎液才能正常传输……

可见，一旦脾胃出了问题，我们的身体健康就会受到威胁。随着养生热潮的掀起，各种养生方法接踵而生，究竟哪一种才是适合自己的呢？其实，养生方法归根结底就是养护脾胃，而养护脾胃的捷径就是合理饮食，只有合理饮食，机体的生理功能才得正常，身体才能强劲而有力地运转，才能活力十足地运转下去。

脾主肌肉，掌管身材和腿脚

如今，每个人都不希望自己太胖，尤其是女性，甚至希望自己拥有"枯瘦如柴的身材"。随着减肥热潮的掀起，减肥方法也是层出不穷，节食和运动是最常见的减肥方法。但是有人却发现，同样的减肥方法用在别人的身上管用，用在自己身上却不起作用，这是怎么回事？

有些人虽然吃得很少，可体重却不断增加，饭没吃多少，运动量也不少，可为什么还是瘦不下去呢？

《素问·痿论》上有记载"脾主身之肌肉"，意思就是说，肌肉的丰厚程度由食物消化吸收的精微物质所决定，脾在体合肉，脾气之运化功能和肌肉的壮实及其功能的发挥之间有着密切关系。全身的肌肉都要依靠脾胃运化的水谷精微和津液来营养滋润才可丰满壮

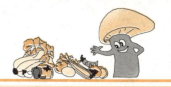

实，同时发挥其收缩运动功能。最简单的例子就是：人食欲不振，长时间吃不好饭的时候就会消瘦，肌肉变少，精神状态不佳；食欲好的人却长得很壮实，精神也非常好。

一旦脾胃虚弱，运化水液失职，湿邪就会滞留在体内，诱发肿胀、困重乏力，甚至会发生水肿，这就是我们平时所说的"虚胖"。脾胃虚弱，运化水谷无权，营养缺乏，肌肉得不到濡润滋养，就会表现出消瘦、萎软、皮肤无光泽，此时吃再多的食物都不能被消化，也就不会增重了。

其实不管是减肥还是增肥都应当根据自身情况而定，不能一味地节食或多吃，否则只会伤及脾胃，危害身体健康。对于痰湿引起的肥胖，盲目节食和运动都不能收获良好的减肥效果，甚至会进一步损伤脾胃。由于脾胃虚弱、消化不良而导致的消瘦，应当以健脾和胃为主，盲目吃大量的食物只会加重脾胃负担，进一步损伤脾胃，让原本瘦弱的身体更瘦。

还有一种现象是我们最常看到的，老年人上了年纪之后腿脚会不利索，这是怎么回事？其实，腿脚是否利索常常能反映老年人的健康程度和精神状态，四肢的活动除了和筋骨有关，还要依靠肌肉的伸缩运动，四肢同样需要脾胃运化的水谷精微和津液的濡润滋养，进而维持正常的生理活动，由此可见四肢要归脾"领导"，所以有"脾主四肢"之说。

脾通过升清降浊和散精的作用可以将其运化的水谷精微输送至人体四肢，进而维持四肢的正常活动。四肢的功能正常与否和脾气运化水谷精微和升清功能是否健旺有着密切关系，脾气健运，精微才能得以布散，四肢的营养才得充足，活动才轻劲有力。一旦脾失

第一章　浅谈脾胃概念，帮你初识脾胃

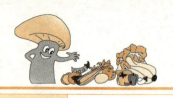

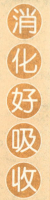

健运，精微不能输布，四肢缺乏营养，就会倦怠乏力，甚至筋脉迟缓，软弱无力，不能随意运动，时间久了就会肌肉萎缩甚至肢体瘫痪，也就是中医上所说的痿证。

那些和脾胃相关的中医名词

看过中医的人经常会听到中医提起"脾气虚""脾阳虚"等词语，听到这些词语的时候多数人会觉得迷惑，这些词语究竟是什么意思呢？接下来就给大家解释一下这些和脾胃有关的中医名词。

1 脾胃虚弱

（1）脾气虚：脾气为中医特有的概念，身体的很多功能都是由脾气决定的。脾气虚就是指脾之运化失调，无法按照正常功能工作，人体所需的营养物质无法被正常输送到全身各处，身体健康受损。

主要症状：①平时易乏力，饭后易困倦。脾气虚者吃过饭后会觉得非常疲倦，经常会打瞌睡。因为身体中过多的能量都用来消化食物，大脑供血量减少，进而出现疲倦、头脑不清醒。②手脚软弱无力。身体的肌肉归脾气所管，一旦脾气虚弱，身体最直接的表现就是手脚易无力，不能拎起比较重的东西，而且走不了多久就会气喘吁吁。③少食体胖。脾气虚者虽然吃的食物不多，但却很容易发胖，因为脾气虚，代谢能力就会下降，易诱发肥胖。

调节方法：平时可服用人参养荣丸、人参健脾丸等来强健脾气。

（2）脾阳虚：脾阳虚又叫脾胃虚寒，指的是脾之阳气虚弱，阴气过剩的症状。脾阳虚是脾气虚加重的结果。素体阳虚，长时间居住在寒冷的地方，吃生冷食物，饮食没有规律，不注意身体保温，

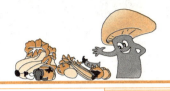

体内的阳气就会受损，时间久了就会变成脾阳虚。

主要症状：①手脚冰凉，怕冷。脾阳虚即阳气受到破坏，身体的热量相对于健康状态时会有所下降，所以，如果你觉得自己比别人更容易怕冷，即使在夏季也经常手脚冰凉，不敢吃寒凉之品，很可能是脾阳虚。②吃生冷食物或受凉之后易腹胀、腹痛、腹泻等。脾阳虚其实就是身体的消化吸收器官功能下降，人体能量缺乏，血液流通不畅。所以，我们吃过生冷食物后，消化系统功能不能完全发挥出来，就会导致腹胀、腹痛。

调节方法：此类人群应当注意少吃性寒食物，冷饮应当尽量少吃或避免空腹食用。若进食生冷食物之后觉得胃部不适，要及时喝些热粥或米汤保养脾胃。适当吃些温阳散寒的食物或热量较高的食物，如牛羊肉、鱼肉等。经常腹胀的朋友可适当服用理中丸，能有效缓解腹胀、腹痛，温阳健脾。

（3）脾不统血：就是指脾气虚弱，无法统摄血液，血液容易溢出脉外。脾胃为气血生化之源，脾运健旺，气血才得充足，血液才能在血管中运行而不溢出脉外。一旦脾胃虚弱，气血就会亏虚，血液无法按规定路径循环就会有出血倾向。脾不统血是脾气虚的特殊表现。

主要症状：不易止血或女性月经量过多。脾不统血主要为脾气虚弱导致的，脾气虚则无法统摄血液，很容易导致女性经期出血过多。

调节方法：脾不统血者应当注意补气血，可服用人参归脾丸，或是用黄芪和红枣煎汤服用。

（4）胃阴虚：胃阴虚就是指胃中阴液不足，导致胃阴虚的原因包括：胃病长时间不愈，或日常过食辛辣，过度忧思等。

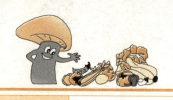

主要症状：食欲虽然不错但却不能多吃东西，总想吃饭，但吃不了多少就会产生饱腹感，而且会伴随着口舌发干，此时要注意可能是胃阴虚。胃主消化，食物会在胃内腐熟变成食糜，若出现大便干燥，则可能为胃阴虚，胃中的阴液不足会直接影响食物的消化，排便功能也会受影响。

调节方法：此类患者平时应多吃银耳、苦瓜、百合、绿豆等有滋阴之功的食物，能滋阴清火。尽量少吃辛辣、温热性的食物，因为辛辣食物会刺激胃黏膜，而温热食物会加剧胃阴虚症状。

（5）胃阳虚：胃阳虚又叫胃虚寒，指的是胃中的阳气不足，主要是因为饮食没有规律、生冷食物吃得过多导致的。

主要症状：此类患者进食后不消化，饭后常常会觉得肚子不舒服甚至胃痛，易出现消化不良的症状，但却并未吃下不易消化的食物。出现此类现象主要是胃阳虚导致的，胃主消化，胃阳不足，消化功能就会受影响。

调节方法：调理胃阳虚可适当多吃些暖胃驱寒的食物，如牛羊肉、南瓜等。

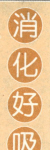

2 脾胃湿热

脾胃湿热又叫中焦湿热，指湿热蕴结于脾胃，脾胃运化手足，会出现全身湿热症状。主要为外感湿邪或饮食不节、过食肥甘，酿成湿热，内蕴脾胃导致的。

主要症状：脘腹痞满、体倦身重、大便溏泄、身热口苦、渴不多饮、尿少而黄，甚至面目皮肤发黄如橘子色，舌苔黄腻，脉濡数。

调理方法：治疗时应当以清热利湿、理气和中为主，可服用清中汤、半夏泻心汤等，注意辨证施治。

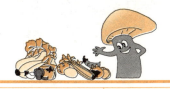

脾胃同治，健康才有保证

从先天上说，脾和胃互为表里，位置上同居中焦，以系膜相连。从后天上说，脾胃之间相辅相成，相互依存。

脾主运化，虽然食物在胃和小肠之中消化、吸收，但一定要依靠脾来运转，才可以达到各个脏腑之中。因此，脾为输送营养物质的"推动器"。脾胃之间互为表里，胃病常见脾胃同病，治疗时应注意脾胃同治。

胃病反复发作，缠绵不愈，纳运功能减弱，气血化生之源不足，就会表现出脾胃气虚，脾虚的胃病患者经常会反复上腹部不适、饱胀、隐痛、烧灼感，进食之后症状加重，症状严重后会出现食欲下降、嗳气、反酸、恶心等症。治疗胃病时，讲究的是"脾胃同治"，脾胃在饮食受纳、消化水谷精微的吸收、转输等生理过程中发挥着重要作用。二者在功能上相互依靠，相互承接。中医上将脾胃之间的生理关系概括为纳运相助、升降相因、燥湿相济。

1 纳运相助

胃主受纳，可接受容纳饮食水谷，同时将其腐熟变成食糜，为脾之运化过程打基础；脾主运化，可帮助胃和小肠消化水谷、吸收精微，之后将精微物质输送到全身各处，为胃的收纳腐熟过程提供营养。《素问·太阴阳明论》上有云："四肢皆禀气于胃，而不得至经，必因于脾，乃得禀也。"《医学正传》上有记载："夫胃为仓廪之官，无物不受，全赖脾转运而运化焉。"脾胃协同才可完成食物之受纳、消化和水谷精微之吸收、输布。中医称胃为"仓廪之官"，

第一章 浅谈脾胃概念，帮你初识脾胃

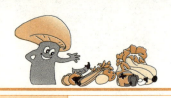

即人体的"粮仓",为机体提供能量来源。脾主运化,负责将水谷精微输送到全身各处,二者配合才能完成食物的消化过程。

而一旦食伤胃,虽能运化却难受纳,易饥而纳呆;一旦劳倦伤脾,则能纳难化,多食却难消化;脾胃皆虚,纳运皆弱,少食而不饥。一般来说,消化能力弱,饭后腹胀,大便溏泄,其病位在脾;少食纳呆,嘈杂易饥,饥而不欲食者,其病位在胃。胃纳和脾运之间有着密切关系,所以病理上脾胃病变互相影响,胃纳和脾运经常同时为病。脾胃亏虚,气血化生无源,就会诱发其他病症,故李东垣曾在《脾胃论·脾胃虚实传变论》中提到:"元气之充足,皆由脾胃之气无所伤,而后能滋养元气。若胃气之本弱,饮食自倍,则脾胃之气既伤,而元气亦不能充,而诸病之所由生也。"临床治疗上多脾胃同治,纳运兼顾。

如今,生活条件虽然好了,可选择的食物种类多了,厌食的人却也随之增多了,这是怎么回事?现代人的饮食没有规律,常常饥一顿饱一顿,大鱼大肉吃得太多,遇到自己喜欢吃的食物大吃特吃,遇到自己不喜欢吃的食物一口都不吃。这么"挑食",久而久之,脾胃功能受损,消化功能变弱,日后的饮食上稍微油腻、寒凉或坚硬就会胃部不适。长期吃肥甘厚味之品,脾胃就会失去健运,不仅会导致厌食,还可能诱发营养不良。小儿厌食可通过山楂、莱菔子来改善;成年人、老年人出现此类问题可选择四君子汤、二陈汤等方剂调理脾胃。

2 升降相因

《临证指南医案》说:"脾宜升则健,胃宜降则和。"脾主升清,意思就是说脾可以将饮食里面的精微上输至心肺,通过心肺的

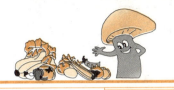

作用布散全身；胃主降浊，意思就是说胃可以将初步消化的食物下传入肠道，同时促进糟粕在肠道里面传导，最终转化成粪便排出体外。脾气升则肾气、肝气皆升，胃气下降，则心气、肺气皆降，所以脾胃为脏腑气机升降之枢纽。

脾胃健旺，升降功能才得协调。饮食的消化吸收上，脾气上升，运化吸收的水谷精微和津液向上输布，有助于胃气之通降。胃气通降，受纳的水谷、初步消化的食糜和食物残渣通降下行，有助于脾气的升运。

病理上，脾升和胃降经常互相影响。脾不升清，就会表现出眩晕心悸、形瘦肢倦等脾虚气弱之证，并且会影响到胃之降浊功能，表现出脘闷、纳呆、打嗝、嗳气、呕吐等胃气不降之证。一旦胃失和降，不但会导致胃脘胀气、恶心呕吐等症，还会影响到脾之升清功能，表现出腹胀便溏、形瘦乏力等症。《素问·阴阳应象大论》上有记载："清气在下，则生飧泄；浊气在上，则生䐜胀。"这是对脾胃升降失常导致的病症的病理和临床表现的概括。对于脾不升清或胃失和降的病症，可采用温阳健脾或滋阴和胃的方法治疗，助脾胃之气恢复到升降协调的状态。

胃下垂、子宫脱垂、脱肛等脏腑下垂病症都和脾气不升有着密切关系，可通过服用补中益气汤来治疗此类中气下陷病症。

3 燥湿相济

脾为阴脏，脾阳健运则可运化升清，所以性喜燥恶湿；胃为阳腑，以阴气凉润通降用事，胃阴充足才能受纳腐熟，所以性喜润恶燥。脾燥和胃润，燥湿相济，脾和胃之所喜所恶刚好相反。二者协调互助才能完成饮食的消化吸收，同时促进气升清降浊，维持人

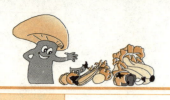

体生命活动。

病理上，脾胃病变经常相互影响，脾胃燥湿不济，劳倦伤脾，就会伤及脾阳，不但会出现阳虚湿阻之证，还会导致胃失受纳，诱发脘胀痞满之证。饮食伤胃，不但会伤及胃阴，表现出嘈杂不饥，还会耗伤脾阴，致使津液亏虚，便秘。

我们都有这样的体会：辣椒吃多了会腹痛、便秘，还可能会腹泻。这就是因为辣椒性燥热，易耗伤脾胃阴液，胃阴不足，脾阴无以相济，就会表现出胃脘嘈杂、便秘，如果吃的是特别辣的食物，就会耗伤胃阴，阴损及阳，胃阳不足无法温煦脾阳，脾之运化失职，就会腹痛、腹泻。可以通过喝蜂蜜水来补中、润燥、止痛，或是喝点麦冬、石斛水来滋养胃阴。

胃病三分靠治，七分靠养

胃病的形成并不是一朝一夕的，而是长期的不规律的生活和饮食导致的。很多胃部功能不好的患者经常会出现胃痛、胃胀等症，尤其是饭后，稍微吃得油腻些或生硬食物就会出现胃痛、胃胀、恶心等症。有些胃病患者会疑惑，自己已经长年服用胃药了，怎么胃病就不好，反而频频发作？想要了解这个问题，我们首先要了解胃病的"来龙"。

最常见的胃部症状就是胃痛和胃胀，导致胃痛的主要原因是胃部受损伤，其诱因包括炎症、溃疡、肿瘤等；导致胃胀的主要原因是胃动力异常和消化功能异常，包括胃肠功能紊乱、功能性消化不良、胃轻瘫等。通常来说，胃痛经过制酸药和保护胃黏膜的药治疗之后会得到缓解，胃动力异常和消化功能异常可以通过服用胃肠动力药物等，以及补充消化酶来解决。

但是，如果你服药的过程中没有注意后期的"养"，也就是说没有注意规律自己的饮食和生活的调理，胃病是无法斩草除根的。

1 饮食方面

饮食是导致胃病反复发生的主要原因，一旦进食酸、甜食物，胃痛、胃胀就会加重。造成胃胀的原因包括：饮食不定时、过快、过饱等，没有节制、没有规律的进食会破坏胃肠运动的正常节律，进而导致肠胃功能紊乱。此外，饮食的种类对胃的影响也比较大，容易导致胀气的食物包括土豆、芋头以及不易消化的肥肉、油炸食物等，都会加重胃肠负担；含胶质太多或较为黏腻的食物，如阿胶、花胶等都会阻碍胃肠道的消化功能，所以花胶并不适合胃胀患者服食，它主要适用于胃痛患者。

2 精神方面

有些胃病患者已经非常注意自己饮食方面的问题了，可胃病症状却仍然反复发作，这和情绪因素是脱不了干系的。长期紧张、焦虑会导致胃酸过度分泌，进而导致溃疡难以愈合，甚至诱发新的溃疡。而且，人在紧张的状态下胃肠运动会减慢，会加重胃胀。很多患者都有这样的体会：心情舒畅的时候胃痛、胃胀症状会有所减轻。

西药对情绪引起的胃病反复发作的治疗效果并不理想，而中药治疗则有一定的优势。若平时性格急躁易怒，则多表现出口干口苦、喜凉怕热、舌红、苔黄、脉滑，属肝胃郁热，可服用四方胃片、胃逆康胶囊等来治疗；性格平和的患者喜欢叹气，经常胸闷嗳气，舌

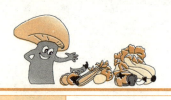

淡红，苔薄白，脉弦，属肝胃不和，可服用气滞胃痛颗粒、逍遥丸、复方陈香胃片等来治疗；性格内向的患者会表现出情绪不佳，胃口不好，舌淡，脉弦，属肝郁脾虚，可服用舒肝片、健胃愈疡片等。

3 作息方面

作息对胃病的影响也非常大，正常人在夜间是不分泌胃酸的，熬夜的时候胃酸会分泌，此时不吃东西胃酸会损伤胃黏膜，导致胃痛反复；进食又会因为排空不足而加重胃胀。所以，规律的作息对于胃病的痊愈来说非常重要。作息好规律，胃病多寒热错杂，虚实并见，可通过胃乃安来治疗，它有补气健脾、行气活血、宁心安神之功。

此外，老年人、平时身体较虚弱者、多病者患胃病也不易痊愈，这些人的胃痛和胃胀症状虽然不严重，不过会反复发作。饮食不慎或受凉之后症状就会加重；平时不敢吃凉食，稍微受凉症状也会加重；空腹的时候症状严重，进食之后会有所好转。此即为脾胃虚弱症状，可以服用香砂养胃丸、香砂六君子丸来调理。若怕冷较明显、胃部发凉，可通过理中丸或附子理中丸进行调治。

4 用药方面

药物的规范使用和幽门螺旋杆菌的治疗是控制胃病反复的关键。很多患者服药1个星期之后，临床症状会出现不同程度的好转，好转之后一般会选择停药，因为大家都知道"是药三分毒"嘛。但实际上，胃病的治疗是需要维持一段时间的，比如，抗幽门螺旋杆菌的治疗要维持1～2周，十二指肠球部溃疡的治疗要维持4～6周，胃溃疡的治疗要维持6～8周。如果没达到疗程就停药，很容易导致胃病反复发作。此外，幽门螺旋杆菌是胃病反复发作的主要原因之

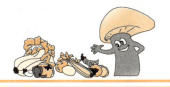

一，想要根除幽门螺杆菌，应当用西药规范、系统地进行治疗，否则很难根除。如果经过治疗之后仍然不能根除，或患者不耐受杀菌治疗，可通过中药治疗。这些胃病患者通常会有口臭、舌苔厚而偏黄，中医认为是湿热导致的，可通过三九胃泰清热利湿。

盲目用药，当心脾胃受伤

现在大大小小的药店随处可见，每个家庭也都会配备一个医药箱，由于"求医难""就医贵"，所以很多人只要病得不是太严重就会在家中自行用药治疗。

虽说"良药苦口利于病"，但还得提醒大家一句"是药三分毒"。也就是说，药对于我们的身体来说是把双刃剑，它既能为我们治病，又可能会危害到身体健康。就拿中药来说，有寒热性质之分，也正是因此，才能纠正人体阴阳偏盛偏衰的疾病。可是一旦用得不当或过久，用的时候不考虑脾胃功能是否健全，就会产生一系列的毒副作用，损伤脾胃，不利于长期治疗。因此，医生开药的时候经常会嘱咐患者饭后用药，为的就是减少药物对脾胃的刺激。

虽然相对于西药来说，中医的性质更为平和，对身体的毒副作用小些，但是那些苦寒性质的中药如果长期服用很容易伤及脾胃。西药里面的抗生素对脾胃的伤害是最大的。

服药损伤脾胃之后，会进一步引发其他疾病，脾胃功能不好，药物则无法吸收。因此，治疗其他疾病之前一定要注意调理脾胃。

有人会发现，急性肝炎患者在用药一段时间之后病情会加重，这是怎么回事呢？这是因为急性肝炎患者病情急，使用了大剂量苦

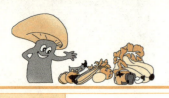

寒和香燥性质药剂，苦寒药是用来降火的，而香燥药去湿，本是正治，只是苦寒虽"化燥"却"败胃"，忽视了气机的升降出入和阴阳平衡。

　　升降即太阳之运行，是个循环往复的过程，人体脏腑也是一升一降的组合，肝、脾主升发，胃、肠主通降，这四个脏器为人体气机升降之关键。五行中，肝属木，对应的是春季，主升发、喜条达，功能上主疏泄。苦寒药物虽然能清热、燥湿，可大量使用会遏制肝气之升发和疏泄功能。而且苦寒药物会影响脾胃功能，脾属土，肝属木，树木的生长需要从土壤里面摄取营养，因此脾胃功能一旦受损，非常不利于肝功能的恢复。所以中医提倡治肝病先调理脾胃。

　　对于其他脏器疾病来说也是如此。人体是有机整体，各个脏腑之间有生有克，有升有降，有出有入，只有达到平衡的状态，人体才能健康。而脾胃就相当于五脏平衡的枢纽，它好了，其他脏器才能更好。所以，即使其他脏器或身体的其他组织和部位发生疾病，治疗的时候也要考虑一下脾胃的"感受"。

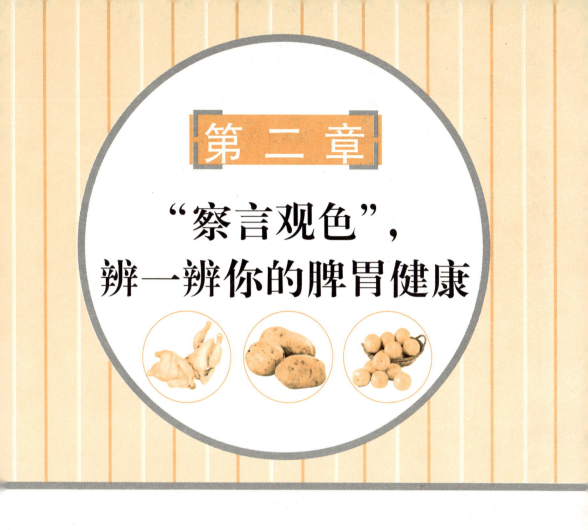

第二章
"察言观色",辨一辨你的脾胃健康

面色蜡黄无血色,多是脾气不足

俗话说得好"一白遮百丑",很多女性朋友会为了拥有白皙的皮肤而到美容院做美容,但效果却并不是很好,干脆化上浓妆出门,但是晚上回来卸妆后看到自己的蜡黄的面色和没有血色的双唇不禁唉声叹气。

经常面色蜡黄、嘴唇没有血色很可能是身体内部健康系统出了问题,应当注意内调外养才能拥有自然好面色。

面色不好为脾气不足的前兆,脾气不足者经常觉得身体疲倦,身体常常过热,总是口渴、尿少而黄,并且面色发黄。嘴唇能直观

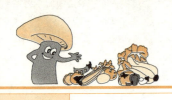

反映脾气状况，通常情况下，脾胃好的人嘴唇红润，干湿适度，润滑有光。脾胃不好的人唇色会发白、无血色，而且非常干燥，易爆皮、裂口。

脾气不足主要为脾胃运化功能下降，进而影响营养物质的吸收所致。脾胃的运化能力之所以下降，和日常的饮食习惯不规律，贪食甜食、油腻之品，饮酒过度，火气郁结等脱不了干系。治疗脾气不足时应当以清热利湿为主，不可依赖药物治疗，日常调节是非常重要的。

另外，一定要注意节制饮食、规律睡眠，尽量避免吃刺激性食物，戒烟限酒，保持愉悦的心情，尽量避免急躁易怒，同时进行适当的运动。

眼睛红肿眼袋大，多为脾虚

很多人早晨一起床照镜子就会发现自己的眼睛红肿，眼袋很大，高级的化妆品没少用，但却没什么效果。其实，眼睛红肿、眼袋过大很可能是脾虚导致的。都说"眼睛是心灵的窗户"，实际上，它还是健康的"窗户"，它会提醒我们关心脾胃健康。

人体的气血充足，面色才得红润，毛发才会有光泽，身体才不容易生病。一旦气血不足，就会面色萎黄，毛发枯萎而没有光泽，此时身体很容易被细菌侵袭，进而诱发疾病，出现脱发等现象。

那么气血从何而来？人的气血先天源于肾，肾主骨生髓造血；后天源于脾胃，因为"脾胃为后天之本，气血生化之源"，主要依靠我们所摄入的食物在人体中的消化吸收转化成气血。其他脏腑会参

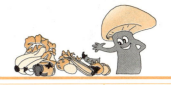

与气血的运输和储藏过程，和气血之间是间接关系，而脾胃和肾与气血之间是直接关系。由此可见，养好脾胃是气血充足的基础。

津液源于脾胃运化的营养物质，如果脾胃运化失常，津液的代谢平衡就会被破坏，导致津液生成不足，水液停滞不动，会直接影响到人体健康。脾胃不好就会气血不足，进而影响到肝脏健康，眼睛易疲劳，视物模糊，因为"肝开窍于目"。

出现脾虚症候之后，一定要注意日常饮食的调养，做到三餐定时、定量，平时多吃些容易消化的食物，少吃刺激性、不易消化的食物，生冷食物尽量少吃。

平时适当进行体育锻炼可以增强人体胃肠功能，促进胃肠蠕动和食物的消化及营养成分的吸收，能延缓消化系统的老化。早睡早起、避免熬夜，因为熬夜会伤血，很容易诱发脾虚。注意调节自己的心情，因为好心情能让人气血畅通，让身体保持健康状态。

鼻头异常，很可能是脾胃有问题

面色不仅指脸上的颜色，还反映着我们的健康状况，脾是后天之本，位于腹部中央，鼻子位于面部中央，它的颜色反映着脾胃的健康状况。

脾胃经脉和鼻子相连，当鼻腔变得干燥、嗅觉不灵敏，经常流清鼻涕或者鼻出血时，很可能是脾胃虚弱导致的。鼻头部位主脾，鼻头两侧鼻翼主胃，用手摸鼻头的时候能感觉到一个小坑，小坑的周围就是反映脾的生理功能、病理变化的区域。

若我们的整个鼻头包括鼻翼都发黄，则说明有脾胃热证，并且

第二章 "察言观色"，辨一辨你的脾胃健康

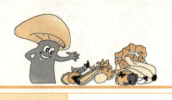

是实热。此类患者通常特别能吃，因为胃里面有火，所以饭量会增大，而且很容易饥饿，吃完饭没多会儿就会觉得饿。此类患者可以抽出时间按摩足三里穴，每次按摩5分钟，每天按摩2~3次，即可缓解脾胃热的症状，同时配合胃经内庭穴（位于足第二趾、第三趾趾缝间）的按摩效果更佳。

若鼻头是淡白色，里面透着不自然的青光，偶尔伴随着腹痛，则说明气虚是脾胃虚弱导致的。脾胃虚弱者可以适当吃些豆类食物，如豌豆、刀豆等。

如果鼻头出现青紫色，预示着胃有气滞血瘀，说明病情已经很严重。汉代医家张仲景所著的《金匮要略》之中提到"鼻头色青腹中痛"，就是说鼻头颜色发青发紫之人就容易腹痛，而且非常怕冷，说明患者的病情已经非常严重了。

鼻头最忌讳出现黑色，青黑色不管出现在脸的哪个部位，通常都表示病情危重，应当引起足够的重视，及时到医院就诊。

牙龈肿痛口气臭，胃内有火

很多人都出现过牙龈肿痛、口气臭、自觉火气大等问题，以为是自己肝火过盛，吃一些清降肝火的食物和药物之后却发现没有效果。实际上，你所出现的症状很可能并不是肝火旺盛导致的，而是胃中火气盛所致。

脾胃掌管着人体的消化吸收过程，长时间熬夜、加班工作、饮食没有规律等，这些不良的习惯会伤害到脾经和胃经，导致其不能正常运转，等到脾经和胃经走到下牙龈部位的时候就会牙龈肿痛。

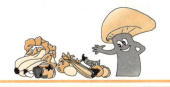

口气清新与否直接反映着脾胃的健康状况,脾经散布在舌下,脾胃出现问题的时候,起床时就会有明显的口臭,甚至会出现恶心、反胃等现象。脾和胃相辅相成,共同组成消化系统,一旦脾胃消化功能出现问题,身体的其他器官对营养素的吸收、转运过程就会受影响,长期口臭其实就是身体脏腑紊乱失调导致的。

口气难闻的朋友应当从调治胃内的火气着手,平时少吃羊肉、草鱼、红糖等温性食物,尽量多吃些绿豆、豆腐、苦瓜等。此外,还可经常吃些有利湿之功的食物,如薏米、扁豆等;或是吃些有健脾养胃之功的食物,如蜂蜜、花粉、淮山、山楂等。

烹调的过程中可以在菜肴或汤羹之中放些生姜,而且最好在进食的过程中吃掉姜,因为吃姜可以改善口腔异味。

此外,平时要注意做好保暖工作,寒冷的时候在肚子上敷个热水袋,平时注意多运动,经常下蹲、转体、散步、慢跑等,没事的时候做做腹部按摩,配合足三里、太溪穴、昆仑穴等的按摩,暖胃效果更佳。

流口水,脾虚的征兆

很多成年人虽然平时很注意口腔卫生,并没有不适感,睡姿也正常,可睡觉的时候却经常不自觉流口水。你知道吗?这看起来很平常的流口水很可能是脾虚的征兆。

中医认为,"脾在液为唾",脾胃阳气虚弱,失于温运,水湿不运,会聚于口,或寒湿困脾,脾阳受阻,胃失和降,水湿不化,都会导致口水自流。而且"脾主肌肉",脾虚,那么肌肉就会萎弱不

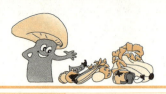

用,口唇闭合欠佳,口水就会流出来。

一个人的脾气充足,涎液才能正常传输,帮助我们吞咽、消化食物,唾液才能老老实实地呆在我们的口腔之中不溢出来。可一旦脾气变得虚弱,口水就会在我们睡觉的过程中不自觉地流出来。

脾胃的主要作用是运化食物里面的营养物质、输布水液、统摄血液,当脾脏变得虚弱时,运化作用就会失常,导致面色萎黄、精神疲惫、营养吸收产生障碍等,最直接的表现就是睡觉的时候会流口水。

对于睡觉时流口水的成年人来说,日常生活中可适当多吃些有健脾固肾之功的中药进行调补,如红豆、山药、党参等。养成良好的饮食习惯,不能吃完饭立刻睡觉,晚饭不能吃得太多,尽量少吃油腻和黏糯等不易消化的食物。饭后及时漱口,早起和临睡前要刷牙,做好口腔卫生,降低口腔炎症的发生概率。临睡前避免做剧烈运动,睡前尽量避免用脑。

吞咽困难,可不能小觑

吞咽困难就是指进食的时候胸骨后有堵胀感,食物无法顺利通过食管,或者食入即吐。正常人若是在情志郁怒或匆忙的情况下吞咽大块食物,或者进食黏腻之品等,可能会出现吞咽困难,可是如果经常吞咽困难就要提高警惕了,应立即到医院就诊查明病因,及时治疗。

临床上有很多疾病都可能导致吞咽困难,如食管炎、贲门失弛缓症和脑血管疾病等。食管癌患者经常会表现出吞咽困难呈进行性

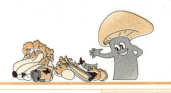

发展，最开始是进干食发噎，到后来发展到进软食、半流食困难，最后甚至连进流食都困难了，而且会伴随着身体逐渐消瘦。反流食管炎多发生于进食后胸骨后烧灼样疼痛，而且伴随着反流症状，如反酸、反食、嗳气、胸痛、烧心等。贲门失弛缓症是食管下段括约肌功能障碍所致的疾病，此病患者几乎都存在吞咽困难，进食的时候需要通过大量温水才可以将食物吞咽下去，进餐时间显著延长，遇到精神紧张的时候会加重吞咽困难，甚至发生反食现象。

中医称吞咽困难为"噎膈"，"噎"是指吞咽不顺利，食物哽噎难下；"膈"是胸膈阻塞，食物无法下咽或食入即吐。噎是膈的前驱症状，膈是由噎发展而来。

如果你已经出现吞咽困难，应当从生活和精神两方面进行调养，首先要保持精神愉悦，积极配合检查。每种症状的背后都可能隐藏着某种疾病，千万不能因为症状不严重而忽视潜在的疾病，应当正确认识疾病，树立和疾病作斗争的勇气、决心。还要注意保持规律的生活、饮食，避免吃刺激性、发霉的食物，戒烟限酒，尽量避免吃腌制品和过热的食物，多吃新鲜果蔬，积极配合医师进行治疗，参加适当的体育锻炼，以免病情发展得更为严重。

饭后腹胀，多为脾胃不和

很多人都有过这样的经历：吃完饭后觉得腹胀，而且伴随着出现食欲下降、不思饮食、打嗝等症状。出现此类情况主要是因为脾胃有问题，还可能是因为患上了慢性胃炎。可以说饭后腹胀为人体发出的讯号，告诉我们要注意自己是不是出现了脾胃不和。

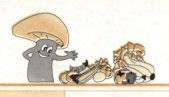

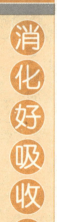

饭后腹胀而且经常腹泻,主要为胃肠虚弱所致。当身体的健康状况下降的时候,对食物的消化、吸收、转化、利用的能力就会下降,胃肠消化酶的分泌量也会下降,摄入的食物无法被完整地消化吸收,滞留在胃肠道中就会出现异常酵解,产生气体,进而发生腹胀。

现代人的饮食以精制米面为主,粗杂粮摄入得很少,精制米面在精制的过程中丢失了大量的营养物质,除了碳水化合物之外几乎没有其他营养物质,进入人体之后很容易被分解成葡萄糖被人体吸收。

中国有句古话叫"用则进,不用则废",肠道也是如此,长时间消化很容易被消化掉的食物,肠道蠕动的能力就会下降,就会容易出现饭后腹胀。饮食上,可以通过以下方法来缓解饭后腹胀。

1 补充酵素

酵素能为肠道补充活力,有效恢复肠胃蠕动能力;酵素能提升胃分解食物的能力,促进肠道蠕动,让食物更加快速地被分解掉;酵素帮助人体更迅速、更充分地吸收食物里面的营养物质。酵素不仅能改善便秘症状、清除肠道毒素,而且不会伤及肠道,有助于保持肠道的年轻、活力。

2 适当摄入膳食纤维

膳食纤维分为水溶性和非水溶性两种。水溶性膳食纤维可以软化身体中堆积的废物,增加肠道益生菌数量,调整人体中的微生态平衡。非水溶性膳食纤维可以在肠道之中吸水膨胀,刺激肠壁,加速肠道蠕动,吸附有害物质,同时将其排出体外。富含膳食纤维的食物包括:粗杂粮、糙米、土豆、芹菜、木耳、芸豆等。

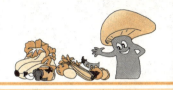

3 适当补充寡糖

寡糖又叫低聚糖，是碳水化合物的一种。它有助于调整肠道内环境。富含寡糖的食物包括：大蒜、咖啡、玉米、蜂蜜和各种豆制品。

泻便气味不同，预示着不同的脾胃疾病

几乎每个人都出现过腹泻症状，而且大多数人不会将这一症状放在心上，因为我们都知道，吃坏东西、着凉等都会导致腹泻，而且经过一两次腹泻之后大便又会恢复正常，不会对身体产生太大的影响。可偏偏有一种人，什么都吃对了，也没着凉，但却几乎每天都发生腹泻，而且伴随着腹痛、发热、便血、呕吐等症，这是怎么回事？

腹泻有寒热虚实之分，并不是所有的腹泻都是一样的性质，通过辨别粪便的气味我们就能作出正确的判断。如果便质清稀如水，没有任何气味，腹痛喜温，即为虚证、寒证；粪便黄褐而臭，就好像臭鸡蛋的气味似的，大便中夹杂着不消化的食物，腹痛拒按，那么就是实证、热证。除了根据气味辨别腹泻的原因，还要根据自身的实际情况来选择治疗方法。

腹泻有急性和慢性之分。通常来说，急性腹泻多伴随着发热呕吐，主要诱因包括：饮食不当、食物中毒、急性传染病、过敏性疾病、化学药品中毒等，此时应当通过补液、抗感染的方法对症治疗。补液是非常重要的，因为人体在腹泻、呕吐之后，如果进食状况比较差或伴有发热，很容易导致身体中大量水分的流失，出现脱水甚

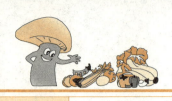

至严重的离子紊乱。此时适当补充淡盐水即可改善症状，如果症状严重，应当进行静脉补液。

慢性腹泻的病程大都在3个月以上，症状较轻者，多是急性腹泻没能及时治愈导致的，并且以胃肠性疾病为主。症状严重的每次进餐后都会腹泻，时间久了会发生严重的营养不良，此病一年四季都可能发生，夏秋季节最为常见。脾气主之，泻是邪气在作祟。因此我们不难推断，泄泻为病在脾，脾虚则湿盛，因此治疗的时候应当先调脾。

从中医的角度来说，腹泻主要为湿盛和脾胃功能失调所致，通过中药调治首先要排除肠道肿瘤性疾病。肠道肿瘤的主要症状包括：长期腹泻，或伴随着腹痛、排便不畅、消瘦、大便色黑或有脓血。肠道肿瘤的报警症状一旦出现，要立即进行肠镜检查，防止延误治疗。如果可以排除肠道占位性病变的可能，最好去看中医，通过中医疗法进行调养。

黑便、血便，很可能预示着消化道溃疡

出现黑便、血便，通常是在提示你胃肠道发生了疾病，一旦出现此类现象，应当及时到医院就诊，查明病因。

如果大便成形、颜色发黑，而且没有胃痛胃胀、腹痛腹胀等，应当先回想一下自己最近是否补充了铁剂或食用了动物肝脏、动物血等含铁较多的食物或药物，因为它们都可能导致便潜血假阳性，所以只有在排除上述因素之后才可以确定黑便来源。若大便颜色略显红色，要考虑自己最近是否大量吃西瓜、西红柿等，因为这些食

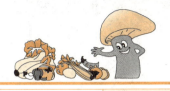

物如果没能在胃肠道之中彻底消化，很容易和便鲜血混淆。

如果排便成形，而且排便之后没有心慌、胃痛等不适，则为上消化道出血，出血量比较少，暂时无生命危险；如果便溏，成柏油样，或者排出大量鲜血便，而且患者面色苍白、唇甲色淡，伴随着心慌气短、冒冷汗等，通常预示消化道内大量出血，应当立即到医院检查，否则很可能会威胁到生命安全。

黑便和便血本身虽然不可怕，但它很可能预示着某些疾病已经发生。大概有10%的溃疡病并发出血者平时并不存在溃疡的常见症状，并且出血之前没有明显征兆，多是突发大出血为首的症状，到医院检查之后才得知是溃疡病并发的出血。

而多数平时有溃疡症状的患者也经常因为重视程度不够，没有进行任何的检查，只是简单服药，症状刚一得到改善就立即停药。或者由于过度疲劳、饮食不当、精神紧张、气候变化或服药而诱发出血，出血前经常会伴随着腹痛加重、恶心等症状，出血之后疼痛症状得到缓解甚至消失。症状的好转经常会误导患者，让患者以为疾病已经没有大碍而延误最佳的治疗时间。

老年人患胃癌、结肠癌的概率比较高，而且他们对自己平时表现出的腹泻、便秘、黑便、便血等症状并不重视，因为这些症状对于他们来说太过平常。实际上，一旦出现上述症状，便潜血阳性，伴随着消瘦、贫血，则高度提示消化道肿瘤性疾病。此时应当及时做胃镜肠镜检查。胃肠道肿瘤性疾病的恶性程度通常比肝癌、胰腺癌低，所以及早发现，及早进行手术治疗，预后还是不错的，可以明显延长生存期5年、10年、20年等。由此可见，早发现、早就医、早治疗是非常重要的。

第二章 "察言观色"，辨一辨你的脾胃健康

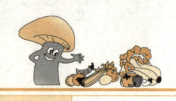

很多老年人都有口服阿司匹林的习惯,岂不知长期服用阿司匹林很容易引起消化道出血。很多冠心病、高血压、糖尿病患者都会在医生建议下长期口服阿司匹林,以减少动脉硬化和粥样斑块的形成,但是如果出现了胃肠道不适,应当慎服阿司匹林,同时配合能保护胃黏膜的药物同服。

经常胃痛、胃胀别耽误

胃痛是一种常见症状,几乎每个人都出现过胃痛。胃痛怎么办?如果向十个人提这个问题,估计有九个人会回答"忍着",第十个可能会说"吃点胃药"之类的话。

在多数人眼中,胃痛并不是什么大病,一般情况下忍一忍就过去了,疼得受不了了就吃点药,再不行再去医院,总是看"表症"而不观"内情"。

我们的脾胃每天都要承受着巨大的负荷,虽然人吃五谷杂粮没有不生病的,但是对每天都要接受、运化五谷杂粮的器官——脾胃来说,负担是比较大的,所以也容易出现问题。很多人饮食上不讲究,肥甘厚味吃得太多;冷热混吃并且过食辛辣刺激;喜欢喝浓茶;经常饥一顿饱一顿或者经常用防腐剂较多的方便食品来代替正餐等,在这种情况下,脾胃想健康都不可能。

如果你的身体一向健康,只是偶尔吃坏东西的时候胃痛胃胀,伴随着恶心、呕吐、轻微发热等,可能是急性肠胃炎,适当补充水分,口服、静脉滴注消炎药就可以了。但是如果你出现的是慢性胃痛胃胀、习惯性腹泻,服用消炎药不仅不能根治疾病,还可能造成

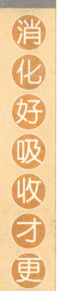

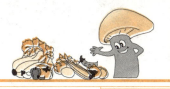

菌群紊乱，甚至会导致真菌大量繁殖，造成严重后果。

反复胃痛虽然可以通过止痛药暂时得到缓解，但潜藏着巨大的危机。很多溃疡疼痛患者服用甾体药物之后会并发穿孔，诱发急性腹膜炎，甚至会危及到生命安全。其实溃疡本身不可怕，可怕的是不重视疾病的溃疡患者，非要等到疾病发展到一发不可收拾才想到去治，终酿成无法弥补的大错。

有些胃痛患者觉得自己的意志足够坚强，说什么都不肯打针吃药，就那么一直忍着、挺着，等到病情严重的时候到医院一检查，发现溃疡已经形成瘢痕导致了幽门口狭窄、闭塞，或胃黏膜已经发生癌变，周围出现浸润。有的胃炎或胃溃疡可能在很短的时间内就发生巨大的变化，所以胃痛忽视不得。

发现自己胃痛、胃胀，要及时到医院进行检查，咨询医生，经医生的诊断后正确地用药才是明智的。

恶心呕吐，很可能是梗阻和上消化道出血

恶心呕吐是常见表现，经常有人因为饮食不慎而出现恶心呕吐症状，吐了之后反而觉得更舒服些。这很可能是食积导致的，并不会对身体产生什么伤害。但是有的人却经常腹胀腹痛，恶心呕吐，此时就要提高警惕了，很可能预示着肠梗阻。

那么如何判断自己是否出现了肠梗阻呢？首先，腹部会有显著的饱胀感，食量增加，而且会随着时间的延续出现腹部疼痛，之后就会恶心呕吐，而且没有排气和排便。此时会发现腹部饱满，隐约能看到胃形或肠形，有明显的压痛感。这个时候就不能还把它当成

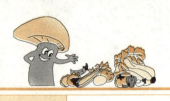

胃病治疗了,应当及时到医院做详细检查,及时处理,以免延误病情。

还要注意观察呕吐物的颜色:如果呕吐的胃内容物呈咖啡样,很可能合并着上消化道出血,如果患者伴随着面色苍白、胸闷、心悸、头晕伴冷汗等症,那么进一步证明了消化道出血的诊断,应当立即到医院就诊。

所以,虽然呕吐症状比较常见,我们也不能掉以轻心,更不能简单地一概而论,忽视疾病的变化发展,应当细心观察和脾胃疾病有关的种种症状,一经发现异常就立即就医,排除器质性病变的可能之后对症治疗脾胃疾病,调养脾胃。

从中医的角度上说,恶心呕吐是脾胃功能异常的重要表现,一般情况下,食物是向下走的,胃气是下降的,一旦胃气不下反上,就会出现恶心呕吐症状。导致胃气不降的原因很多:脾胃气虚、胃热、胃寒、食积、情志等。此时应当注意调节情志,有助于缓解病情。我们都有这样的体会,生气或紧张的时候会"吃不下饭",还可能有恶心想吐的感觉,其实这就是情志起的作用。从中医的角度上说,此即为肝气犯胃的典型症状,此类患者要注意调节自己的情绪,遇事尽量放松,进而缓解胃痉挛。

良好的生活习惯对于脾胃疾病的预防来说至关重要:日常生活中要注意避免吃生冷食物,防止饥饱无度;也不要过食肥甘厚味、辛辣刺激之品;病愈之后仍然要规范饮食,喝些温热的稀粥能加快脾胃功能的恢复。出现呕吐应当及时找出病因,生活中多加注意,以免再次出现同样的症状,进而防病治病。

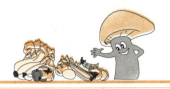

泛酸烧心，肝气犯胃所致

泛酸烧心的症状相信多数人都熟知，尤其是那些脾胃状况不佳的人在吃过辛辣刺激或不易消化的食物之后会明显出现这种症状。偶尔因为饮食不当而泛酸烧心并不用放在心上，可是如果频繁泛酸烧心甚至影响到正常的生活那就不正常了，很可能预示着你已经患上了胃病。

从中医的角度上说，泛酸烧心和肝有着直接关系，肝火过盛犯胃就会导致烧心、泛酸、恶心等胃气上逆症状。如果只是功能性的泛酸烧心，辨证用药即可缓解。但是某些器质性病变同样会出现泛酸烧心症状，如胃食管反流病、食管裂孔疝、溃疡病、胃癌等都会表现出泛酸烧心症状。

从西医的角度上说，食管下端括约肌功能出现障碍，或胃排空功能出现延缓；食管本身的蠕动功能降低，无法迅速清除反流物；或胃的一部分异常突入胸腔，形成裂孔疝，天然的抗反流屏障被破坏等。上述情况都可能会导致胃食管反流，同时出现泛酸烧心症状。

溃疡病的泛酸烧心症状主要发生于空腹时，进食之后症状即可得到缓解；胃食管反流病的反酸、烧心、反胃、嗳气、胸骨后疼痛等症状会发生在饱食和饭后；食管裂孔疝的泛酸烧心症状易发生于饭后，若饭后即卧，或弯腰下蹲时症状明显加重，并且疝孔类型和大小的差异导致食后症状轻重有别，并且伴随着显著的胸骨后疼痛不适，很多患者容易把它和心绞痛混淆。

胃酸为泛酸烧心的首要因素，它是人体细胞壁分泌的重要物质，可以促进胰液、胆汁、肠液的分泌，能利用它的强酸性杀灭食物里

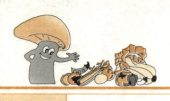

面的大部分有害物质，确保人体健康。一旦胃酸分泌得过多，就会损伤胃黏膜，导致人体出现反酸烧心等异常反应。由此可见，胃酸既要保护又要抑制。

胃酸过多的人可以适当吃些碱性食物，如苏打饼干、馒头等。胃酸分泌过多现象严重者可以取生姜、普洱茶同煮，代替茶来饮用。平时要注意避免吃过于辛辣刺激、过酸的食物，每顿饭都不能吃得太饱，规范自己的生活习惯，戒烟限酒，确保睡眠的充足，配合适量的运动。

手脚冰凉，很可能是脾胃虚寒

中医认为，脾虚是脾脏虚弱导致的病症。脾有运化食物营养物质、输布水液、统摄血液等作用。脾虚，运化就会失常，就会表现出营养障碍，水液失于散布，就会生湿酿痰，或诱发失血等症。很多人到了秋冬季节后会手脚冰冷不温，此即为脾虚生寒。

就拿脚来说，很多女性朋友到了冬季都会脚冰凉，虽然穿着厚厚的袜子、棉鞋却仍然能感觉到凉意。实际上，这就是脾胃虚寒导致的。手脚如果经常冰凉，而且伴随着指甲变成紫红色，很可能为动脉栓塞的早期征兆，此时应当及时到医院做检查。

很多人晚上睡觉的时候脚会抽筋，很可能是白天站立的姿势不正确导致的，对于此类人群，睡觉的时候应当稍微把脚垫高。有的人经常会手指肿痛或麻木，这也是脾胃虚寒的表现。若脚趾头、脚板麻痛感严重，并且存在烧灼感，很可能和糖尿病有关。若脚的胀痛感多于麻木感，则可能为深静脉栓塞。

想要缓解手脚冰凉，应当从根本上着手治疗脾胃虚寒。做好保

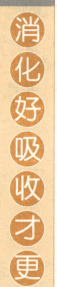

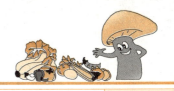

暖工作，多补钙，适当增加运动量，以促进血液循环，每天晚上临睡前用温水泡脚，坚持一段时间就能看出效果。

脾胃虚寒多是由于饮食不当导致的，适当吃些有温补脾胃之功的食物可以帮助人体改善症状。平时可以适当多吃些有健脾补气、温暖肠胃、祛寒之功的食物，如羊肉、红糖、红枣等。

天气冷的时候感觉全身发冷，特别是手脚冰凉即我们平时所说的"冷底"或"寒底"，应当及时就医。

根据前后阴，辨脾胃健康

前阴包括溺窍（尿道）和精窍（生殖器），主排尿和生殖。从中医的角度上说，肾属水，脾属土，共同主管水液之代谢、化生，脾气健旺，清升浊降，以助肾化水，促进排尿畅通；脾虚，升降之功就会失调，排尿就会不畅，甚至无法排尿。

后阴即肛门，中医称肛门是"魄门"。"魄"和"粕"相通，用来传送人体中的糟粕，一旦脾气虚弱，水谷无法正常运化，就会表现出大便泄泻清稀，而且能看到未被消化的食物残渣，同时伴随着肠鸣等问题。脾的清阳之气下陷，就会表现出经常性泄泻，甚至久泻脱肛，出现便血。

屁，反映肠胃健康

每个人都会放屁，可却很少有人知道人体为什么会产生屁。屁可以分成两种：一种是外来气体产生的屁，一种是自己产生的屁。

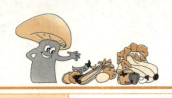

1 外来的屁

我们吃了容易胀气的食物或是喝了产气的碳酸饮料经常会打嗝，将气体通过口腔排出去，可是如果有气体通过胃进入肠道，就会从肛门排出来，成为屁。这种屁就是外来的屁。而且，有人在呼气或吞咽的时候也会将部分空气带入胃内，这些气体如果一路下降，到肛门处排出来，即为屁。这种外部进来的气体虽然从肛门排出，不过通常不会有臭味。

2 内部的屁

虽然部分屁是外来的，但更多的是人体内产生的，是吃下去的食物在肠胃里面消化或发酵产生的。如果是食物里面的糖酵解产生的屁，通常不会太臭，可如果是蛋白质分解产生的屁，就会非常臭。这是怎么回事儿呢？

注意观察生活的人经常会发现，青菜腐烂了不怎么臭，可如果是鸡蛋放坏了就会非常臭。这是因为高蛋白食物分解的时候会产生氮气、二氧化硫等气体，而二氧化硫有臭味。

当食物中蛋白质含量较高时，肠道里面的硫化氢、吲哚、粪臭素的含量会上升，这个时候屁就会明显有臭味；当食物中淀粉含量较高时，屁里面的二氧化碳含量上升，屁量就会明显增多。当二氧化碳的增加量明显比硫化氢、吲哚和粪臭素大，并且气压变大时，放屁的气流速度就会增大，放屁声就会更响。不过二氧化碳无气味，因此民间有"响屁不臭，臭屁不响"和"响屁不臭闷屁臭"的说法。

体内产生了气体是否可以被排出成为屁，关键在于肠道运转。肠道运转起来之后，屁就会逐渐被推出来，不过很多时候，碍于环境的问题，很多场合并不适合放屁，所以很多人也就忍着屁不放，

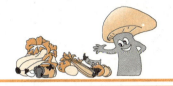

含氮气体在身体中呆的时间久了,对身体健康是不利的。当身体中有气体时,肠道就会不舒服,变得胀大,这样一来肠道就会努力运动,想要将气体排出去,不过人的意志力有时候很强,不适合排气的时候,大脑就会发出"不要排"的指令,肛门就会坚持不排气。实际上肛门是坚持不了多久的,我们之所以可以忍住不排气,是因为肠道可以用倒退的方式将气运回去,如果经常这样,很容易导致便秘。如果只是短时间偶尔忍屁对身体影响不大,如果经常长时间忍屁对身体健康的威胁就比较大了。

屁太多,经常放屁,说明你的消化功能不是很好,胃肠道消化吸收能力较弱。少数人的肠道运行过快,放屁不过是种应激反应,比如有的人一紧张就会放屁,可能是肠道运动过快,将一次屁的气体分成十几次排出来,但是这种屁通常不是太臭。

每次放屁都很臭,说明比较青睐于高蛋白食物,平时别吃太饱,每餐吃个七八分饱就可以了。如果是消化能力较差导致的屁多,可通过服消化酶加强肠道运动,或是吃些保和丸、山楂等促进消化,改善"臭屁"现象。

吃不胖,脾脏惹的祸

在这个追求骨感美的年代,"苗条"成了美的代名词。但是消瘦并不一定和美成正比,甚至和健康成反比。

女孩子们为了减肥,节食、限食、运动、锻炼,可是能迅速瘦下来的少之又少。在我们的身边有两种人,一种是"喝凉水都长肉",一种是"怎么吃都是瘦"。

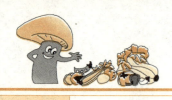

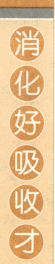

人之胖瘦和体质之间有着很大的关系，很多人都觉得疑惑，虽然吃的是一样的食物，可有的人吃了胖，有的人却怎么吃都不胖。中医认为这是胃强脾弱的状态。胃火旺盛，消谷善饥，常常觉得吃不饱，吃饱之后很快又饿了，食欲非常旺盛。可脾气虚弱，无法正常运化水谷，导致无法生化出水谷精微供身体之需，因此食而不肥。这个过程包含着消化和吸收两方面功能，吃得多却不能被身体吸收，无法为人体提供充足的营养丰润肌肉，此即为光吃不胖之根本原因。

提醒大家注意一点，一定要分清生理"瘦"和病理"瘦"，生理"瘦"者一般通过适当的饮食、运动调理即可改善，而病理"瘦"要及早就医，早诊断、早治疗，调节饮食，配合运动的同时还要配合医生所开的药方。

正常情况下，女性无论是胖是瘦，体重都应该能维持在一定范围内，如果劳动强度、劳动量增大，或是运动量过大，或暂时性工作负担重，导致机体分解代谢比合成代谢大，就会导致生理性消瘦。这种消瘦在经过适当的休息之后能调整过来，可以使体重迅速恢复到正常水平，不过不用过于担心。但是如果你的消瘦是无缘无故发生的，而且短时间内找不出原因，伴随着食欲下降、乏力倦怠等，经过一段时间的休息之后未能恢复，则可能是病理性消瘦，很可能罹患某些疾病，如肺结核、糖尿病、癌症等。

消瘦体现的是消化状态，身体内的消耗超过产出，蛋白质、脂肪大量分解，长时间的高代谢状态决定着机体消耗程度，这是极恶性表现，应当提高警惕。所以，不明原因的消瘦要及早到医院做检查，千万不能延误病情。

如果排除器质性损伤和生理性消瘦的可能，可以去看中医，看看是否是脾虚导致的消瘦，可以通过适当的中药方剂和饮食调养恢复脾功能。

肥胖，也是脾出了问题

"肥胖"这个词语我们都不陌生，对于年轻人来说，它严重影响着外形气质；对于中老年人来说，它是健康的隐患，容易诱发各种慢性病。肥胖的诱因主要包括以下几点。

遗传：肥胖和遗传有着密切关系，虽然如此，后天改造也是非常重要的。饮食起居、生活习惯的改变对体质来说有着潜移默化的作用，平时注意清淡饮食、规律饮食、限制饮食，同时注意规律起居、早睡早起、多运动、多锻炼，还是可以改变先天肥胖的。

不良的饮食习惯和膳食：很多女性朋友喜欢吃甜食，如奶油、巧克力、蛋糕、糖果等，此类食品均易诱发肥胖；现代人喜欢吃动物性食品、油炸食品，而过多摄入此类食品也会导致肥胖；吃得太快，或者饥饿之后大量进食，会在不知不觉中摄入过多的能量，为肥胖埋下隐患；睡前进食，夜间迷走神经兴奋性上升，会将摄入的食物转化成脂肪。

嗜酒：通过观察我们不难发现，喜欢喝酒的人大多体形肥胖，因为酒的产热性非常高，大量饮酒会导致肝细胞脂肪变性，脂肪代谢发生障碍，大量脂肪沉积。

多坐少动：现代人生活得比较安逸，坐得多，动得少，即使上班也是一天到晚坐在电脑桌前，再加上精神压力大，经常暴饮暴食，身体功能处在低代谢状态，久而久之就会导致消化功能衰退，能量

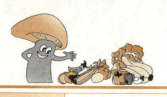

堆积转化成脂肪，进而诱发肥胖。

这些都是肥胖的诱因，但是从中医的角度上说，肥胖为痰湿所致。身体上的脂肪均为痰湿所致，这些痰湿并非牢固不变，而是能走在肠间形成腹泻，或储在肺内形成咳嗽咳痰，甚至向上阻塞脑窍，诱发脑卒中等。因此，从中医的角度上说，肥胖也会导致各类疾病。

提起痰湿，与其关系最为密切的就是脾，脾无法运化水湿，就会形成痰湿。痰湿的产生主要包括两方面原因：内因和脾的健运有关，脾虚，不能运化水湿，水湿就会积聚成痰，存在肌肤内形成肥胖；从外界摄入油炸、甜腻之品会助湿生痰，时间一久，身体中的痰湿壅盛就会形成肥胖体形。身体因素和家族遗传因素相对应，外因和饮食习惯相对应。由此可见，中医和西医对肥胖的解释一致，所以对于痰湿体质者来说，想减肥，还要先除痰湿、健脾胃。

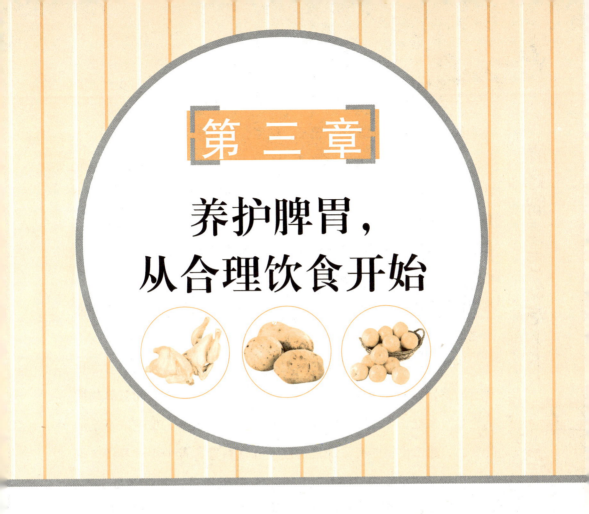

第三章

养护脾胃，从合理饮食开始

饮食，要因时因地因人

人活着，每天都要吃食物，一举一动、一言一行都要靠食物提供的能量和营养来支撑，饮食是每个人不可缺少的行为，是最常见也最讲究的行为。

饮食应当根据四季有所调节，元代名医忽思慧的《饮膳正要》中提到："春气温宜，宜食麦以凉之；夏气热，宜食菽以寒之；秋气燥，宜食麻以润其燥；冬气寒，宜食黍以热性治其寒。"意思就是说，春季的饮食宜温，如韭菜、香椿、荠菜等；夏季的饮食宜寒，如西瓜、苦瓜、冬瓜等；秋季的饮食宜润，如银耳、鸭梨、苹果等；

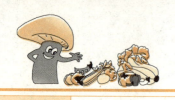

冬季的饮食宜热，如羊肉、栗子、红枣、桂圆等。

饮食上还要根据自身体质来定，比如，胃酸偏多者应适当吃碱性食物；胃酸缺乏者要适当吃偏酸性的食物；身体瘦弱者多阴虚内热，饮食上应多吃甘润生津之品；体胖者多属痰湿体质，饮食一定要清淡，少吃肥甘厚味之品；脾胃虚弱者经常面色萎黄、食欲不振、倦怠乏力，稍一着凉或者过食油腻就会便溏，因此饮食上要吃些容易消化的食物，不能吃太过粗糙、肥腻的食物，更不能过食生冷寒凉之品。

不同年龄段的人，身体的生理条件也是不同的，所以饮食上也要有所差异：儿童的代谢旺盛，应当注意食物的多样性和营养物质的充足，多吃富含蛋白质、维生素的食物，多喝水，少吃或不吃油炸食品、超市出售的有添加剂的零食和饮料等；青少年学习任务繁重，运动量相对较大，而且处在生长发育的阶段，要注意蛋白质、脂肪、维生素等营养物质的供应，不属于肥胖者尽量不要减肥，以免影响到后天的身高和体形；中年人"坐"的时间更长，体力运动比较少，身体代谢相对于青少年和儿童来说较慢，饮食上适量补充蛋白质，控制脂肪和糖类的摄入量，同时配合适当的运动，以免发生肥胖，诱发慢性病；老年人的各部分生理机能开始退化，尤其是脾胃运化功能减弱，饮食上应当注意荤素搭配，以素为主，烹调方法以炖、煮为主，遵循少食多餐的原则。

不同地区人的饮食也是有差别的，应当根据自己所在地的地理特点和气候条件、生活习惯来选择适当的饮食。比如，南方空气潮湿，气温高，因此南方人多喜食辣椒等辛辣之品；西北地区气温低，空气干燥，所以饮食上应适当吃些温润之品。

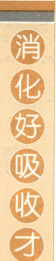

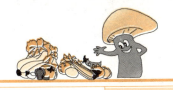

烹调方法决定人的食欲，同样的菜肴，同样的厨具，不同的人烹调出的菜肴味道不同，一道色香味俱全的菜肴更容易被人接受，也就更容易让人吸收其中的营养物质，所以很多时候，烹调决定饮食营养能否被人体吸收。

烹调的味道不能太咸，有研究表明，饮食过咸易诱发血压上升、肾脏受损；部分食物烹调的时间不能太久，就拿番茄来说，本来维生素 C 的含量比较高，高温烹调一段时间之后维生素 C 基本被破坏完全；部分食物烹调的时间不能太短，比如豆角，烹调时间太短的话，里面的皂素、凝聚素未被破坏，会诱发中毒反应；食物不宜烧、烤、煎、炸，这些烹调方法的温度过高，经常会把食物"烤焦"，产生致癌物，对身体健康不利，而且存在高油脂、不易消化的问题。

大部分的天然食物是不能生食的，需要经过烹调之后才能食用。食物经热加工之后能除掉一些有毒有害的物质，以及细菌、病毒等，而且熟食更容易被人体消化吸收，尤其是对于老人、儿童、脾胃虚弱者来说，更应当慎食生食，应当以熟食为主。

最后提醒大家注意，饮食上要以"鲜"食为主，不能吃腐败变质的食物，以免细菌或病毒通过食物进入肠道，诱发疾病。食物的新鲜、清洁非常重要，新鲜而不变质的食物所含的营养成分才更容易被消化、吸收，对人体健康有益。

能吃，说明病得还不严重

胃之所以能受纳饮食、腐熟水谷，靠的就是胃气的作用。胃气从狭义上说指的是胃的消化功能，而中医上所说的胃气意义却比较

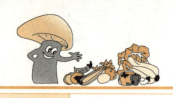

广泛。胃气可以包含人体的元气、正气、真气、宗气、胃气。李东垣的《脾胃论》之中有记载:"胃气者,谷气也,营气也,运气也,生气也,清气也,卫气也,阳气也。"

《素问·平人气象论》上有记载:"平人之常气禀于胃,胃者,平人之常气也。人无胃气曰逆,逆者死。"《灵枢》上有记载:"五脏六腑皆禀气于胃。"由此可见,胃气是人之根本,没有胃气,生命将不复存在。

历代的医学家都非常重视胃气的养护。人吃饭要靠胃气,因此,不管这个人得了什么病,只要还能吃饭就说明还有胃气。生病之后,脾胃就会受损,脾胃运化功能就会减弱,导致胃气虚弱,不喜欢吃东西,所以生病的人调养身体时首先要注意调养脾胃。

但是生活中,很多人生病之后医生只是看到症状就下药,却并不关心病人的脾胃养护问题,甚至在病人病情危重的时候采取损害胃气的治疗方法,导致患者的病情加重。

那么应该怎么去养护胃气呢?日常的饮食一定要慎重,尽量避免喝冷饮,吃冰镇水果,因为长时间吃冰凉的食物或喝冰凉的饮料会损伤胃气,表现出经常性腹泻、便秘等问题,而且会经常感冒、小病不断,自身抵抗力也会下降。

早餐应该吃"热食"。因为早晨的时候,夜间的阴气尚未消除,大地的温度尚未回升,体内的肌肉、神经、血管呈收缩状态,如果此时再吃冰冷的食物,身体中的各个系统就会更加挛缩,血液的流动就会更为不顺畅。早晨宜吃的食物包括:热稀饭、热面条、热燕麦、芝麻糊、山药粥等,可以搭配蔬菜、面包、三明治、点心等。

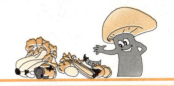

食欲太好，当心胃内有火

经常有人有这样的感觉：最近一段时间经常觉得自己的胃口非常好，看到什么都想吃。可能多数人认为食欲好是健康的表现，可是食欲太好却不见得也是好事。

从中医的角度上说，胃为腐熟水谷的脏器，腐熟即消化。从中医的角度上说，胃之所以可以消化食物，和胃火有很大的关系。

胃火不足的人会表现出胃内阻塞、胀满，食欲下降，甚至会呕吐，呕吐出来的食物都是没消化的。若胃火严重，就会表现出消化过度，患者经常会觉得饥饿，想吃东西，此即为中医上所说的"消谷善饥"。

导致胃火的原因很多，主要分为实火和虚火两方面。

1 实火

实火主要和饮食、情绪有关，如果平时经常吃高蛋白、高脂肪、高营养、辛辣食物，或者喜欢喝酒，就容易出现胃实火；或是饮食上虽然没有偏好高蛋白、高脂肪等，不过性情急躁，易发脾气，会导致肝郁化火，肝胆之火横逆犯胃，就会诱发胃火。

胃内有实火的患者首先要减少高蛋白、高脂肪食物的摄入，同时将情绪调整到平和状态，此时患者的症状就会有所好转。如果症状并未有好转，可通过清胃火食材来调理，如绿豆汤、荷叶汤、金银花水、莲藕等来调理。

情绪不佳、肝火旺盛导致的胃火，可选择菊花雪梨水进行调理。如果胃火的症状严重，而且持续的时间比较长，可以通过中药进行调理。

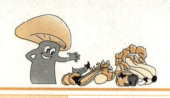

2 虚火

虚火主要和休息、体质有关，经常熬夜易损伤阴津，导致胃阴不足，胃火虚亢；阴液和血同源，所以思虑过多、劳伤心血者以及女性，经常会由于阴血不足而导致胃火虚亢。

若胃火属虚火，调理的时间相对来说比较长，因为要及时为胃补充津液，可用石斛、麦冬、玉竹等养阴食材煲汤来调补降火。如果是因劳累、熬夜等导致的胃火亢盛，患者可通过西洋参来养阴、清退虚火。

掌握食物属性，才能更好地养脾

现代人的体力劳动少了，饮食质量提高了，但是脾胃状况却差了。食欲下降、不思饮食、腹胀、反胃、泛酸、腹泻、便秘等都是现代人常见的脾胃或胃肠症状，不过由于出现得比较频繁和普遍，通常不被人放在心上。

那平时要怎么养护我们的脾胃呢？最好的办法就是给脾胃适宜的食物。那什么样的食物适合我们的脾胃呢？

食物进入人体之后会产生寒、热、温、凉的作用。根据向上向外或向下向内作用的方法，以及食物的生长特点、气候、季节等判断食物的属性；根据食物的性质将其分成温、热、寒、凉、平五性；根据食物的五性对症选择食物，如此即可让食物和脾胃"和平相处"。

食物本身并没有好坏之分，关键是看你怎么根据自己的体质来选择适合自己的食物，比如，热性体质者可以适当吃些寒凉性质的

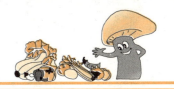

食物，如黄瓜、苦瓜、西瓜、梨、香蕉等；寒凉体质者可以适当吃些温性食物，如小米、生姜、韭菜、牛羊肉等。不过除此之外，还要根据季节、地区的差异，以及具体情况来定。

现代人的生活条件好了，肉类食物的摄入量多了，脾胃的负担无形之中加重了，身体的阴阳开始失衡。肉类多属热性，从阴阳的角度上说，热为阳，经常吃热性食物，内心易烦躁，所以在吃肉类食物的同时一定要注意搭配新鲜果蔬来调理脾胃，做到阴阳平衡。

很多人之所以脾胃状况不佳，和过食冷饮有很大的关系，寒性、寒凉之品吃得太多，脾胃一定会受损的。不过凡事"过犹不及"，也就是说不管是什么性质的食物吃得太多对身体都是不利的，夏季适当吃些凉性食物能清热降温，不过不能贪多，否则会伤及脾胃，表现出食欲不佳、消化不良、胃肠抵抗力下降等症状。

五味平衡，身体健康

食物的味道有五种，即酸、甘、苦、辛、咸五种味道，不同味道的食物的养生功效，对机体的补益作用也是不同的。《黄帝内经》之中有云："酸入肝，苦入心，甘入脾，辛入肺，咸入肾。"接下来就详细地为大家介绍一下。

1 酸入肝

酸入肝，就是指酸味的食物能增强消化功能、保护肝脏，常见的酸味食物包括山楂、李子、醋等。经常食用不但能促消化，杀灭肠道病菌，还能防治感冒、降血压、软化血管。酸味食物还有解酒的作用，促进胆汁、胰脏消化液的分泌，防止胸胁满胀。

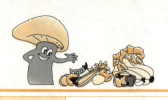

酸主收敛，如男性前列腺肥大、女性产后尿失禁、白带增多、腹泻等都能通过酸的收敛作用来改善。中医上所说的酸通常和涩合在一起，涩也有收敛的作用。

2 苦入心

苦味食物有除湿、利尿之功，平时适当吃些苦味食物来清心泻火，如苦瓜、萝卜叶、大头菜等。

从中医的角度上说，苦入心经、心包经、小肠经，因此，心火旺盛或小肠经旺，会导致腹泻，或熬夜之后舌头肿胀刺痛，可以适当吃些苦味食物来缓解。

3 甘入脾

甘味即甜味，适当吃些甜味食物，如山药、红薯、香蕉等，能补养脾胃，补充人体所需热量，缓解身体疲劳。

甜味食物还有放松神经、缓解压力的作用，还能减少忧郁、愁闷、低潮等。这里所说的甜食指的是饼干、水果、点心等含淀粉、果糖或葡萄糖的食物。

4 辛入肺

辛即辛辣，常见的辛味食物包括葱、姜、蒜、辣椒等，辛味食物能通利肺气、通窍达表、通顺血脉。

此外，辛还有解痉的作用，即缓解肌肉紧张引起的头痛、偏头痛、肌肉关节疼痛，或心脏血管收缩痛。

5 咸入肾

此处的咸包括咸寒、咸凉、咸温、咸干、咸平多种。咸味食物能滋养肾气，调节人体细胞和血液渗透，保持正常代谢。呕吐、腹泻、大汗之后喝点淡盐水，能保持正常代谢。

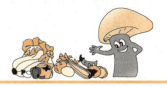

还是那句"凡事过犹不及",五味也是如此。五味入五脏,五味适宜、平衡,才能补益脏器,偏嗜任何一味都会伤害到相应的脏器。

过食咸味:咸属水,水克火,心属火,就会损伤心脉,导致血脉凝涩不畅,面色变黑,伤肾;过食苦味:苦属火,火克金,肺属金,就会损伤肺脏,导致皮肤无光泽;过食酸味:酸属木,木克土,脾属土,就会损伤脾脏,导致肌肤枯燥,生皱纹,口唇干裂;过食甘味:甘属土,土克水,肾属水,就会损伤肾脏,导致骨骼疼痛,毛发脱落;过食辛味:辛属金,金克木,肝属木,就会损伤肝脏,导致经脉受损,指甲枯脆易断。

只有五味平衡,营养均衡,脾胃才健康,身体才健康。谨慎地调整饮食的五味,不要太多,也不要太少,调配适当,才能让骨骼结实而强壮,筋脉柔和而灵便,气血流畅,肌肉丰满,肌肤细腻。

水要怎么喝才对脾胃有益

我们经常会听到这样的说法:"每天喝足8杯水对身体有益"、"每天喝足2000毫升水才有益身体健康",可这些说法真的适合所有人吗?白开水真的是喝得越多越好吗?

胃病患者要注意谨慎饮用白开水,因为大量喝白开水可能导致胃病迁延不愈。不同体质的人因自身特点的不同,饮食宜忌也不同。气虚体质、阴虚体质、痰湿体质者均不适合大量喝水,否则会导致胃胀、食欲下降、呕吐、口淡、口角流清稀的口水等水饮上犯表现。这3种体质者如果觉得口干可以适当喝些水,不过要注意不能一次

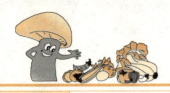

大量喝水，可以分次慢饮。此类体质者可能一整天都不觉得口渴，但是不能因此而完全不喝水，可以以茶代水。阳虚体质者可以喝些普洱茶，或喝些人参汤；气虚体质者可以用白术或党参煎汤代茶饮用；痰湿体质者可以用薏米或扁豆煎汤代水。若饮水之后明显出现胃部症状，要及时到医院诊治。

古人遵循"日出而作，日落而息"的作息规律，这样的生活持续了上千年，我们的内脏到了夜晚也需要休息，包括胃肠道。

胃肠道在夜间是休息的时候，我们最好不要打破原本的规律，否则时间一久就会导致胃肠功能紊乱。不过现代人熬夜的不在少数，可能因为繁忙的工作加班熬夜，可能因为公司的应酬吃喝到半夜，可能因为和朋友狂欢K歌到凌晨，可能因为激烈的游戏奋战一整个晚上……在这种情况下，不进食会觉得饥饿难耐，有种快要虚脱的感觉，但是此时进食，处在休息状态的肠胃就要被迫起来工作。如果非要进食，也应当注意以下几方面问题：食物要易消化、清淡，避免酒精。食物类别可以根据个人喜好而定。

如果不是糖尿病患者，此时可以喝上一杯糖水，因为糖在身体中的代谢速度比较快，可以迅速解饿，而且不会长久遗留，增加肠胃负担。

细嚼慢咽，为胃"减负"

一项网络调查显示，在2743人中，43.31%的人"每天最短一餐"只用5分钟；即使"最长一餐"，65.71%的人也只用不到半小时。有网站发起的"国人生活习惯大调查"显示，1346位受访者中

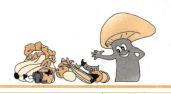

一半以上的人吃饭速度过快。还有统计表明，现代人已经由 40 多年前每餐咀嚼 900～1100 次、用时 20～30 分钟下降到现在的每餐咀嚼 500～600 次、用时 5～10 分钟。热食吃得太快对食道的伤害是非常大的，其他食物吃得太快也会影响消化功能。

一项调查结果显示，近 40% 的人曾因吃饭过快而出现胃痛、胃胀等不适。此外，吃饭太快还存在其他一些慢性、长期的隐患，如唾液里面的酶来不及起保护作用；找不准自己正确的食量，易超出胃肠承受能力；高血糖患者的病情甚至会加重；吃饭太快会让大脑早衰。

快节奏的生活不仅让我们的精神和身体觉得很累，就是我们的脾胃也受了连累，想要减轻脾胃负担，就要做到细嚼慢咽，平心静气细细嚼食每一口食物。

国外曾有一位学者做过这样的试验：他每餐不过 30 口，但是每口食物都会反复咀嚼，直到食物被咀嚼得非常细才咽下去。数十年过去了，虽然那位学者已经变老，但是他的健康状况却比同龄人好，由此可见，细嚼慢咽的确是对身体有益的。

中医养生提倡"蚁性"，意思就是说要学习蚂蚁吃得少、细嚼慢咽。这种进食方式可以促进胃液分泌，充分研磨、消化食物，便于消化吸收，还能减轻胃肠负担。细嚼的过程能增加唾液的分泌，唾液里面的消化酶能助消化，还能形成保护胃部的薄膜。

《千金要方》中有云："食当熟嚼。"《养生庸言》提到："不论粥饭点心，皆宜嚼得极细咽下。"《千金翼方》主张"食勿大言"，其实就是在强调吃饭的时候要专心细嚼，以利消化。所以，我们要想养护肠胃，饮食上一定要选择容易消化、温度适宜的食物，进食

第三章 养护脾胃，从合理饮食开始

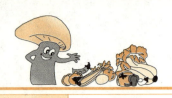

上严格遵守细嚼慢咽的原则。

对于脾胃虚弱的人来说,平时可以适当吃些粥汤类、细碎稀软的食物,有助于脾胃功能的恢复。

主副搭配,脾胃更健康

现在有很多人,尤其是女性朋友,为了减肥而不吃主食,认为主食除了能给人提供能量之外没有什么营养价值,而且还容易增肥,所以经常把主食丢在一边。《论语·乡党》有云:"肉虽多,不使胜食气。"这是孔子作为周代贵族时,按照贵族的生活习惯认为谷物应占最大比例。《灵枢·刺节真邪》之中有云:"真气者,所受于天,与谷气并而充身者也。"意思就是是说五谷营养为后天最重要的营养。

主食摄入不足,很容易导致气血亏虚、肾气不足。从中医的角度上说,发为血之余,意思就是说,头发的生长和脱落,润泽和枯槁主要依赖肾脏精气之盛衰和肝脏血液之滋养。现在有很多青少年出现少白头,主要是肝肾中的精血不足导致的,直接原因就是脾胃所提供的主食营养不足。

美国营养学家做了一项研究,结果显示,主食摄入过少的人体内的坏胆固醇会上升,患心脏病的风险会增大。还有一项美国的研究表明,如果1个星期不吃面包、面条等主食,大脑的记忆和认知能力就会受损。

如果为了减肥,平时几乎不吃主食,饿了就吃水果,正餐大量吃蔬菜,每天坚持晨练,虽然瘦了下来,但身体却会变得虚弱。三天两头感冒发热,没精神,工作的时候经常打瞌睡,还容易发生缺铁性贫血,这和不吃主食有很大的关系。

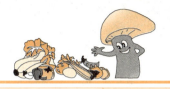

从中医的角度上说，胃主受纳，水谷精微进入胃内后，经脾主运化，将全部的精华转化成气血上输给心肺等脏器。脾胃为气血之源头，说明食物是脾胃生产气血的原料。

很多人认为，我们平时所吃的主食，如大米、白面，属于淀粉类食物，属多糖，是能量密集型食物。这些能量被摄取之后，会以脂肪的形式储存在身体之中，进而诱发肥胖，还可能诱发各种慢性疾病。

实际上，肥胖、糖尿病、高血压等症的发生和主食的摄入没什么关系，此类疾病都是代谢病，吃的比消耗的多是代谢病的根源。归根结底是能量平衡的问题，往往吃得多运动量大的人比少吃少运动或不运动的人更健康。从中医的角度上说，肥胖的根本原因并不是吃得多，主要为脾胃运化失调导致的。

看过中国居民膳食宝塔的人会发现，谷类、薯类、杂豆类处在最底层的位置，所占的面积最大，这说明它是人体健康的根基，是不可缺少的食物，一旦根基过于单薄，那么上层则无法稳固，甚至会倒塌。

谷类食物主要包括米、面、杂粮，薯类包括马铃薯、甘薯、木薯等，每天每天应吃此类食物 250～400 克。主副食搭配起来吃，气血才得充盈，脾胃功能才更好，副食的营养才能被充分吸收，营养才能更全面。

汤，饭前喝还是饭后喝

很多人都在喝汤问题上很纠结，因为有人说饭前喝汤好，也有人说饭后喝汤好，说饭前喝汤好是因为民间有"饭前喝汤，苗条又

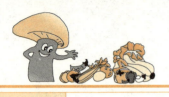

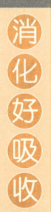

健康"的说法,原因可能是饭前喝汤能增强饱腹感。此外,国外有研究表明,饭前喝汤可以减少用餐时15%左右的食物摄入量,而且在进餐之前喝汤,食物进入胃内就会膨胀,饱胀感可以避免人摄食过量。

但是又有人提出"饭前喝汤不利于消化"的说法。他们认为,饭前喝汤会冲淡胃酸,影响消化功能。对于胃液分泌本就不足的人来说,用餐前大量喝汤的确可能冲淡胃液。

其实,单纯地说饭前喝汤还是饭后喝汤对健康的影响是没有什么意义的,关键看喝多少汤,喝什么汤。不管是饭前还是饭后喝汤,对于正常人来说,喝一小碗汤对身体的影响不大,只要不是大量喝汤,并不会影响正常的消化。

一般来说,中晚餐前以半碗汤为宜,早餐可适当多喝些。因为经过一夜的睡眠之后,水分的损失比较大,以饭前20分钟左右喝汤为宜,吃饭时也可以缓慢少量喝汤,饭后喝上半碗汤也是不错的。但是喝汤的总原则是让胃肠感觉到舒适,而不是喝完汤后腹胀、反酸等。

慈禧太后是中国历代皇族中最有名的美食家,相传,慈禧手下有8名御厨是专门给她做汤的,她最喜欢喝鸡浓鸭舌汤,其主料为:鸡、鸭舌、火腿丝、鲍鱼、干贝等。可见,汤的调配是非常讲究的。但是很多人喝汤的方法并不正确,那么都有哪些喝汤的误区需要注意呢?

1 喝刚煲好的热汤

刚煲好的汤是非常烫的,但是很多人都喜欢趁热喝汤,认为这样的汤更能暖胃暖身。岂不知,这样的汤很可能烫伤我们的胃肠

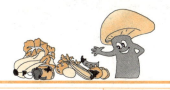

道和口腔。我们的口腔、食道、胃黏膜的最高耐受温度是60℃，超过这个温度就会造成黏膜烫伤甚至消化道黏膜恶变，所以汤最好晾凉至50℃以下再喝。

2 喝汤去渣

很多人喝汤的时候光喝汤，而丢弃汤料。但是你知道吗，汤中所含的营养物质的量比汤料中少很多，也就是说，不管你的汤煲多长时间，汤料的营养物质也只是能溶解一小部分，因此喝汤还是要吃些汤料的。

3 独料汤

很多人煲汤的时候喜欢只用一味汤料煲汤，认为这样煲出的汤味道纯正。但是你要明白，每种食物所含的营养物质都是不全面的，它可能只是某一种营养物质的含量比较高，但这种物质不一定是你的身体所需要的。多种汤料同煲，营养才能更加全面。

4 喝汤的速度快

美国营养学家指出，延长吃饭的时间能充分享受食物的味道，而且能提前产生饱腹感。喝汤也是如此，慢速喝汤能让食物有充足的时间进行消化吸收，感到饱腹时就是吃得刚好了。快速喝汤，等到你感觉到饱时，摄入的食物已经超出了需求量。

5 什么汤都适合自己

喝汤也是要考虑自己身体状况的。比如，高血压患者要严格控制汤的油、盐量；高血脂患者最好选择低脂或无脂汤；糖尿病患者除了要控制汤的油、盐量外，还要考虑到这款汤会不会导致血糖上升；痛风患者要考虑汤中的嘌呤含量等。

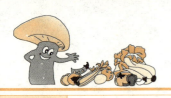

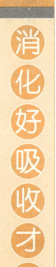

胃病患者要吃什么，怎么吃

生活中很多常见的食物对我们的身体都是大有益处的，比如牛奶、豆浆能为人体补充充足的蛋白质；面粉、大米能为人体补充足量的碳水化合物；各种蔬菜水果能为人体补充足量的维生素。但是你知道吗？很多食物我们只要按常规的方法吃就可以为身体补充营养物质，可是对于胃病患者来说却没有那么简单。他们不仅要选择吃什么，还要知道该怎么吃，吃的种类有一定的限制，吃的方法也要讲究。

我们经常会发现这样的现象：同样吃红薯，你吃完红薯之后会胃痛胀气，别人吃完红薯却没什么感觉；你吃完生番茄后会泛酸，别人却除了口内残留些番茄的酸甜味没什么感觉；你吃碗米饭会胃痛难忍，别人天天吃米饭也没觉得不舒服；你吃完辣椒会胃痛、腹泻，别人一日三餐"无辣不欢"却从未不舒服过，这是怎么回事？其实，这和个人的胃的健康状况有着密切关系。你的胃健康，因饮食而胃部不适的概率就小些；你有胃病，可能稍微吃得不对劲就胃部不适。

胃病和饮食之间有着密切关系，这是广为人知的。那么胃病患者究竟应该吃什么，怎么吃才有益于胃病的康复呢？接下来为胃病患者介绍几种常见食材的食用方法。

1 牛奶

人体内胃酸的分泌和进食有一定的关系，大多数人在进食1个小时左右胃酸的分泌达到高峰，正常胃排空的时间在2小时左右，

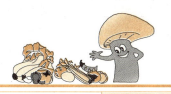

胃酸能和食物充分融合。不过空腹喝牛奶后再吃主食，胃排空的时间会缩短，这样食物已经排入小肠内，胃酸却还没有中和食物，易损伤胃黏膜。所以胃病患者喝牛奶之前最好吃些淀粉类食物，如馒头、面包等，如此即可延缓食物排空时间，防止加重症状。

牛奶是高蛋白饮品，含大量乳糖，若平时的消化吸收功能不是很好，乳糖会在肠道内发酵，产生水、乳酸、二氧化碳，导致患者发生腹胀、腹痛、腹泻等。对于经常感觉到腹部胀满的胃病患者来说，喝牛奶的时候一定要注意，若进食后胃胀加重，应当立即停止饮用。

从中医的角度上说，牛奶性湿热，所以湿热体质者、胃口不佳者要谨慎饮用牛奶。

2 甜品

甜品深受大众欢迎，但是提醒胃病患者尽量少吃甜品，如甜面包、甜饮料、冰激凌、巧克力等。胃黏膜损伤的主要诱因是胃酸，甜品进入胃内会发酵变酸，所以进食甜品会加重胃内酸度，进而加重胃黏膜损伤。所以胃病患者，特别是以胃痛为主的患者不宜吃甜品。

很多十二指肠溃疡患者都喜欢吃甜食，主要是脾胃虚弱所致，甜食能补益脾胃。中医治疗胃痛的时候经常会用到黄芪建中汤，其中的主要药物就是饴糖，由此可见甜食的摄入是"控制"，而不是"禁止"。通过中药健脾补虚治疗之后，不但胃病得到了好转，而且你会发现自己已经不像之前那样喜欢吃甜食了。

3 水果

很多人都喜欢吃水果，这也是我们补充维生素、矿物质的重

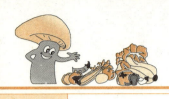

要途径，但是现在有很多年轻女性为了保持身材而用水果代替正餐，这种做法到底对不对呢？

水果大都是酸甜口味，而甜的东西会变酸，进而会增加胃的酸度。所以，胃炎急性期，特别是以胃酸过多为主的人经常会表现出反酸、胃痛，对于此类患者来说，水果应该少吃。不过对于萎缩性胃炎、胃酸不足，表现出消化不良、胃口差、胃胀的患者来说，进食酸甜口味的水果还是非常好的。

4 红枣

红枣中富含铁、维生素等营养物质，是补血的佳品，生食、熟食均可，煮熟制成的枣泥的吸收效果更好。对于胃炎、胃溃疡等胃黏膜有损伤的患者来说，枣泥是最佳的选择，最好不要吃生枣，因为生枣皮薄而硬，咀嚼之后咽下，进入胃内，其边缘会加重胃黏膜损伤。煮熟的枣泥的枣皮却不会损伤胃黏膜，即使肠胃健康者也应当注意细嚼慢咽，胃病患者可以去皮食用。每天吃枣的量不能太多，否则会伤气，导致上火。每天吃上四五颗枣就可以了。

5 豆类

豆类食物对胃的影响主要包括：难消化，豆类中富含膳食纤维，这些物质不易被吸收，而且会损伤胃黏膜；豆类中含大量的嘌呤，会刺激胃酸分泌，所以胃痛、胃酸过多者不宜吃豆制品；吃过多的豆类会放屁，因为豆类制品中含大量低聚糖，它们经肠道细菌分解之后会产生大量气体。慢性胃病患者应当慎食豆类和豆制品。

6 粥类

医生经常会建议胃病患者吃些粥，但是有很多人在吃过粥后会不舒服，甚至反酸，这是为什么呢？粥中的淀粉质容易发酵，进

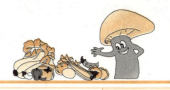

而增加胃内酸度，熬粥的时候可以在粥里面加些肉类，以缓解反酸情况。

7 辛辣食物

低浓度的辣椒能增加胃黏膜血流量，刺激胃黏膜合成、释放前列腺素，有效阻止有害物质对胃黏膜的损伤，起到护胃效果；大蒜可以杀灭胃中的幽门螺杆菌；适量的生姜能暖胃、提升胃黏膜保护作用。所以，急性期胃病患者要避免吃这些辛辣食物，处在恢复期的胃病患者可以根据自己的喜好适当吃些辛辣食物，有治病养胃之功。

一天三杯茶，脾胃更健康

茶味苦而回味甘，性淡而香醇，是一种人生境界的反映，茶对人体健康的益处也不仅仅是补充所需的营养物质。用平和的心态静静地享受茶香，品其醇厚，让人心旷神怡，食欲大增。茶的色、香、味，都是对人的身体和心灵的滋养。

我们都知道，喝茶对人体健康有益，但是怎么喝茶才能更好地养生保健呢？每天喝下面这3杯茶，脾胃就会更健康。

1 第1杯：上午喝绿茶

绿茶是一种不发酵茶，色润香清，让人心旷神怡，是茶中之阳。绿茶较多地保留了鲜叶里面的天然物质，维生素损失较少，所以可以帮助脾胃运化水谷精微输送到全身各处，让"主神明"的心和"元神之府"的脑被充分滋养，进而从五脏的功能活动中体现出来。人就能在上午的时候保持旺盛的精力。

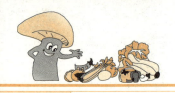

2 第2杯：下午乌龙茶

到了午后，人体阳气会逐渐减弱，阴气会逐渐上升，脾胃功能比上午稍微弱一些。中午时如果吃过多的油腻之品，很容易滋腻碍胃，导致脾胃功能减弱。喝茶可以去肥消滞，古人认为茶叶可以消解脂肪，坚持喝茶有一定的减肥作用。

乌龙茶属于半发酵茶，茶的主要成分是单宁酸。研究表明，单宁酸和脂肪的代谢有着密切关系，而且实验结果表明，乌龙茶可以刺激胰脏脂肪分解酵素的活性，减少糖类和脂肪类食物的吸收，促进脂肪燃烧，降低血液里面胆固醇含量，特别是可以减少腹部脂肪堆积。每天下午的时候喝上一杯乌龙茶，能帮助脾胃消化，保持腐熟和运化功能高效运转，脾胃运转顺利、健康，身体健康才有保障。

3 第3杯：晚上普洱茶

夜间阳气收敛，入于阴中，经过一整天的劳作之后人体之气机会下降，需要颐养脾胃，安养心神，为第二天的工作和生活做准备。普洱茶是经人工速成发酵之后再进行加工制成的，它黏稠、甘滑、醇厚，并且进入到肠胃之后可以在胃的表层形成保护膜，对胃部健康大有益处。

坚持喝普洱茶能护胃养胃，在适宜浓度下喝平和的普洱茶并不会对肠胃产生刺激。熟普洱茶里面的咖啡因经过多年陈放发酵之后，其作用减弱，因此喝过之后并不会兴奋人的大脑，而且能够帮助我们安然入睡。并且普洱茶有补气固精之功，趁热饮服不仅肠胃非常舒适，而且能治疗尿频症状。

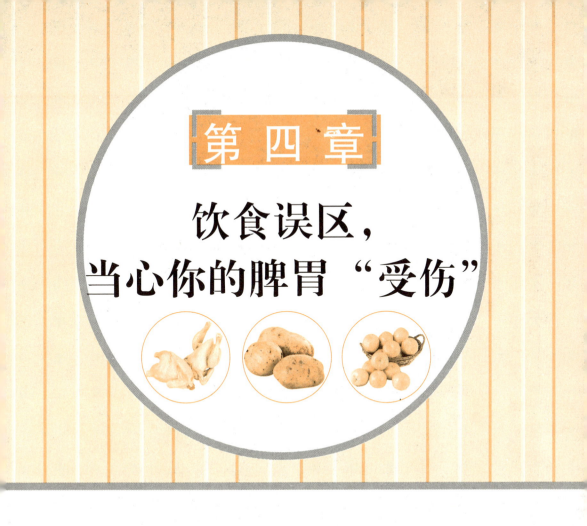

第四章

饮食误区，当心你的脾胃"受伤"

饥一顿饱一顿，脾胃一天比一天差

饥一顿饱一顿是现代人的生活常态，虽然明知道这样做不利于脾胃健康，但还是为了工作常舍得"豁出去"，很多白领人士甚至认为胃痛和蚊虫叮咬一样平常。

卫生部组织全国第二次死因调查结果显示，我国胃癌死亡占所有癌症死亡人数的23.2%。其中，2011年2月的《胃癌诊疗规范（2011年版）》指出，中国胃癌发病率存在明显地区差异，环境因素在胃癌的发生中居支配地位，宿主因素居从属地位，研究显示，幽门螺旋杆菌感染、饮食、吸烟、宿主的遗传易感性菌为胃癌发生的

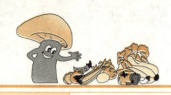

养好脾胃怎么吃——消化好吸收才更好

重要诱因。

从中医的角度上说，脾胃怕生、怕冷、怕撑，生冷在前面我们已经提到，而除了这两项外，脾胃还怕撑，经常饥一顿饱一顿，脾胃肯定会"吃不消"的。

我认识一个朋友，是某公司的业务部经理，忙碌的工作经常让他忘记吃早饭和午饭，到了晚上大吃大喝，后来经常胃部不适，心里燥热，泛酸水，健胃消食片和香砂养胃颗粒是常备药物，虽然我多次提醒他要注意身体，但他还是经常用一句"没事"来应付。到后来，胃痛反复发作，最终因胃穿孔而住院，后悔莫及。

其实类似的案例还有很多，饥饱失常，脾胃肯定会受伤，进而百病丛生。《素问·痹论》上有记载："饮食自倍，肠胃乃伤。"意思就是说，饮食过量，就会损伤肠胃，强调了饮食失节为致病因素。

很多人都喜欢这样做：了解一种食物的营养价值很高之后每天大量吃这种食物，认为这样做对身体大有益处，结果反而伤了胃气。中医养生是非常注重"度"的，追求的是"适中"二字，超过一定的限度，不管是外界还是自身都会出问题。

饮食也是如此，不管你多忙，早餐总是要吃好的；不管你怎么抽不出时间，午餐总是要吃饱的；不管你晚上的时间多么充裕，晚餐都是要吃少点的，而且超过晚八点是不宜进食的。三餐定时定量，胃保持在舒适的状态，而不是一会缩一会儿胀，胃部的健康才能有保障。脾胃互为表里，胃好了，脾自然也就健康了。

过食冷食，脾胃阳气受损

很多人都喜欢吃冷食，比如冰镇水果、晾凉的饭菜、冰激凌等，

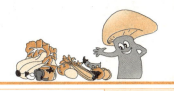

认为冷食冰凉爽口，吃起来别有一番滋味。可是，你有没有想过自己的脾胃喜不喜欢这样的食物呢？

李时珍的《本草纲目》中有记载："土为元气之母，母气既和，津液相成，神乃自生，久视耐老。"又云："土为万物之母，母气既和，津液相成，神乃自生，久视耐老，百病不生。"在李时珍看来，人体的气机从上向下正常运动要依靠阳气的推动，阳气的升发则因脾胃而滋生。若脾胃运转正常，则心肾相交、肺肝调和，使得阴阳调和，人体阳气即可生长、充实，百病不生，反之，一旦脾胃受损，阳气就会失去生化来源，逐渐衰退。

冷食冷饮是导致脾胃受损的原因之一。春夏季节，尤其是夏季，阳气会从脾胃升发出来，脾胃缺乏"热源"保护，就会处在相对"寒"的状态，此时吃冷饮、冷食就会加重脾胃之寒。冬季阳气虽然要回归到脾胃，但是秋冬季节寒湿邪毒较重，冷饮、冷食进入人体之后，阳气就要出来对付它们，防御力就会下降。水湿和寒湿趁机入侵人体，为了尽快把它们赶出体外，脾胃会过度运作，导致脾胃功能衰退、消化功能受损。这个时候身体会采取一些应急措施，如排汗、排尿等，这种应急措施虽然有一定的功效，但却会损伤人体的阳气，当时虽然没觉得有什么，但是随着年龄的增长，阳气的衰减，就会诱发各种疾病。

很多人夏天都爱吃西瓜，因为西瓜颜色鲜艳，甜美多汁，而且由于夏季炎热，很多人为了让西瓜吃起来冰爽可口，就会把西瓜放到冰箱里冻一冻，吃这样的西瓜，脾胃肯定难以忍受。

虽然冰凉的西瓜能暂时缓解高温带给人的不适，但却可能会伤及脾、胃、肠。中医称西瓜为"天生白虎汤"。因为西瓜在功能上和

第四章 饮食误区，当心你的脾胃『受伤』

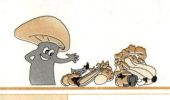

白虎汤有相似的地方，都能清热生津、解渴除烦。西瓜本身就性寒，如果再冰镇，无异于雪上加霜，大量食用甚至会诱发急性肠胃炎。所以，本身脾胃功能较差者不宜多吃西瓜，否则易腹泻、腹胀、腹痛等。

《脾胃论》中记载着半夏枳术丸可治冷食内伤。具体做法："半夏（汤洗7次，焙干）、枳实、白术，以上各100克。研为极细末，荷叶裹烧饭为丸，如梧桐子大，每服50丸，添服不妨，无定法。"此方可稍微增加用量，服用的时候没有固定方法，非常方便。

烫食，常给脾胃找麻烦

"趁热吃"是中国人待客时常说的一句话，也是常规礼节，可现在，这一礼节却受到了前所未有的冲击。我国台湾地区癌症临床研究发展基因会的一项报告指出：过冷或过热的食物都会损伤肠道和身体机能，和体温相近的食物能延缓肠胃老化，延年益寿。

在人体的各个器官当中，口腔的耐热度最高，即使是那些我们觉得烫手的东西也能通过口吞咽下去，如果人体进入到80℃的环境中，全身都会被烫伤，可是喝80℃的水却不会烫伤我们的口腔。虽然口腔的耐热度很高，可我们的胃并没有这么高的耐热度，也就是说这个温度的食物吞入胃内会伤胃。

生活中，很多人喜欢吃烫食，特别是在寒冷的冬季，吃上烫嘴的火锅、烫手的烤地瓜、热气腾腾的面条、烫手的热茶等，当你边吹着气边将食物或茶吞到肚子里时，你可知道这样做会烫伤我们的食管和胃。我们的口腔和消化道黏膜都很娇嫩，只能耐受住50～

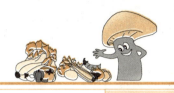

80℃的食物，而烫食的温度远不止此，因此很容易导致口腔和消化道黏膜灼伤。

人的体温在37℃左右，最佳的进食温度在40℃左右，这个温度不烫嘴，也不冷。吃太烫的食物，在口腔中的停留时间较短，导致唾液和食物的混合不充分，不利于食物的消化、吸收。

吃喝热烫的食物，轻者会导致口腔黏膜发红充血，重者会起疱、导致口腔溃疡等；长期吃热烫食物很容易患上胃炎、食道炎等。此外，热烫的食物还会损伤牙齿，诱发牙龈溃烂、过敏性牙炎；损伤食道黏膜，刺激黏膜增多，留下的瘢痕、炎症易诱发恶性病变。

我们摄入的食物最好是温的，不凉不热对身体最为有益。过凉的食物会损伤胃腑和胃络，诱发气滞血瘀，瘀血阻络；过热的食物会导致气血过度活跃，胃肠道血管会扩张，刺激肠胃，或是烫伤消化器官。

所以，提醒广大朋友，不管是吃火锅还是麻辣烫、煮饺子、馄饨、热汤面等，都要先晾一会儿再吃，即使以前有吃"烫食"的习惯，为了消化器官的健康也要"等一等"。

汤泡饭，没你想的那么好消化

汤泡饭就是把汤和饭混合在一起吃，因为被汤泡过的饭会更加松软，很多人都喜欢吃汤泡饭，认为汤泡饭更容易消化，然而事实并非如此。

经常吃汤泡饭对你的胃来说是没好处的，是不利于健康的，特别是对老人和小孩来说更是如此。我们都知道，口腔是人体第一

第四章 饮食误区，当心你的脾胃『受伤』

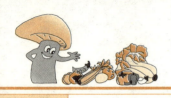

养好脾胃怎么吃——消化好吸收才更好

大消化器官,充分利用好口腔的咀嚼功能,初步将食物分解消化,把大块的食物切、磨成细小的粉末和颗粒,便于下咽,而且方便后续的消化、吸收。更重要的是在咀嚼的过程中唾液腺会分泌唾液,咀嚼的时间越久,分泌的唾液越多,唾液可以将食物湿润,其中所含的很多消化酶都有助消化吸收的功能。食物在口腔中进行较好的初步消化、分解之后,可以减轻胃的消化吸收负担,有利于胃肠健康。

汤泡饭的水分较多,饭会比较松软,易吞咽,所以咀嚼的时间会变短,咀嚼的次数会变少,食物未经嚼烂就会连汤一同快速吞下。如同"囫囵吞枣",唾液还没来得及均匀地和食物进行混合,无法让淀粉酶充分发挥其作用,未将淀粉转变成麦芽糖进行初步消化就进入到胃肠之中。这种还没有经过咀嚼的食物直接进入胃内会增加胃肠负担,食物里面的养分不易被彻底吸收。胃、胰脏产生的消化液不多,会加重消化负担,久而久之会诱发胃病。

经过分析大家不难看出,汤泡饭虽然美味易下咽,可对于我们的胃来说并不完全是有益的,尤其是本身就患有胃病的患者,容易在吃过汤泡饭之后出现腹胀、胃痛等症。

不过汤泡饭并不是膳食的唯一组成部分,饮食的均衡搭配才能支撑起完整的膳食宝塔,确保人体营养的摄入均衡。没有人是每天每顿吃汤泡饭而不吃其他食物的,否则不仅对胃部健康不利,还会导致营养缺乏。

汤泡饭只是可能会影响到食物的吸收,所以吃的时候要多注意咀嚼,千万不能因为好下咽而狼吞虎咽。

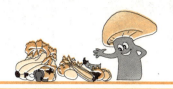

美丽食物,越吃脾胃越"倒霉"

第四章 饮食误区,当心你的脾胃『受伤』

生活中,我们总是青睐那些美丽的东西,选择食物的时候也是如此。去菜市场买菜,鲜红个大的西红柿总是最先卖光,虽然价格可能比个头较小的西红柿高出1倍;油亮碧绿的大甜椒总是最先卖光,虽然炒出来的味道可能还不及肉薄个小的小甜椒。可人在选择的时候就是有这种青睐性,很多卖家也看出了买家认的是蔬菜的"颜值",因此,他们甚至会自行给蔬菜"化妆",使得原本应该用"优质"来形容的美丽蔬菜被挂上了"有毒"的标签。下面就来给大家介绍几种美丽却可能会伤及脾胃的食物。

1 雪白的莲藕

雪白的莲藕深受大众欢迎,但是你知道吗,它的雪白很可能是工业硫黄的"成果",很多人为了方便会购买去皮的莲藕,但是去皮之后莲藕易变黑,商家会用含硫物质的柠檬酸清洗去皮的莲藕,导致莲藕中二氧化硫超标上百倍。长期摄入二氧化硫超标的食物易患癌症,而且可能诱发维生素缺乏、肺气肿等症。

2 火红的西红柿

西红柿是常见的、深受大众欢迎的蔬菜,但是市场上出现很多西红柿,虽然个头大,通红通红的,但是吃起来却有些生硬。有西红柿的味道,却好像还没熟透,可外表看起来又好像已经成熟。这种西红柿虽然成熟了,但却不是自然熟的,而是用乙烯催熟的,对人体有潜在的危害。

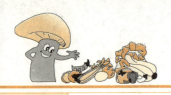

3 笔直的黄瓜

挑选黄瓜的时候我们更青睐于笔直的、顶花带刺的新鲜黄瓜，可市场上出售的这种黄瓜安全吗？过去，黄瓜从开花、结果到上市需要 50 天的时间，而现在仅仅需要 7 天的时间，这是因为菜农给它们用了农药、细胞分裂素、催生素等，这种黄瓜的口感苦涩，而且对身体健康不利。细胞分裂素会让黄瓜的尾部变得细长；过多的激素会让黄瓜的尾部长出小圆球；喷洒黄瓜绿翠直激素可以改变黄瓜自然生长的弯曲度。购买的时候可以看看黄瓜是否存在以上特征。

4 鲜红个大的草莓

市场上，我们经常会看到鲜嫩欲滴的大红草莓，可买回家一尝，根本没什么草莓味嘛，这是怎么回事？实际上，这些奇形怪状的大草莓很多是用了植物激素，它能让草莓提前半个月成熟，而且色泽鲜艳，个头大。这种激素超标会危害人体健康，因此个大、鲜艳、空心的草莓最好不要吃。

5 炸鸡

炸鸡脆嫩，咬一口满嘴流油，可是你知道吗，炸鸡所用的油多是饱和脂肪酸含量高的油。饱和脂肪酸能升高胆固醇，诱发高血脂、糖尿病等心脑血管疾病。炸鸡的时候会在最外层裹上一层面糊，无形之中摄入更多油脂。炸鸡油腻，不容易消化，而且会刺激、损害胃黏膜，增加胃负担。并且，煎炸食物的油多是反复用，反复煎炸的过程中会产生致癌物，危害人体健康。再者，经过煎炸之后食物里面的营养物质已流失殆尽。

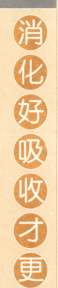

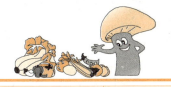

6 香肠

香肠制作的过程中会添加一定量的亚硝酸钠,以提升香肠的色泽、延长保质期。亚硝酸钠会和肉类蛋白结合生成胺结合,形成二甲基亚硝基胺,它是一种强致癌物。为了保持香肠的柔软度,制作的过程中还会添加聚合磷酸盐。

7 方便面

方便面食用方便,而且味道受大众欢迎。方便面中含大量食品添加剂,并且维生素、矿物质的含量非常低,经常食用对身体健康不利。碗装方便面的包装盒含聚苯乙烯,它会在65℃以上的高温下产生致癌物,威胁人体健康。

8 罐头食品

甜美的罐头深受大众欢迎,尤其是儿童,到超市购物看到罐头就吵着闹着要吃。罐头食品在加工的过程中会添加大量添加剂,包括硝酸盐和亚硝酸盐,它们是一种发色剂,亚硝酸盐在食品或胃内会合成N-亚硝基化合物,过量食用会诱发中毒,表现出头痛头晕、胸闷气短、恶心呕吐、腹痛腹泻等症,而且亚硝胺有一定的致癌性。所以罐头一定要少吃。

9 爆米花

爆米花是去电影院、宅在家里必不可少的食物,街头的"转炉"式爆米花的转炉之中含铅,高压加热的时候,锅内的铅会熔化,部分铅会变成蒸汽和铅烟,污染爆米花,人长期大量吃这样的爆米花易诱发铅中毒,儿童还可能伴随着生长缓慢。

10 黏食

黏食包括年糕、粽子、元宵等,看着诱人,甜美软糯,但

第四章 饮食误区,当心你的脾胃『受伤』

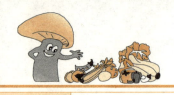

是此类食物并不宜多吃。黏食的黏性比较大，不容易消化，易加重胃肠道负担，食用之后可能会导致胃痛、胃胀、嗳气、泛酸、腹泻等症。有的黏食还会促进胃酸分泌，胃溃疡患者食用之后会加重溃疡面刺激，甚至诱发胃出血、胃穿孔等。

这些食物，多吃会伤脾胃

生活中，很多食物对健康都是有益的，人只有摄入不同的食物才能获得全面的营养物质，身体健康才有保障。可是你知道吗？很多食物虽然适量范围内食用对人体健康有益，但是过量食用就会危害健康。接下来就给大家介绍几种有益于身体健康，但过量食用却会伤脾胃的食物。

1 栗子

补益作用：一入冬，街头巷尾都是卖糖炒栗子的小贩。栗子味甜、性温，入脾、胃、肾经，有养胃健脾、补肾强筋、止咳化痰之功。栗子不仅美味，而且是益肾气的"补药"。栗子里面的高蛋白、高糖类物质能刺激胃酸分泌，进而健胃，营养价值非常高。

过食危害：两类人群要慎食栗子，分别是胃溃疡患者和消化不良患者。这两类人群吃过栗子之后会产生过多胃酸，增加胃部负担，甚至导致胃出血。此外，过量食用栗子会在肠道中被细菌酵解产生大量气体，出现胃肠道胀气，甚至诱发便秘。栗子中含糖量较高，所以糖尿病患者也应当避免吃过多栗子，防止影响血糖稳定。

2 柿子

补益作用：柿子甜腻可口，营养丰富，冻柿子更是甜美冰

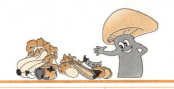

爽。柿子中的维生素、糖分比普通水果高1~2倍。从中医的角度上说，柿子甘寒微涩，归肺、脾、胃、大肠经，有润肺化痰、清热生津、涩肠止痢、健脾益胃、生津润肠、凉血止血等多种功效。柿子富含胡萝卜素、核黄素、维生素等。

过食危害：大量吃未成熟的柿子、未经加工的鲜柿子易引起胃石。因为柿子里面含大量的鞣酸，鞣酸和胃中蛋白质结合成鞣酸蛋白，它是一种不溶于水的物质，会沉积在胃中。再加上柿子里面的果胶、胶质、胃中的食物残渣凝聚成块形成胃石，即胃柿石症。比较大的胃石在胃中长期驻扎会诱发胃痛、恶心、呕吐等症状。

3 山楂

补益作用：山楂酸甜可口，能促进消化液分泌，提升食欲，助消化。山楂中含多种有机酸，味酸甘，而且含解脂酶，进入胃内可增强酶的作用，促进肉食消化和胆固醇转化。因此，吃肉或油腻食物之后感到饱胀者可吃些山楂，能健胃消食、消除囤积脂质。

过食危害：山楂不宜多吃，特别是胃炎、胃溃疡以及脾胃虚弱的老人、孩子。山楂之所以促消化，主要是因为山楂中富含鞣酸，可以刺激胃酸分泌。胃炎、胃溃疡、食管炎等患者本就胃酸分泌过多，此时若大量吃山楂，会加重胃肠道负担。并且，山楂里面的某些特殊物质遇胃酸之后会凝结成沉淀物，诱发胃结石。

4 橘子

补益作用：橘子中富含柠檬酸、维生素、钙、磷、镁、钠等人体必需营养元素。有生津止咳作用，能治疗胃肠燥热；还可和胃利尿，适用于腹部不适、小便不利等症；能润肺化痰，适用于肺热咳嗽之症。橘皮性温、味辛，有理气化痰、燥湿之功，能提升食欲，

第四章 饮食误区，当心你的脾胃『受伤』

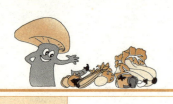

祛除胸腹胀满、呕吐、咳嗽痰多等症。

过食危害：橘子性温，过食会导致"上火"症状。橘子含糖量高，一次大量食用会在瞬间提高血液黏稠度，心脏要加速搏动才可以带动血液运转。心跳加速，人会变得烦躁，和中医上提到的肝火旺症状相似。并且橘子富含纤维，未充分咀嚼吞咽后停留在胃内，人会产生食物滞留感，不易消化。过量食用橘子还可能导致"橘黄症"。

5 红枣

补益作用：红枣中富含维生素、果糖、各种氨基酸。从中医的角度上说，红枣性暖、养血保血，能改善血液循环。红枣不仅能补血养气，还能养颜美容，气血两虚、脾胃功能不好者均可食用。药理学研究发现，红枣里面的某些成分能增加血液里面红血球的含量，提升骨髓造血功能，让脸色红润。

过食危害：红枣皮富含纤维，不易消化，一次过量食用易胃胀。红枣中含糖量较高，过量食用会增加脾胃负担，诱发食积。并且，痰多、大便秘结者应当慎食，因为红枣偏热，会助火生热。腹胀者不能吃红枣，防止生湿积滞；水肿者不宜吃红枣，因为红枣味甜，多食易生痰生湿，水湿积在体内会加重水肿。

6 萝卜

补益作用：萝卜营养丰富，有通气行气、增进食欲、止咳化痰、解毒散瘀之功，其所含的丰富的维生素C能帮助消除身体中的废物，促进新陈代谢，特别是萝卜富含的酶能促进消化。萝卜可下气，解腹胀，还能入肺，提升强肺之"肃降"功能，不仅能止咳，还能促进大肠运动。萝卜里面的辛辣成分芥子油能帮助避免脂肪堆积于皮下。

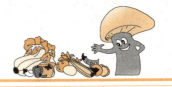

过食危害：脾胃虚弱者要减少食用萝卜；气虚便秘要忌食萝卜，否则会加重便秘；中气不足者要慎食萝卜，因为行气多会耗气散气，加重气虚。服用参类滋补药时要避免进食萝卜，防止影响疗效。注意不能吃过多的辣萝卜，否则易出现芥子油中毒。

7 辣椒

补益作用：辣椒美味而营养。辣椒中含有多种维生素、胡萝卜素、叶酸等营养物质，辣椒中还含有钙、铁等矿物质和膳食纤维。冬季吃辣椒能暖和身体，还能防止感冒流感。辣椒中含辣椒素，辣椒素能促进燃烧脂肪，加速新陈代谢，所以辣椒可开胃消食、温暖身体、驱散体寒、提升免疫力。

过食危害：过食辣椒会让人燥热、上火。过量食用辣椒会强烈刺激消化道，甚至会导致消化道出血，或诱发胃溃疡，还会导致大便干燥。并且，过量食用辣椒易使皮肤产生脓疮，影响面容。因此，胃溃疡、食道炎、痔疮患者，以及阴虚火旺，经常便秘、长痤疮者都要慎食辣椒。

8 大蒜

补益作用：大蒜有较强的消炎抗菌之功，能防治多种疾病。大蒜可以让人精神畅快，提升机体免疫力，还能降低胆固醇。大蒜里面的大蒜素有较强的抗病毒作用，还能改善血液循环。而且有研究发现，大蒜吃得越多，人体中潜在的致癌危险就越少。

过食危害：生蒜刺激性较强，所以不适合患胃炎、喉咙痛、长痔疮、长青春痘的人食用。肠炎患者也不宜吃生蒜，因为此类患者的肠内局部黏膜组织已经出现炎症，生蒜刺激性大，会促进肠壁血管进一步充血水肿，导致更多组织液进入肠道之中，加重腹泻。眼

第四章 饮食误区，当心你的脾胃『受伤』

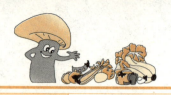

疾者也不宜吃大蒜，否则不仅易导致肝血亏虚，目无所养，而且会助火伤目，加重眼疾。

9 羊肉

补益作用：羊肉性热、味甘，适合冬季进补。羊肉营养丰富，富含蛋白质、脂肪、无机盐，并且钙、铁、磷含量丰富，所含的铁、磷在人体中利用率较高；维生素里面的硫胺素、核黄素、尼克酸含量丰富，含糖较少。羊肉可助元阳，补精血，疗肺虚，益劳损，是常见的滋补肉类，营养丰富，味道鲜美。

过食危害：羊肉并不适合所有的人，普通的健康人冬季吃羊肉，如吃萝卜炖羊肉、羊肉火锅等温补食品能补养身体，但是湿热体质、肝火旺体质、痰湿体质的成年人过食燥热的肉类易流鼻血、口舌生疮、烦躁等。因此，经常口舌糜烂、眼睛红、口苦、烦躁、咽喉干痛、牙龈肿痛者或腹泻者都不宜吃羊肉。

10 巧克力

补益作用：巧克力中含多种抗氧化物，如可可多酚、类黄酮，适量摄取有益皮肤健康。巧克力不但能为日常膳食供能，还含有能满足人体基本需求的矿物质、营养素。黑巧克力中富含类黄酮、苯乙胺，有放松心情的作用。巧克力的颜色越深，其所含的健康物质越多，因此可多吃可可含量在70%以上的巧克力。

过食危害：巧克力的热量比较高，所以不能过量食用，而且牛奶和巧克力不宜搭配食用。因为牛奶里面富含蛋白质、钙，巧克力中含鞣酸、草酸，二者搭配，会形成不溶性草酸钙，进而影响人体对钙的吸收，甚至会导致头发干枯、腹泻、生长缓慢等。

第五章

食养脾胃，食疗有效而无伤

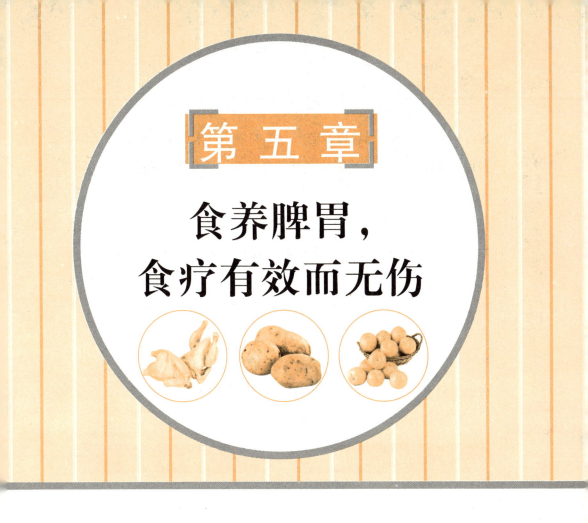

谷养脾胃：以谷为养，天然健康

薏米又叫薏苡仁、苡仁、六谷子，性凉，味甘、淡，入脾、肺、肾经，有利水、健脾、除痹、清热排脓等功效。

薏米的营养价值非常高，可以作粮食食用，味道和大米相似，而且容易消化吸收，熬粥、做汤都可以。对久病体

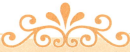
薏米

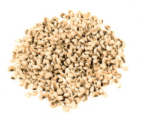
健脾除湿就找它

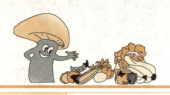

虚、病后恢复期的患者以及老人、产妇、儿童来说都是非常不错的，可以经常服用。不管是用来滋补还是治病，作用比较缓和，微寒但不伤胃，益脾却不滋腻。

吃薏米的时候要分生熟，生薏米性偏凉，有清热利湿消肿之功，能治疗湿热导致的小便黄赤、尿频、尿痛等症。由于生薏米性质偏凉，因此健脾之功比较差，即使是治疗脾胃疾病也更多的用于湿热型，或在夏季祛湿使用，夏季和冬瓜一同熬汤，能清暑利湿。如果取其健脾祛湿功效则最好熟用，即我们平时所说的炒薏米，薏米经过炒制后寒性减少，健脾祛湿作用更佳，能治疗脾虚湿阻导致的腹泻、双下肢水肿。

接下来为大家介绍几款有助于调理脾胃的食疗方。

薏苡仁冬瓜猪肉汤

膳食材料 薏苡仁、扁豆各10克，陈皮5克，冬瓜（连皮）500克，猪肉400克，生姜适量。

膳食烹调 猪肉洗净后切块，放到沸水中焯去血水；薏苡仁、扁豆、陈皮洗净；冬瓜洗净后切成块状；生姜洗净后切片。将上述材料一同放到砂锅中，倒入适量清水，开大火煮沸后转成小火继续熬煮1.5小时，调入适量精盐即可。

膳食功效 健脾祛湿。

薏米白果汤

膳食材料 薏米60克，白果（去壳）8～12枚，白糖适量。

膳食烹调 薏米淘洗干净后浸泡；白果去壳，和薏米一同放到锅中，倒入适量清水，开大火煮沸后转成小火熬煮至熟，再调入适量白糖即可。

膳食功效 健脾除湿，清热排脓。适用于脾虚泄泻，痰喘咳嗽，小便涩痛，糖尿病，水肿，青年扁平疣等症。

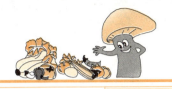

第五章 食养脾胃,食疗有效而无伤

小米
——自古以来的养胃之品

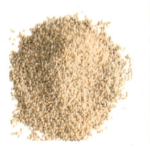

小米,我国古时称禾,亦称粟米,是谷子去壳后的产物,因其粒小,故名小米。小米是古时的"五谷"之一,也是我国北方人喜食的主要粮食之一。

小米的蛋白质含量远高过大米,同时小米中的脂肪、碳水化合物的含量也不低。特别是小米中的胡萝卜素和维生素B_1的量甚高,居所有谷类作物之首。小米除煮食外,也可用来酿酒、制糖等。

谈及小米养脾胃,多数人并不陌生。小米性味甘、咸、凉(陈粟米:苦寒);主要功效为:补益虚损,健脾和胃,和中益肾,除热解毒;对脾胃虚热、消渴、反胃呕吐、泄泻等症,有很好的功效。《别录》上有记载,说小米"主养肾气,去胃脾中热,益气",《滇南本草》上说小米"主滋阴,养肾气,健脾胃,暖中",《本草纲目》上说小米可"治反胃热痢,煮粥食,益丹田,补虚损,开肠胃"。

传统的"药食同源"就是指通过吃五谷来保健身体。比如,常食小米可补元气;常食大米能养阳气;常食玉米可抗衰老等等。五谷既是日常饮食中的美味食物,又是养生之良药。

我国北方的女性生产之后都会用小米红糖粥来补养身体,因为小米的口感好,而且营养丰富,饱腹的同时还能调养身体,促进身体恢复。小米加工的过程中无须进行精加工,这就确保了其中的维生素、无机盐等营养成分的保存,其所含的维生素B_1和无机盐的量比其他谷类作物高很多。

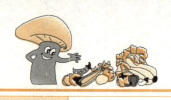

小米的烹调方法多种多样，可以熬粥，可以做二米饭、小米糕点等。小米粥是传统的养生粥膳，不仅能补虚寒、助消化，还能促进睡眠、预防口疮等。熬小米粥的时候，上面会漂浮起一层薄薄的、透明的"米油"，它的营养价值非常高，能治疗脾虚久泻、食积腹泻、小儿消化不良等症。

接下来为大家介绍一款有助于调理脾胃的食疗方。

法半夏小米粥

膳食材料 小米150克，法半夏6克，生姜3片。

膳食烹调 法半夏、生姜洗净后一同放入锅中，倒入适量清水，开大火煮沸后转成小火熬煮半小时左右，去渣取汁；小米淘洗干净后和上述药汁一同放入锅中，再倒入适量清水，熬煮成粥即可。

膳食功效 健脾益胃，降逆止呕。

荞麦

——开胃宽肠又消食

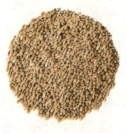

荞麦的历史悠久，最早栽种于我国北方地区，是人类的主要食粮之一。在我国古时候，荞麦就是重要的食粮和救荒作物之一；后经朝鲜传入日本，成为日本当地珍贵的食物品种。荞麦的营养丰富，含多种特有的成分，是健康食物中的主要食品。荞麦全株可入药，对治疗视网膜出血、肺出血、高血压等症疾有很好的效果。荞麦又称乌麦、花荞、甜荞、荞子。

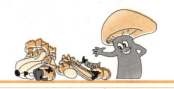

第五章 食养脾胃，食疗有效而无伤

苦荞富含蛋白质和芸香素，但其蛋白质的黏性差，比小米、大米等谷类作物容易消化吸收。荞麦中含有19种氨基酸，特别是富含人体必需的8种氨基酸；此外还含有组氨酸和精氨酸，它们对儿童的生长发育具有重要作用；还富含维生素类、胆碱等营养成分，对人体有不错的保健功效，也可防治一些疾患。

荞麦性味甘、平，寒；主要功效为：开胃宽肠，下气消积；可治绞肠痧、肠胃积滞、噤口痢疾、慢性泄泻、赤游丹毒、痈疽发背、瘰疬、汤火灼伤等症疾，有充实肠胃、增长气力、提精神、止泻、消热肿风痛、除五脏的滓秽、除白浊白带的功效。

经常吃荞麦不容易长胖。因为荞麦中富含植物蛋白质，不容易在体内转化成脂肪；荞麦的膳食纤维含量丰富，能促进排便，能预防便秘的发生。

荞麦虽好，但是提醒大家注意一点，忌一次性大量食用，《本草图经》曰："荞麦不宜多食，亦能动风气，令人昏眩。"脾胃虚寒、消化不良、经常腹泻者忌食荞麦。《得配本草》中说："脾胃虚寒者禁用。"

荞麦可以制成荞米粥、荞米饭、荞麦片，也可以将荞麦研磨成荞麦粉，制成面条、荞酥、凉粉、烙饼、糕点、灌肠等，风味独特。此外荞麦还能酿酒，酒香清纯，经常适量饮用能强身健体。

接下来为大家介绍几款有助于调理脾胃的食疗方。

荞麦胡萝卜粥

 膳食材料 胡萝卜20克，土豆半个，荞麦100克，酱油、盐各适量。

 膳食烹调 胡萝卜、土豆洗净，胡萝卜切片，土豆切块；荞麦米淘洗干净后放到锅中，倒入适量清水，先煮20分钟，之后放入土豆块、胡萝卜片继续熬煮至熟，调入酱油、盐即可。

081

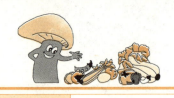

养好脾胃怎么吃——消化好吸收才更好

膳食功效 消积食，止泻，降气宽肠。

南瓜腊八粥

膳食材料 南瓜 100 克，大米、糯米各 50 克，燕麦、红豇豆、红花豆、薏米、北杏仁、荞麦、生花生仁各 20 克，枸杞子 10 克，阿胶枣 6 枚。

膳食烹调 红豇豆、花豆、糯米放到清水中浸泡 8 小时；南瓜洗净后去皮、切片；花生、大米、薏米、燕麦、荞麦、杏仁、枸杞洗净后倒入砂锅内，之后将南瓜、泡好的红豇豆、花豆、糯米、阿胶枣一起倒入锅中，再倒入适量清水烧沸，之后转成小火继续炖 3 小时即可。

膳食功效 降糖，养胃，防癌，强身健体，消炎。

燕麦

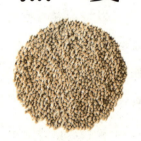

——益肝和胃，促进健康

燕麦，就是人们常说的莜麦，各地的称谓也不尽相同，有莜麦、稞燕麦、玉麦、雀麦、野麦、苏鲁等等。因地缘的关系，燕麦的称谓多是因种植的地区不同而有差别的，像在西北称为玉麦，华北叫莜麦，西南名为燕麦，东北则叫铃铛麦。用燕麦入药的历史已经很久远了。

燕麦性味甘、平，入脾、胃、肝经；有益肝和胃之功，对治疗因肝胃不和所致的纳差、食少、大便不畅等症疾，有很好的疗效。常食燕麦，可降低人体内的血糖和胆固醇含量，防止心脑血管病的

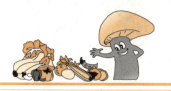

第五章 食养脾胃，食疗有效而无伤

发生，对糖尿病、肥胖等症大有裨益。用燕麦熬粥，中老年人常食用，可改善大便干燥症状，缓解便秘，改善血液循环，防治贫血，促进伤口愈合。

燕麦可以熬粥，可以做成燕麦面包、燕麦饼干等，还可以推成刨花状的"猫耳朵窝窝"，同熟山药泥制成"山药饼"，搓成长长的"鱼鱼"，莜面包野菜的"菜角"，还有莜麦炒面等，口味独特，非常适合儿童和老人食用。燕麦中膳食纤维含量丰富，经常食用能促进排便，预防便秘，益肝和胃，护肤美容，还有一定的抗氧化、提升免疫力的作用。

随着燕麦营养保健功效被发现，除了饮食方面，在医疗保健方面也得到了广泛应用，对婴儿发育不良、老年体弱、产妇催乳、动脉粥样硬化、糖尿病等症都有不错的疗效。

燕麦虽好，但是使用时要注意以下几点：皮肤过敏、肠道过敏、虚寒病等症的人应忌食燕麦，易致胃痛、胀气、腹泻；孕妇忌食燕麦，易致催产、滑肠；燕麦忌一次食用过多，易致腹胀或胃痉挛。

接下来为大家介绍几款有助于调理脾胃的食疗方。

蘑菇菜丝燕麦粥

膳食材料 燕麦片70克，蘑菇100克，油菜150克，蒜1瓣，食盐、高汤、植物油各适量。

膳食烹调 将蒜瓣拍成碎粒；将锅置于火上，倒入少许植物油，油温后放入蒜粒爆香；将洗净、沥干水分的蘑菇倒入锅中翻炒至出水分；油菜洗净后切丝，倒入锅中，翻炒至软，倒入适量清水或高汤烧开；将燕麦片倒入锅中继续煮1分钟左右，调入食盐即可。

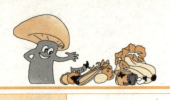

膳食功效 开胃，通便排毒，防癌，降糖。

三豆燕麦粥

膳食材料 绿小豆、扁大豆、赤小豆、燕麦各30克，红糖适量。

膳食烹调 将绿小豆、扁大豆、赤小豆淘洗干净后浸泡2小时，放入锅中，倒入适量清水，熬煮半小时左右放入燕麦，将熟时调入红糖，继续煮一两沸即可，每天2剂。

膳食功效 清热利湿。适用于湿热困脾，食欲不振，纳差食少，肢软乏力，小便不利，大便溏薄等。

黑芝麻

——补肾养胃

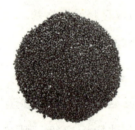

黑芝麻是胡麻科芝麻的黑色种子，富含脂肪、蛋白质、糖类、维生素A、维生素E、卵磷脂、钙、铁、铬等营养成分。有健胃、保肝、促进红细胞生长等作用，还能增加体内黑色素，利于头发生长。

芝麻中维生素E的含量也非常丰富，它是脂溶性的抗氧化剂，可以改善血液循环，提升细胞活力，延缓细胞衰老，让人精力充沛，耐力持久，其所含的卵磷脂有抗衰老之功。芝麻所含丰富的不饱和脂肪酸能有效防治老年人动脉硬化、心血管疾患等。

黑芝麻是药食两用之品，有"补肝肾，滋五脏，益精血，润肠

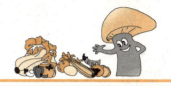

燥"等功效，被认为是滋补圣品。

经常吃黑芝麻能让皮肤更加柔嫩、细致、光滑。习惯性便秘者，肠道中存留的毒素会伤及肝脏，导致皮肤粗糙，而黑芝麻可以滑肠治便秘，非常适合便秘者服食。

接下来为大家介绍几款有助于调理脾胃的食疗方。

芝麻蜜糕

膳食材料 黑芝麻100克，蜂蜜150克，玉米粉200克，白面500克，鸡蛋2个，发酵粉1.5克。

膳食烹调 先将黑芝麻炒香研碎，之后和玉米粉、蜂蜜、面粉、蛋液、发酵粉一同放到一个干净的盆子里，调入适量清水和成面团，在35℃下保温发酵1.5~2小时，之后放到笼屉上蒸20分钟即可。

膳食功效 健胃，保肝，促进红细胞生长。

黑芝麻薏米百合汤

膳食材料 黑豆、花生各50克，薏苡仁、黑米各100克，大米80克，干百合、黑芝麻各20克，冰糖适量。

膳食烹调 将花生、薏苡仁、黑米、干百合分别洗净后，放入清水，浸泡2小时；黑豆剥掉外皮；黑芝麻洗净后备用；将锅置于火上，倒入适量清水，放入花生、黑豆，开大火煮沸，放入薏苡仁、黑米、大米，继续煮20分钟，之后放入泡好的百合，再放入适量黑芝麻、冰糖，煮沸后转成小火继续煮10分钟即可。

膳食功效 开胃健脾，补肾乌发，滋补活血，美容养颜。

第五章 食养脾胃，食疗有效而无伤

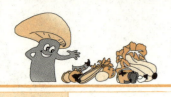

高粱

— 补脾温胃就找它

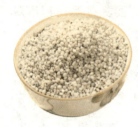

高粱，别名蜀黍、高粱米、芦粟、桃粟、荻子、木稷、蜀秫、番黍、秫秫、荻粱等，在我国的种植历史悠长，已有5000多年的历史了。《本草纲目》中记载："蜀黍北地种之，以备粮缺，余及牛马，盖栽培已有四千九百年。"

高粱性温，味甘涩，入脾、胃经；有和胃健脾、温中止泻、固涩肠胃、抑制呕吐、止霍乱的功效，能治湿热、下痢、小便不利、食积、消化不良、妇女倒经、胎产不下等症。

高粱是很好的温阳补中的滋补食物，适合各类人群食用，尤其是患有脾胃气虚、消化不良、大便溏薄等症的人，更要适当增加高粱的摄入量；此外，肺结核病人应多食用黏性高粱，有助于病疾的治疗。

高粱虽好，但食用的过程中还是有一些禁忌的：高粱米忌与瓠子、附子同食，糖尿病患者忌食，大便燥结、便秘者忌食。

高粱磨制成面粉后可以根据个人饮食需要制作成不同的食物，如面条、煎饼、蒸糕、面卷、黏糕等。高粱酒被大众所熟知，在我国有着悠久的历史。我国的特产白酒就是用高粱酿制的，口感醇厚，色、香、味俱佳。中国有句俗话叫"好酒离不开红粮"，说的就是高粱。

接下来为大家介绍几款有助于调理脾胃的食疗方。

高粱桑螵蛸粥

膳食材料 高粱米100克，桑螵蛸20克。

膳食烹调 将桑螵蛸用清水煎3次，取其滤液500毫升；高粱米淘洗干净，放到砂锅中，倒入桑螵蛸汁，将锅置于火上，熬煮至

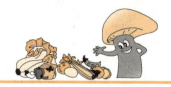

高粱米烂时即可。

膳食功效 和胃健脾，益气消积。

小枣高粱粥

膳食材料 高粱300克，小枣100克，糖120克，桂花酱5克。

膳食烹调 将高粱、小枣洗净；将锅置于火上，倒入适量清水，放入高粱、小枣，先开大火煮沸，之后转成小火继续熬煮至黏稠，调入少许白糖或红糖，淋上用凉开水化开的桂花酱即可。

膳食功效 益气健脾，开胃生津，调中和胃，养血生津。适合产后胃口不佳、食欲下降者服食，有开胃之功。也可用于产后妇女补益身体。

第五章 食养脾胃，食疗有效而无伤

蔬养脾胃：营养菜肴，滋养脾胃

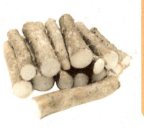

山药——健脾补虚的佳品

山药味甘性平，为常见的餐桌美食，也是传统药物。《本草纲目》中提到："（山药）益肾气、健脾胃、止泄泻、化痰涎。"从这里我们也能看出，山药有补肾益气、健脾和胃、化解痰涎、治疗泄泻之功。

《神农本草经》上说山药"味甘，温，主伤中，补虚羸，除寒热邪气，补中益气，长肌肉。久服耳目

087

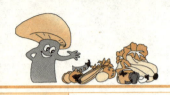

聪明,轻身不饥延年"。清代医家陈修园曾经说过,山药气平入肺,气力倍增,是常见的滋养补益药。山药中所含的淀粉酶被誉为消化素,可以分解蛋白质和碳水化合物,维持机体营养供应。

山药中黏液丰富,而且非常营养,食用后易产生饱腹感,可减少进食量,为天然的瘦身美食,适当多吃些体重也不会增加。而且,这种黏液还可促进人体新陈代谢、畅通经络,进而减少身体中的多余脂肪。

山药既可当成主食来食用,也可做菜肴来吃,将山药清洗干净之后直接放进锅内蒸,不仅味道可口,营养成分还可被很好地保留下来。若是觉得原味山药口感不佳,也可与其他原料配在一起,凉拌、炒菜、炖、焖都可以。不过想通过吃山药减肥的人还应选择山药熬粥或蒸山药,操作简单,还能充分发挥山药的营养价值。

需要注意的是,山药是补药类,性味甘平、偏热,热性体质、便秘、易上火的女性朋友要少吃。

接下来为大家介绍几款有助于调理脾胃的食疗方。

山药炒蛋

膳食材料 鲜山药250克,鸡蛋2只,植物油、生姜丝、盐、味精各适量。

膳食烹调 山药去皮后洗净,切片;鸡蛋打入碗中,搅打均匀。锅内倒入适量植物油,油烧至七成热时,放入生姜丝煸香,之后下山药片炒至软,将山药拨到一边,蛋液倒入另一边,等到蛋液结成块后和山药同炒,调入适量盐、味精,翻炒均匀即可。

膳食功效 健脾开胃,可增加食欲。

山药猪肉粥

膳食材料 山药50克,猪里脊肉

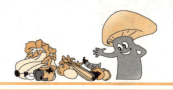

60克，粳米100克，精盐、植物油、川椒粉各适量。

膳食烹调 粳米淘洗干净；山药去皮后洗净，切成片；猪里脊肉洗净之后切成小块。锅中倒入适量植物油，油热后放入猪里脊肉翻炒至半熟，倒入清水，和粳米、山药片一同熬成稀粥，粥将熟的时候调入精盐、川椒粉，搅拌均匀，继续煮一两沸即可。早、晚分食。

膳食功效 健脾养胃，益气和中。

香椿

——健脾开胃，提升食欲

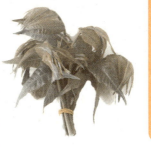

每到春季，香椿刚刚抽出嫩枝，长出嫩叶，家家户户的餐桌上就会摆出一盘香椿炒鸡蛋或拌香椿。其实，香椿不仅是美食，还是良药。

对于多数人来说，吃香椿很应时。春季是阳气升发的季节，而香椿是温性的食物，对我们的脾胃、肾有温暖作用。香椿能补脾阳，而春季要补脾，所以春季吃些香椿后会觉得非常舒服。初春刚发的头茬芽很嫩，用盐腌一下，切碎之后拌豆腐，淋上点香油，味道非常好。香椿叶老了之后，摘下来晒干泡茶，常年饮用对身体大有益处。

香椿中所含的香椿素等挥发性芳香物质能健脾开胃、提升食欲；香椿中丰富的维生素E、性激素有抗衰老、补阳滋阴之功；香椿中丰富的维生素C、胡萝卜素等能提升机体免疫力、润滑肌肤，是保健美容之佳品。

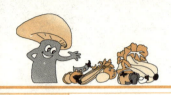

但是要注意,香椿芽虽好,但是并非适合所有人,皮肤病患者食用后易复发,但是此类患者可用香椿根来调治,药店有一味药——椿白皮,用椿白皮直接熬水洗澡可以调理皮肤不适。

香椿子也是一味良药,作用于肾,咽喉和肾经相连,所以适合慢性咽炎久治不愈、反复发作者服用。

吃香椿前最好将其放到沸水中焯烫1分钟,因为香椿易产生亚硝酸盐,焯烫之后可以大大减少亚硝酸盐的含量。

接下来为大家介绍几款有助于调理脾胃的食疗方。

拌香椿

膳食材料 嫩香椿250克。

膳食烹调 香椿去老梗之后清洗干净,放到沸水锅中焯透,捞出洗净,沥干水分,切碎,放到盘子中,调入精盐,淋上麻油,搅拌均匀即可。

膳食功效 清利湿热,宽肠通便。适用于尿黄、便结、咳嗽痰多、脘腹胀满、大便干结等症。

香椿炒鸡蛋

膳食材料 香椿100克,鸡蛋2只,食盐、植物油各适量。

膳食烹调 香椿洗净后切碎;鸡蛋打入碗中,调入少许盐,充分搅打均匀;将香椿碎放到蛋液中搅匀。锅中倒入适量植物油,油温至七成热的时候倒入香椿蛋液,稍微凝固,用锅铲划散,翻炒几下,关火即可。

膳食功效 开胃,清热去火,美容养颜。

煎香椿饼

膳食材料 面粉500克,腌香椿头250克,鸡蛋3只,葱花、料酒、植物油各适量。

膳食烹调 将香椿洗净后切成小

段；用水将面粉调和成糊，加入鸡蛋、葱花、料酒、香椿段搅拌均匀。平锅置于火上，倒入适量植物油烧热，之后舀入一大匙面糊摊薄，等到一面煎黄之后翻煎另一面，两面都煎黄即可。

膳食功效 健胃理气，滋阴润燥，润肤健美。

番茄

健脾消食，生津止渴

番茄是常见的蔬菜，味道酸甜，口感非常好，既可生食，也可凉拌、炒、做汤等。番茄有开胃消食之功，《陆川本草》之中提到，番茄可"生津止渴，健胃消食，治口渴、食欲缺乏"。

之所以说番茄可开胃消食，主要是因为番茄内含柠檬酸、苹果酸等有机酸，可以增加胃酸浓度，助消化，调整胃肠功能等，番茄素能抑制多种细菌，同时助消化。因此，对于各类由于胃酸缺乏而出现的胃热口苦、食欲下降等症都有辅助治疗作用。不过胃酸过多者不宜多吃番茄。

消化功能较差或者进食较多的油腻之品者，饭后可适当吃些番茄，能辅助消化。动物实验证明，番茄中所含的番茄碱能使毛细血管通透性上升，有抗炎之功。

因胃阴不足或头颈部放疗而口干咽燥、食欲减退、烦热口渴、舌红少苔者，可取西红柿200克，洗净之后用开水烫一下，去皮，捣烂之后调入冰糖，放到冰箱的冷藏室中放凉备用。可频食，没

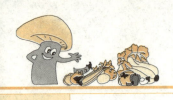

有时间限制。

由于胃热或贪食荤腥厚味、饮酒过量等出现脘腹胀满、呃逆厌食、口臭烦渴等症的患者，可以取苦瓜100克，放到开水中焯后切片，之后放入倒有素油的锅中煸熟，西红柿洗净后切成月牙片和苦瓜一同翻炒，调入少许盐、蒜末，翻炒均匀即可。

不过番茄虽好，但是食用有禁忌，未成熟的番茄中含龙葵碱，过量食用会诱发中毒反应，而且西红柿偏凉性，所以不适合脾胃虚寒者食用。西红柿不宜空腹食用，否则可能会和胃酸结合成不易消化的物质，诱发胃脘不适。

接下来为大家介绍几款有助于调理脾胃的食疗方。

牛奶西红柿羹

膳食材料 鲜牛奶200毫升，西红柿250克，鲜鸡蛋2只，白糖、淀粉各适量。

膳食烹调 西红柿洗净后切块备用；淀粉用鲜牛奶调和成汁，鸡蛋放入锅中煎成荷包蛋备用。鲜牛奶汁煮沸之后放入西红柿、荷包蛋继续煮一会儿，调入白糖即可。

膳食功效 健脾和胃，补中益气，适合老年体弱、脾胃虚弱者食用。

番茄蘑菇排骨汤

膳食材料 猪排骨500克，鲜蘑菇100克，番茄200克，料酒、食盐、味精各适量。

膳食烹调 将排骨清洗干净，剁成块状，然后加入适量料酒、食盐腌15分钟左右；将蘑菇清洗干净后切成片状；番茄清洗干净后切成片备用。将锅置于火上，倒入适量清水，先开大火加热，水开后倒入排骨，去掉上面的浮沫，倒入适量料酒，汤煮开后，转成小火继续煮30分钟；加入蘑菇片再煮，直到排骨熟烂，加入番茄片、食盐，煮沸后调入适量味精即可。

膳食功效 开胃增食，强壮筋骨，健脾益气。

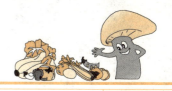

第五章 食养脾胃，食疗有效而无伤

茴香

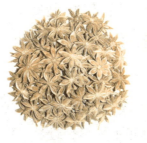

温胃散寒，开胃养胃

提起茴香，很多人会想到馅料，因为我们平时经常会吃到茴香馅的包子、饺子、馅饼等。虽然多数绿叶蔬菜性质偏凉，但茴香却是温性的。

茴香主要入肾经，能直接温补肾阳。阳虚者，平时比较怕冷，可以多吃些茴香补肾助阳。茴香不但能调实寒，外感寒邪的时候也可以通过吃茴香来发散风寒。茴香对身体局部或整体寒冷症状都有调节作用。

茴香也入胃经，能暖胃、开胃、养胃，调理各种胃寒型胃病。胃寒胃痛者吃茴香可暖胃止痛；食欲不振者吃茴香可开胃；消化不良者吃茴香可促进消化；情绪抑郁者吃茴香可以振奋精神。

茴香气味辛香，所以其理气作用也非常强，能通调气滞、气逆导致的胸闷、打嗝、疝气、口气、腹部胀气等症。

茴香菜中富含维生素 B_1、维生素 B_2、维生素 C、维生素 P、胡萝卜素、纤维素等多种营养物质，其特殊的香辛气味的成分是茴香油，能刺激肠胃的神经血管，有健胃理气的作用。因此，用它和肉食、油脂搭配非常好。

春夏季节吃些茴香，能助长阳气，尤其是夏季，常常食欲不佳，

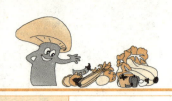

贪食生冷伤胃,此时吃些茴香不仅能开胃助消化,还可以健胃养胃。

接下来为大家介绍几款有助于调理脾胃的食疗方。

猪肉茴香饺子

膳食材料 面粉、猪肉各400克,茴香250克,葱花、姜粉、盐、糖、酱油、胡椒粉、料酒、甜面酱、鸡精、香油各适量。

膳食烹调 将面粉和成面团备用;猪肉洗净后切块,和葱花一同剁碎,剁至猪肉成肉泥;茴香洗净后用开水焯烫,过凉,沥干水分,切碎;肉馅中调入糖、料酒、胡椒粉、盐、酱油、鸡精、姜粉,搅拌均匀;放入切碎的茴香,调入1勺甜面酱,搅拌均匀后调入香油,再次拌匀,这样馅料就调好了;将面团揉匀搓条,切成小剂子,擀成圆皮后包入馅料,包成饺子生坯,锅内倒入适量清水,水沸后放入饺子煮熟即可。

膳食功效 温胃散寒,开胃养胃。

凉拌茴香菜

膳食材料 茴香菜300克,胡萝卜半根,油、辣椒粉、蒜末、芝麻、生抽、盐、蒸鱼豉油、白糖、味精、花椒油各适量。

膳食烹调 茴香菜洗净之后放到沸水锅中快速焯水半分钟,捞出,放到冷水中过凉,沥干水分,切成2厘米长的小段;胡萝卜洗净后切丝备用;取一个干净的小碗,放入1匙蒜末、1匙辣椒粉、半匙芝麻;将锅置于火上,倒适量油,油烧至七八成热的时候,将热油浇到料汁碗内,放入1匙生抽、1匙蒸鱼豉油,调入少量盐、白糖、味精、花椒油调味;把切好的茴香菜、胡萝卜丝放到干净的容器中,将调好的味汁淋上,搅拌均匀即可。

膳食功效 开胃,助消化。

辣椒

——温中散寒才畅气机

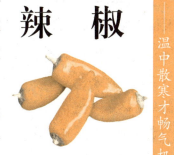

辣椒是一年生或有限多年生草本植物，其果实多为圆锥形或长圆形，未成熟的时候是绿色，成熟之后会变成鲜红色、绿色或紫色，红色最为常见。

辣椒的果皮中含有辣椒素，所以我们吃到的辣椒才会有辣味，可以提升食欲，辣椒里面维生素 C 的含量非常丰富。

辣椒味辛，性热，入心经和脾经，有温中、散寒、开胃、消食之功，能治疗寒滞腹痛、呕吐、泻痢等，《食物本草》中说辣椒能"消宿食，解结气，开胃口，辟邪恶，杀腥气诸毒"。《药性考》上提到辣椒可"温中散寒，除风发汗，去冷癖，行痰逐湿"。《食物宜忌》中说，辣椒"温中下气，散寒除湿，开郁去痰，消食，杀虫解毒"。

脾胃虚寒导致的胃痛、胃胀、消化不良都可以通过辣椒来调理。现代研究表明，辣椒可以刺激人体前列腺素的释放，有利于促进胃黏膜再生，维持胃肠细胞功能，防治胃溃疡。所以喜欢吃辣椒的省区胃溃疡的发病率普遍较低。但是要注意，辣椒只适合于虚寒证的患者，此类患者通常表现为溃疡发作，一时被治愈到了冬季又会复发，畏寒怕冷，不喜欢喝水或喜欢喝热水，吃热食会觉得更舒服，多数口淡，易腹泻，舌多淡，脉象无力。急性胃溃疡或平时易热气、口渴喜冷饮、大便多易便秘、口气较重、舌红、脉象有力等胃热盛者不宜食用，否则易导致胃出血等病发作；经常抽烟喝酒的人由于体内有湿热，也不宜吃辣椒。

第五章 食养脾胃，食疗有效而无伤

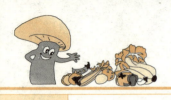

辣椒酊或辣椒碱，内服能健胃，促进食欲、改善消化。动物试验证明，辣椒水刺激口腔黏膜可以反射性加强胃运动。口服各种辣椒制成的调味品能增加唾液分泌和淀粉酶活性。但大剂量口服易诱发胃炎、肠炎、腹泻、呕吐等。曾有报告辣椒对离体动物肠管有抑制和解痉作用。

现代研究发现，辣椒可以促进大脑分泌内啡肽，而内啡肽可以让人轻松、兴奋。现代人的生活压力较大，经常处在紧张、忧郁的状态，此即为中医上提到的"肝气郁结"，郁结得过久，就会气滞血瘀，积块内生。因此，各种肿瘤、乳腺增生、子宫肌瘤等疾病都和肝气不舒有关，而辣椒能解气结，吃辣椒之后产生的内啡肽可以缓解这种紧张。不过气结只是原因之一，而且有的人精神紧张之后易发脾气、易激动，经常骂人、口干、失眠、生口疮等，此类人群不宜吃辣椒。

不过辣椒虽好，但却并非适合所有人，有痔疮者、易牙龈肿痛者不宜服食。辣椒有辛散之功，能促进血液循环，对冻疮有一定的作用，但是岭南地区的人们出现的疮疡肿痛以湿热为主，服用辣椒后会加重症状，所以不宜食用辣椒。

接下来为大家介绍几款有助于调理脾胃的食疗方。

土豆片炒辣椒

膳食材料 土豆300克，辣椒100克，色拉油、食盐、酱油、鸡精、葱、姜、八角各适量。

膳食烹调 辣椒洗净后去除籽、蒂，切成块状；准备一盆清水，调入少许盐，将切好的土豆片放入水中，防土豆变色；葱洗净后切斜刀片；姜洗净后切丝。将锅置于火上，倒入适量色拉油，放入八角炒出香味，捞出，放入姜炒香；土豆片倒入锅内翻炒均匀，调入酱油翻炒，之后倒入适

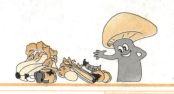

量清水炒至七成熟，放入辣椒翻炒至变色，调入适量鸡精，继续翻两翻即可。

膳食功效 增强食欲。

辣椒番茄炒蛋

膳食材料 西红柿200克，辣椒100克，鸡蛋2个，花生油、蒜、盐各适量。

膳食烹调 西红柿、辣椒洗净后切块；鸡蛋打入碗中，搅打均匀，放到锅中炒熟；蒜切小片。将锅置于火上，倒入花生油，油热后放入蒜爆香，之后倒入西红柿翻炒至黏软，倒入辣椒继续炒一会儿，再倒入炒好的鸡蛋，炒至辣椒将熟时调入少量盐即可。

膳食功效 辣椒中含辣椒素，能刺激唾液、胃液分泌，可以增进食欲，帮助消化，促进肠蠕动，防止便秘。番茄红素的抗氧化活性很强，开胃、营养丰富，能增强体力，缓解疲劳。

第五章 食养脾胃，食疗有效而无伤

土豆

——和胃调中又健脾

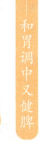

土豆，学名马铃薯，是多年生草本植物，块茎可供食用，是非常重要的粮食作物，欧美称土豆是"第二面包"，保加利亚的长寿村的村民就是以土豆为主食的。

土豆还可以加工成馒头、面条、米粉等主食，未来它将成为除稻米、小麦、玉米外的又一主粮。

土豆里面含一种抗性淀粉，这种淀粉在小肠中不会被消化，所以不会导致血糖上升。低温储存会使淀粉分解成小分子糖类，20℃

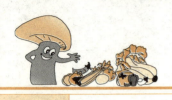

养好脾胃怎么吃——消化好吸收才更好

避光环境储藏可以最大限度保留淀粉含量。

中医认为，土豆性平无毒，有和胃、调中、健脾、益气之功，可以改善肠胃功能，能治疗胃溃疡、十二指肠溃疡、慢性胆囊炎等症。非常适合消化不良、肠胃不好的人食用。国外有研究表明，马铃薯中含抗菌成分，可以有效预防胃溃疡，不但能抗菌，而且不会产生抗药性。

土豆中富含钾元素，平均每100克土豆里面钾含量高达300毫克，含钾高的食物能降低中风的发生概率。有专家认为，平均每个星期吃上五六个土豆即可将中风发生的风险降低40%。

土豆的食用方法很多，但有些吃法是健康的，有些吃法却是不健康的。比如，我们直接放到水里煮的方法是健康的吃法，将土豆加工成薯片的吃法就是不健康的。因为土豆经过高温加热之后很容易形成丙烯酰胺类物质，这种物质对人体健康有害。

还有人认为土豆淀粉含量高，吃了会发胖，其实这种担心是完全没有必要的，我们只要用土豆代替一部分的主食就可以了。土豆中富含膳食纤维，可以提升人体的饱腹感，能减少其他食物的摄入，而且土豆的甜味能满足味觉。此外，土豆里面只含有0.1%的脂肪，所以并不存在脂肪摄入过多的问题。

接下来为大家介绍几款有助于调理脾胃的食疗方。

番茄土豆排骨汤

膳食材料 番茄150克，土豆250克，排骨300克，生姜少许。

膳食烹调 番茄洗净后切块。土豆洗净后切块。先将排骨放到沸水中焯半分钟后捞出洗净，之后把土豆、排骨、生姜放到锅中，倒入适量清水煮沸，之后转成小火，等到土豆将熟的时候放入番

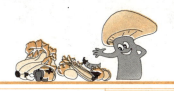

茄，继续煮15分钟左右，调味即可。

膳食功效 健脾开胃。

土豆烧牛肉

膳食材料 牛肉150克，土豆100克，酱油15克，精盐、葱段、姜片各适量。

膳食烹调 将牛肉洗净后切成小方块；土豆洗净后削皮，切成滚刀块，放到清水中浸泡。将锅置于火上，放入牛肉，用酱油炒之，之后调入葱、姜、酱油，加入水浸过肉块，盖好锅盖，开小火炖至肉快烂时，调入适量精盐，放入土豆继续炖，炖至肉、土豆酥烂而入味即可。

膳食功效 和中调胃，益气健脾。

第五章 食养脾胃，食疗有效而无伤

胃火，即胃热炽盛化火的病变。胃火积盛，会沿足阳明胃经上炎，表现出牙龈肿痛、口臭、嘈杂易饥、便秘等症。对于胃火积滞导致的口臭，主要为饮食不节或疲劳过度导致胃火过盛，食物不能被消化而聚积于胃内，腐烂发酵后产生出臭气，经过胃贲门上扬，由口内溢出，出现口臭。长时间积食使得身体中的毒素积累不能顺利排出，进而影响到人体健康。想彻底除掉口臭，必须从根本上入手，也就是从胃着手。可以适当吃些味苦的蔬菜，如苦瓜、莴苣、蒲公英等，都有降胃火之功。

苦瓜最好的食用方法是凉拌，可以泻去内心的烦热，排出身体

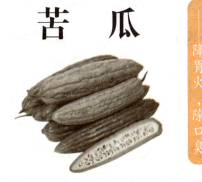

苦瓜——降胃火，除口臭

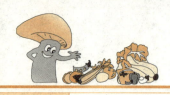

养好脾胃怎么吃——消化好吸收才更好

中的毒素,能充分保留苦瓜中的维生素。李时珍曾说过:"苦瓜,苦寒无毒,降邪热,解劳乏,清心明目,益气壮阳。"说明苦瓜可健脾开胃,清热去暑,明目止痢,凉血解毒。

接下来为大家介绍几款有助于调理脾胃的食疗方。

凉拌苦瓜

膳食材料 苦瓜1根,葱白1根,红椒3个,食盐、生抽、醋、白糖、香油、蒜蓉、葱白各适量。

膳食烹调 苦瓜洗净后对半切开,去掉瓜瓤,斜切成均匀的薄片;将锅置于火上,倒入适量清水,调入1茶勺食盐,水沸后放入苦瓜焯水1分钟,捞出,放到凉开水中;红椒、葱白洗净切丝,泡入水中。把蒜蓉放入调料碗中,加入生抽、醋、白糖、香油搅拌均匀。把苦瓜捞出稍微控干水分,摆入盘中,再放上红椒和葱白。把调料汁淋在苦瓜上。锅中烧热少许油,把热油浇在蒜蓉上,即可食用。

膳食功效 清热泻火,祛除胃火。

苦瓜煲瘦肉

膳食材料 猪瘦肉100克,苦瓜60克,食盐、淀粉、蚝油、植物油各适量。

膳食烹调 先将猪肉清洗干净,捣成泥状,加入适量蚝油、食盐、淀粉,和瘦肉混合均匀;苦瓜清洗干净之后横切成筒状,挖掉里面的瓤,填入肉泥。将锅置于火上,倒入适量植物油,放入苦瓜油炸一会儿,用漏勺捞出,沥干油后放到瓦锅中,倒入少量清水,开小火焖1小时至瓜熟烂即可。

膳食功效 清热泻火,适合胃热炽盛导致的恶心呕吐、口臭等症。

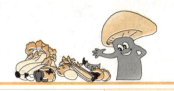

芋头

——补中益脾消食积

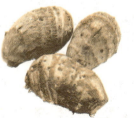

第五章 食养脾胃，食疗有效而无伤

芋头的别名甚多，有芋、芋艿、芋奶、芋根、毛芋、土芝、芋渠、狗爪芋、百眼芋头、毛芋、水芋、香芋、青芋、芋魁、香华、芋子、蹲鸱等等，是天南星科植物的地下块茎，原产我国和印度，现在我国南方的大部分地区都有种植，其中以台湾地区和珠江流域等地的种植最为集中。

芋头性味平、甘、辛，有小毒，可补益脾胃，散结消凉，有补中益肝肾、宽肠通便、解毒消肿、散结化痰、填精益髓等功效，对治疗中气不足、瘰疬结核、肿块、便秘等病症有很好的疗效。

芋头中富含黏液皂素和多种微量元素，可以提升食欲，帮助消化吸收；芋头中所含的黏液蛋白进入人体后能转化为免疫球蛋白，提升机体免疫力；芋头是碱性食品，能中和人体内积存的酸性物质，调节人体内的酸碱平衡，有乌发养颜的效果，同时可防治胃酸过多；芋头中丰富的蛋白质、B族维生素、维生素C、胡萝卜素、铁、钙、磷、钾、镁、烟酸以及皂角苷等多种物质成分能促进人体新陈代谢，增强免疫力；芋头中的氟含量很高，有护齿洁齿、防牙龋的作用。

芋头可以直接煮食，口感细软，香糯绵甜，营养丰富，也可以蒸熟之后蘸糖吃，或是加工制成点心、菜肴等，广东地区的民间有中秋节吃芋头的习惯。芋头的种类很多，常见的主要品种有槟榔芋、九头芋、白芋、红芋等，不过在食用味道上并没有太大差别。芋头制品口感好，深受大众欢迎，更适合身虚体弱者常食。秋季是芋头的盛产季节，也是吃芋头的最佳季节，能养胃健胃，提升脾胃的消

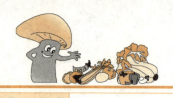

化功能，还可除烦止渴，滋润美白。

虽然芋头对人体有诸多益处，但还是要注意以下几点问题：肠胃湿热、食滞胃痛等症的人应忌食芋头；过敏性体质、胃纳欠佳、糖尿病、小儿食滞等症者要忌食或少食；芋头忌生食，有毒；芋头不可一次吃太多，否则易胃肠积滞或闷气。

接下来为大家介绍几款有助于调理脾胃的食疗方。

芋头烧鸡

膳食材料 公鸡800克，芋头300克，茶油25克，姜、大蒜（白皮）各10克，干红辣椒5克，花椒2克，豆瓣酱、大葱各15克，酱油、八角、山柰、盐、味精、白砂糖各适量。

膳食烹调 鸡处理干净后切块；芋头去皮，洗净后切块；蒜瓣一分为二；姜洗净后切片；葱洗净后切碎。将锅置于火上，倒入适量茶油，烧至五成热，倒入豆瓣酱，快炒干时放入姜片、蒜粒、八角、山柰、干辣椒、花椒，炒至出香；倒入鸡块，表面炒熟后调入少量酱油上色，之后调入盐、白糖，翻炒均匀，倒入适量清水，至刚好没过鸡肉，之后倒入芋头，开大火烧沸；之后转成小火慢慢烧至芋头沙化变软，开大火收汁，调入味精，撒入葱花即可。

膳食功效 芋头具有益胃宽肠、通便散结、益肝健肾、填精益髓等功效；鸡肉有温中益气、补精填髓、补虚益智等功效；茶油能降低消化系统负担，促进人体新陈代谢。三者同用，作用互补，对脾胃大有益处。

大菜烧芋头

膳食材料 大菜1棵，芋头、色拉油、食盐各适量。

膳食烹调 芋头去皮后洗净，切成小块；大菜洗净之后切成小段。锅内倒入适量油，油热后，

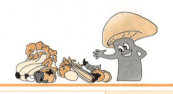

倒入大菜煸炒至变软,之后倒入芋头进行煸炒,倒入适量清水,不盖锅盖,开中小火炖至芋头熟后,调入少许盐即可。

膳食功效 健胃消食,强身健体。

第五章 食养脾胃,食疗有效而无伤

胡萝卜

——健脾化滞,养肝明目

胡萝卜是餐桌上的常见蔬菜,营养丰富,被誉为"小人参"。胡萝卜味甘、辛,性微温,无毒。《本草纲目》中说胡萝卜"性平,味甘,健脾,化滞",有健脾消食、补血助发育、养肝明目、下气止咳的功效。

现代药理学研究表明,胡萝卜中富含β-胡萝卜素,这种物质进入人体后能在一系列酶的作用下转化成维生素A,被身体吸收利用。维生素A能促进机体的正常生长和繁殖、维持上皮组织、防止呼吸道感染、维持视力正常、防治夜盲症、干眼症。胡萝卜中丰富的B族维生素和维生素C有润肤、抗衰老的作用。胡萝卜的芳香气味成分能促进消化、杀菌。胡萝卜中丰富的膳食纤维能促进胃肠蠕动,预防便秘。

接下来为大家介绍几款有助于调理脾胃的食疗方。

胡萝卜炖羊肉

膳食材料 胡萝卜300克,羊肉180克,料酒、葱姜蒜末、糖、盐、香油、植物油各适量。

膳食烹调 胡萝卜、羊肉分别洗净,沥干水分,将胡萝卜、羊肉切块备用;羊肉放到开水锅中余

103

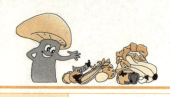

烫，捞出沥干。将锅置于火上，倒入适量植物油，油热后，将羊肉放到锅中，开大火快炒至颜色变白；放入胡萝卜、料酒、葱姜蒜末，倒入适量清水同炖，调入适量糖，炖熟之后调入适量盐，滴几滴香油即可。

膳食功效 补虚弱、益气血，坚持食用能补中益气，预防手脚冰凉，促进消化，止咳。

玉米胡萝卜排骨汤

膳食材料 排骨、胡萝卜各300克，玉米2根，生姜1小块，精盐2小匙，味精1小匙。

膳食烹调 胡萝卜削皮，洗净后切小块；玉米洗净后切成小块；生姜洗净后拍松；排骨洗净后砍成块，放到开水中余烫。将砂锅置于火上，倒入适量清水，放入排骨块、胡萝卜块、玉米块、生姜，煮沸后转成小火煲2小时，

调入精盐、味精即可。

膳食功效 健胃清热，益阴，降烦安神。

山药胡萝卜本鸡煲

膳食材料 本鸡1只（500克左右），胡萝卜、山药各150克，葱花、姜片、盐、料酒各适量。

膳食烹调 本鸡洗净后焯水，斩段；胡萝卜洗净后切成小块；山药去皮后切成小块。将锅置于火上，倒入适量清水，放入鸡、山药块、姜片、料酒，盖盖烧煮；等到煲锅烧沸之后，转成小火继续烧20～40分钟，开盖，放入胡萝卜块，调入盐，加盖保持小火煲10～15分钟。停火之后继续闷5～10分钟，放入葱花，盛出即可。

膳食功效 强身健体，消食，助消化，养肝明目。

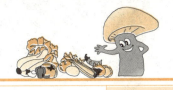

马齿苋
——清热健脾又除湿

马齿苋是一种常见的野菜，有益气、清暑热、宽中下气、滑肠、消积滞、杀虫、治疗疮肿疼痛等功效。马齿苋随处可见，容易获得，而且是除湿热的佳品。

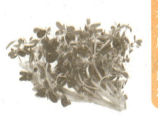

马齿苋非常有肉感，口感爽滑，味道甘中带酸，所以现在很多人都将其当成美味的野菜食用。马齿苋有很高的药性，有助于清除体热。因为马齿苋性质偏寒，早在《滇南本草》之中就有记载，马齿苋"益气，清暑热，宽中下气，滑肠，消积滞，杀虫，疗疮红肿疼痛"。意思就是说，马齿苋有益气健脾、清热解毒、利水除湿、散瘀消肿、杀菌消炎、止痒止痛等功效。

马齿苋的烹调方法有很多，如凉拌、做馅、泡茶等，但是提醒大家注意，虽然马齿苋的味道非常不错，但是不宜大量食用。通常来说，成人每天摄入马齿苋干品10～15克为宜，鲜品30～60克为宜。并且马齿苋性寒，因脾胃虚弱或受凉而出现腹泻、大便泄泻者，或怀孕的女性朋友都不宜吃马齿苋；吃马齿苋时要忌食甲鱼，否则易消化不良、食物中毒，与《本草经疏》上的记载"凡脾胃虚寒，肠滑作泄者勿用；煎饵方中不得与鳖甲同入"相符。此外还要注意马齿苋不能和胡椒等温性药物同服，否则会影响其正常的功效。

接下来为大家介绍几款能清除湿热的马齿苋菜肴。

第五章 食养脾胃，食疗有效而无伤

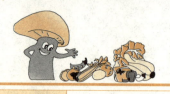

养好脾胃怎么吃——消化好吸收才更好

凉拌马齿苋

膳食材料 鲜马齿苋500克，酱油、蒜末、麻油、盐各适量。

膳食烹调 将马齿苋去掉根、老茎之后清洗干净，放到沸水锅中焯透，捞出，再放到清水中洗净黏液，切成段状，调入适量酱油、蒜末、麻油、盐，拌匀即可。

膳食功效 清热利湿，解毒消肿，消炎，止渴，利尿。

马齿苋粥

膳食材料 马齿苋200克，大米100克，盐、味精各适量。

膳食烹调 将大米淘洗干净后放到锅中，倒入适量清水，开大火煮沸，之后转成小火熬煮；马齿苋洗净之后放到沸水锅内焯1~2分钟，切碎备用；大米粥将熟时放入马齿苋煮2~3分钟，最后调入少许盐、味精即可，每天1剂。

膳食功效 健脾胃，清热解毒。此粥适合肠炎、痢疾、泌尿系统感染、疮痈肿毒等症患者食用。但是要注意马齿苋性寒，不能久食。

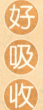

白萝卜

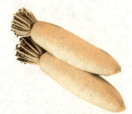

下气消食，防便秘

民间有谚语："萝卜响，咯嘣脆，吃了能活百来岁。"《本草纲目》中说其为"蔬中最有利者"，可见人们对白萝卜的养生保健之功认识已久。

白萝卜味辛甘，性凉，有下气消食、清痰润肺、解毒生津、和中止咳、利大小便等功效，能辅助治疗各类疾

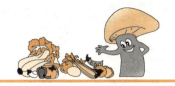

病,药用价值很高。食积腹胀、消化不良、胃纳欠佳者可将生白萝卜捣成汁来饮用;治疗便秘时可取白萝卜煮食。

萝卜的营养成分丰富,其所含淀粉酶、粗纤维可促进食物内淀粉的消化,提升食欲,防治胃肠道食物积滞和胀气;萝卜内所含的营养成分利于人体保健,不过却会因高温而受到损耗,所以,烹饪萝卜的时间不能太久。如果生吃萝卜或将其制成泡菜,所含物质即可充分发挥其作用。

白萝卜的搭配方法很多:和牛肉同煮,能健脾消食;和鸡肉同食,利于营养物质的消化吸收;和豆腐同食,能健脾养胃、下食除胀。

但是要注意一点,白萝卜不适合脾胃虚弱者食用,如泄泻者,应慎食或少食,还要注意吃萝卜时忌食人参、西洋参等。

接下来为大家介绍几款有助于调理脾胃的食疗方。

凉拌白萝卜丝

膳食材料 白萝卜半根,甜椒小半个,香菜2根,食盐、醋、味精、姜、蒜、花椒、生抽、香油、菜籽油、白糖各适量。

膳食烹调 白萝卜去皮后洗净切丝,放到碗内;甜椒洗净后切丝;香菜洗净后切成小段;姜蒜洗净后切碎。将锅置于火上,倒入适量菜籽油,烧热之后倒入花椒及准备好的姜、蒜、甜椒,煸炒半分钟左右,倒入盛放萝卜丝的盘子内,调入盐、味精、香油、生抽、醋、糖,拌匀,上面撒上香菜段即可。

膳食功效 强身健体,健胃消食。

山药白萝卜粥

膳食材料 白萝卜50克,山药20克,大米100克。

膳食烹调 山药浸泡1夜后切成薄片;白萝卜去皮后切成薄片;

第五章 食养脾胃,食疗有效而无伤

107

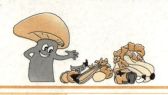

养好脾胃怎么吃——消化好吸收才更好

大米淘洗干净。大米、白萝卜、山药一同放到锅中，倒入适量清水，开大火烧沸，之后转成小火继续煮至粥成即可。每两三天吃1次。

膳食功效 理气顺脾胃，促进肠胃蠕动。

蘑菇

——益气补虚健脾胃

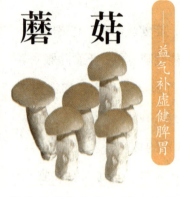

蘑菇是理想的天然食品和多功能食品，到目前为止全世界最多的食用蘑菇叫双孢蘑菇，通称蘑菇。

蘑菇早在古代文献之中就有记载，菌类有益气补虚、健脾胃、治疗皮肤病等功效，有句俗话："四条腿的不如两条腿的，两条腿的不如一条腿的。"说的就是蘑菇这种"单腿食物"是最健康的。

人体需要20种氨基酸，其中有8种是必需氨基酸，人体无法自行合成，一定要从食物里面获得。植物性食物中缺少1~2种必需氨基酸，而动物性食品的胆固醇偏高，蘑菇介于二者之间，能为人体提供蛋白质，弥补氨基酸的不平衡，而且不会有胆固醇高的隐患，可以消除动物性食品的副作用。

蘑菇里面蛋白质的含量高达30%，平均每100克蘑菇中维生素C的含量高达206.28毫克，蘑菇里面的胡萝卜素能转化成维生素A，可以保护我们的眼睛。蘑菇中纤维素含量丰富，能有效防止便秘。

中医认为，蘑菇有益气补虚、健脾胃之功。能治食欲不振、吐泻乏力、小便淋浊、小儿麻疹透发不快、久病气虚等症。研究发现，香菇中富含钾、钙等矿物质,以及核糖类,能抑制肝内胆固醇的增加,促进血液循环,进而降血压、滋养皮肤等。

蘑菇性微温,味甘,有滋养、补脾胃、除湿邪、祛风、散寒、舒筋活血等功效,可以降低胆固醇含量,预防血管硬化。研究发现,蘑菇所含的抗肿瘤细胞的多糖体可提高机体免疫力。其他种类蘑菇也有调养脾胃之功,在此不做一一介绍。

接下来为大家介绍几款有助于调理脾胃的食疗方。

瓜片腰花

膳食材料 鲜蘑菇200克,莴苣、胡萝卜各50克,鲜汤、生油、湿淀粉、姜末、料酒、精盐、味精各适量。

膳食烹调 将鲜蘑菇表面剞上十字刀花,每只斜剖两片,呈"腰花"状。莴苣、胡萝卜洗净去皮,切成薄片。锅置火上,加油烧至四成热时,将蘑菇、胡萝卜、莴苣一起下入锅中煸炒,加入精盐、料酒、姜末炒匀,再放入鲜汤、味精,用湿淀粉勾稀芡,即可出锅装盘食用。

膳食功效 此道菜肴常可作为脾胃虚弱、气血不足所致的虚症及脾胃消化不良、食滞脘胀等症患者的保健菜肴食用。

鲜蘑桃仁

膳食材料 鲜蘑菇500克,鲜桃仁200克,精盐、料酒各10克,白糖7.5克,淀粉15克,鸡汤250克,鸡油50克。

膳食烹调 将鲜蘑根部的皮刮掉,放到开水中烫一下捞出,之后用冷水洗净;鲜桃仁去皮后洗净,放到冷水中浸泡,同时上屉蒸熟;鸡油、鸡汤加调料,上火烧沸,之后放入鲜蘑、桃仁,烧沸后用淀粉勾芡即可。

膳食功效 润燥化瘀。

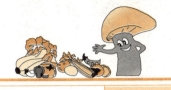

第五章 食养脾胃,食疗有效而无伤

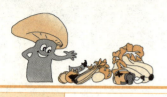

白扁豆

健脾化湿又止泻

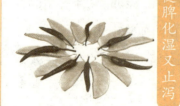

白扁豆味甘，性平，入脾、胃经，有健脾和中、清暑化湿、止泻等功效，《中国药典》上说白扁豆"健脾胃，清暑湿。用于脾胃虚弱、暑湿泄泻、白带"，《本草纲目》中说白扁豆可"止泻痢，消暑，暖脾胃，除湿热，止消渴"，《滇南本草》上面说白扁豆可"治脾胃虚弱，反胃冷吐，久泻不止，食积痞块，小儿疳积"。由此可见，白扁豆的确是补益脾胃之佳品。

白扁豆具有补脾和中、化湿之功。由于本品可健脾化湿，还可消暑和中，同时药性温和、补而不滞，因此非常适合脾虚湿盛、运化失常导致的食少、便溏、白带增多者，也适合夏日暑湿伤中、脾胃不和导致的吐泻者食用。从营养学的角度上说，白扁豆中矿物质、维生素含量丰富，味道鲜嫩可口，只要烹调方法适当，非常适合大众口味。

但是吃白扁豆的时候要注意充分加热，因为没做熟的白扁豆食用之后很容易食物中毒，饭后三四个小时内可能会表现出头痛、恶心、呕吐等。还要注意白扁豆一次不能吃太多，否则易气滞、腹部胀痛。

接下来为大家介绍几款有助于调理脾胃的食疗方。

白扁豆胡萝卜粥

膳食材料 胡萝卜、白扁豆各60克，粳米100克。

膳食烹调 将白扁豆放到清水中泡胀；胡萝卜洗净之后切丝；粳米淘洗干净后和白扁豆、胡萝卜

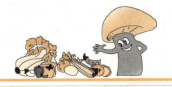

一同放入锅中，倒入1000毫升清水，熬粥，粥将熟的时候趁热食用，每天早、晚分服。

膳食功效 健脾和胃，理气消积。适用于脾胃虚弱导致的食少呕逆、腹泻等症。

白扁豆粥

膳食材料 炒白扁豆60克，粳米100克，红糖适量。

膳食烹调 将白扁豆放到温水中浸泡一个晚上，之后和粳米、红糖一同熬煮成粥。

膳食功效 健脾养胃，清暑止泻。适合脾胃虚弱、食少呕逆、慢性腹泻、暑湿泻痢、夏季烦渴、妇女赤白带下者食用。

第五章 食养脾胃，食疗有效而无伤

果养脾胃：生津止渴，开胃理气

山楂又称红果，颗粒小巧，果肉不多，不过酸味明显，吃一颗就能醒神，更是开胃的绝佳水果。山楂也是一味中药，《本草纲目》中说山楂有"化饮食，消肉积，癥瘕，痰饮痞满吞酸，滞血痛胀"之功，意思就是说山楂能消食、除油去腻、活血理气、化瘀止痛。

山楂味酸甘，性微温，入脾、胃、

山楂

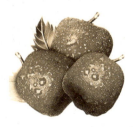

消食除腻，防止食积

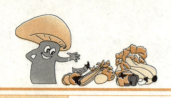

肝经，有健胃消食、活血化瘀之功。山楂可健脾胃、消食积，擅长治疗油腻肉积导致的消化不良、腹泻腹胀等症。

近代研究表明，吃过山楂之后，胃中酶类物质的量会增加，能促进消化；山楂之中所含的脂肪酶可以促进脂肪食物之消化，所以炖肉的时候加上几片山楂不但能促进肉的熟烂，还利于消化。

逢年过节，餐桌上摆满了美食，自己喜欢吃的菜肴就摆了好几盘，在这种情况下很难控制饮食，想要吃得清淡些就更难了。过节的时候，很多人饭后肚子被撑得鼓胀胀的，节日结束之后胖了好几斤。山楂非常适合此类人群食用，既开胃消食，又能消除多余的脂肪。生吃山楂可能会刺激胃，损害牙齿，所以最好把山楂蒸熟吃：山楂洗净后去核，放到碗内，放入两三块冰糖，之后放到蒸锅上蒸15～20分钟即可。

不过提醒大家注意一点，山楂虽然有开胃瘦身之功，但只消不补，所以脾胃虚弱、胃酸过多者不宜多食。《本草纲目》中说："（山楂）生食多，令人嘈烦易饥，损齿，齿龋人尤不宜。"所以即使是健康的人也要适量食用山楂，饭后吃上2～3颗就可以了。吃过山楂鲜果之后要及时漱口、刷牙，防止伤害牙齿。

接下来为大家介绍几款有助于调理脾胃的食疗方。

山楂荷叶饮

膳食材料 山楂、荷叶各5克，薏米3克。

膳食烹调 山楂、荷叶、薏米一同放到锅中，倒入500毫升清水，开小火煮开即可。直接用沸水冲泡也可以。

膳食功效 适用于夏季疲劳不堪、睡眠紊乱、精神不集中、食欲不振等症。

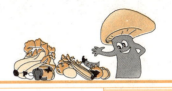

第五章 食养脾胃，食疗有效而无伤

山楂炖猪肚

膳食材料 山楂20克，猪肚500克，料酒、葱、姜、胡椒粉、盐各适量。

膳食烹调 山楂洗净之后切成片；猪肚洗净后切块；葱洗净后切段。猪肚、山楂、葱、姜、料酒一同放到砂锅中，倒入适量清水，调入盐，开大火烧沸，撇掉上面的浮沫，之后转成小火继续煮1小时，调入胡椒粉即可。

膳食功效 补中益气，和胃润肺。适用于消化不良、食欲下降等症。

红枣——补脾气，益脾胃

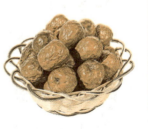

红枣又叫大枣，维生素含量非常高，被誉为"天然维生素丸"，是常见的水果，甘甜味美。大枣中丰富的维生素E有抗氧化、抗衰老的作用；大枣中的环磷酸腺苷是人体细胞能量代谢的必需成分，可以增强肌力、消除疲劳，所以大枣是一种药效缓和的强壮剂，适用于脾胃虚弱导致的消瘦、乏力、食欲下降等症；大枣中的黄酮双葡萄糖苷A有镇静、催眠作用，能辅助治疗轻度失眠。体弱多病、抵抗力差者如果可以坚持吃大枣，能强身健体。所以大枣对老年健身、延缓衰老大有益处。

无论是新鲜的大枣还是干枣都能直接食用，还可以泡茶、煲汤、制成糕点等，也是中药常用的佐使药物。

人体健康要依赖全身之气血，气血充沛，则身体健康，气血不

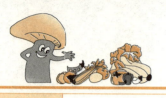

养好脾胃怎么吃——消化好吸收才更好

足,就会容易生病。气血由脾胃产生,中医有云:"脾胃为气血生化之源。"大枣味甘,性温,归脾经、胃经,有补益脾胃之功。大枣味甘入脾,能补脾气,和党参、黄芪等配伍,能健脾益气、缓解疲劳。

大枣是红色的,入心,能养血安神,产后或经后血虚、面色不好的女性可以喝些红枣红糖水来补血养颜,让面色变得更加红润。类似的食疗方还有很多。

接下来为大家介绍几款有助于调理脾胃的食疗方。

山药红枣粥

膳食材料 怀山药1根,红枣、冰糖各50克,大米200克。

膳食烹调 大米洗净后放到清水中浸泡;红枣洗净后放到清水中浸泡;山药去皮后洗净,切成菱形块。将锅置于火上,倒入适量清水,水沸后倒入大米,开锅后转成小火继续熬煮25分钟,放入山药块,开大火煮,水沸后盖盖,转成小火继续煮10分钟,放入红枣,再放入冰糖,继续煮3~5分钟即可。

膳食功效 补肝,暖胃,驱寒。

小米红枣粥

膳食材料 小米、红枣各50克。

膳食烹调 小米淘洗干净后放到清水中浸泡5~6分钟。将锅置于火上,倒入3碗清水,水沸后,放入小米连同浸泡的水同煮,大火煮沸2分钟后转成中小火慢熬;红枣去核洗净,切丝,等到小米粥熬至黏稠后,放入红枣丝,之后转成小火继续熬3分钟,关火2分钟即可食用。

膳食功效 养胃,养颜。

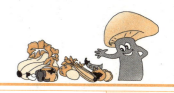

第五章 食养脾胃，食疗有效而无伤

香蕉、芒果——防治便秘

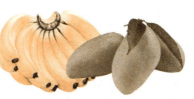

香蕉和芒果是生活中的常见水果，虽然气味有所不同，但一样的甘甜软糯，深受大众欢迎，你知道吗？这种水果不仅甜美，还是防治便秘的佳品呢。

香蕉性寒，味甘，入肺经和大肠经，李时珍称其为"甘蕉"，因为它甘甜如蜜。香蕉的通便作用被大众熟知，它性寒，味甘，寒能清肠热，甘能润肠通便，经常食用能治疗大便秘结，非常适合习惯性便秘患者食用。香蕉还能缓和胃黏膜刺激，香蕉中所含的5-羟色胺能降低胃酸浓度，所以能防治药物诱发的胃溃疡症，是常见的健康水果。

芒果的甜美我们都清楚，但是知道它有通便之功的人并不多。芒果性凉，入肺经、胃经、脾经，有益胃止呕、解渴利尿之功，其果实营养价值非常高，不仅含糖、蛋白质、钙、磷、铁等人体必需营养成分，而且还含有维生素A、维生素C。

芒果中丰富的膳食纤维能促进排便，有助于防治便秘。芒果汁可以加速胃肠蠕动，将粪便停留在肠道之中的时间缩短，所以能防治结肠癌。

接下来为大家介绍几款有助于调理脾胃的食疗方。

香蕉粥

膳食材料 香蕉1根，大米50克。

膳食烹调 锅中倒入适量清水，水沸时，将淘洗干净的大米放入锅中，水沸后撇掉上面的浮沫，之后转成小火继续煮15分钟，倒入香蕉，用勺子不断搅拌，至

115

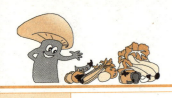

养好脾胃怎么吃——消化好吸收才更好

粥变得快黏稠时关火，趁热食用。

> 膳食功效 通便排毒，强身健体，健胃，安神。

芒果西米露

> 膳食材料 西米100克，芒果3个，草莓2颗，糖适量。

> 膳食烹调 将糖放入干净的锅中，倒入半杯水，煮至糖溶、水沸后取出，摊晾成糖浆；西米放到清水中浸至涨大，沥至干透，放到沸水中，继续熬煮至透明，取出，沥干，分放到小碗中；芒果起肉后切粒，取1/3放到搅拌机中，倒入糖浆，搅拌成芒果甜浆；草莓洗净后对半切开；芒果甜浆倒在西米上，之后放芒果粒，再各放半颗草莓即可。

> 膳食功效 健脾，助消化，促进排便。

苹果

——生津止渴，补足胃阴

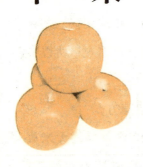

苹果酸甜可口，营养丰富，老少皆宜，并且食疗效果非常好。苹果甘酸，性平，入心经、脾经、胃经和大肠经。甘酸可以化生阴津，所以吃苹果能生津止渴，治疗胃阴不足导致的口渴烦躁、津伤口干等症。慢性胃炎症见胃内胀气不适、口内发干、舌红少津者应吃些苹果。

中国有句俗语说得好："饭后一苹果，老汉赛小伙。"虽然有些夸张，但也足以看出人们是非常重视苹果的养生保健功效的。

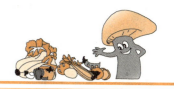

苹果气味芳香，能开胃，健脾和胃，脾胃虚弱导致的纳呆、倦怠的人群都可多吃些苹果。苹果内所含的鞣酸、果酸均有收敛之功，可减少肠道分泌，让大便内的水分减少；果胶、纤维素都能吸收细菌、毒素，有抑制、消除细菌毒素之功，进而止泻。适合单纯腹泻、神经性结肠炎、小儿腹泻等。慢性腹泻、神经性结肠炎的人群可取苹果干粉 15 克空腹服下，每天服 2~3 次，效果显著。

苹果中的纤维素含量丰富，纤维素能促进肠蠕动，让大便更畅通，再加上苹果中含有机酸，能刺激肠壁，促进肠蠕动，所以有助于缓解便秘。胃肠功能紊乱的患者，大便异常，时稀时溏，有时艰涩不畅，此类患者每天吃个苹果对身体大有益处。

接下来为大家介绍几款有助于调理脾胃的食疗方。

第五章 食养脾胃，食疗有效而无伤

苹果粥

膳食材料 大米 1 杯，苹果 1 个，葡萄干 2 大匙，蜂蜜 4 大匙。

膳食烹调 大米淘洗干净之后沥干水分；苹果洗净之后去籽。锅中倒入适量清水煮沸，放入大米、苹果，继续煮至滚沸，稍微搅拌，转成中小火熬煮 40 分钟；葡萄干放到碗内，倒入滚烫的粥，关火，等粥的温度冷却至 40℃以下时调入蜂蜜，拌匀即可。

膳食功效 润肠通便，促进溃疡面愈合。

蒸苹果

膳食材料 苹果 1 个。

膳食烹调 苹果洗净后对半切开，挖掉果核，去掉根蒂，切成均匀的小块。将切好的苹果块放到小碗中，之后放到蒸锅中，水沸后大火蒸 5 分钟，取出，冷却一会儿即可。

膳食功效 健脾益胃，养心益气，润肠。

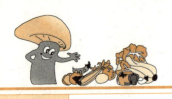

养好脾胃怎么吃——消化好吸收才更好

橘子

——开胃理气,补足胃阴

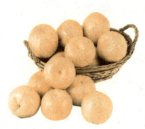

橘子味甘酸,性温,入肺、胃经,有理气调中、开胃、止咳润肺、生津、燥湿化痰之功,能治疗脾胃气滞、胸腹胀闷、少食呕逆等,吃橘子能生津,治疗胃阴不足导致的胃内隐痛、嘈杂似饥、口干食少、大便干结等症。

橘皮就是我们平时所说的陈皮,味辛性温,有理气调中、燥湿化痰之功,是治疗胃病之良药。胸腹胀满、不思饮食、呕吐哕逆的女性可取10克陈皮泡水代茶饮用。平时我们吃肉多了,腹胀、消化不良,在菜肴中放点陈皮或是喝点陈皮泡水就能解决这个问题。很多人都因为工作的忙碌和应酬的增加而摄入过多的高脂肪、高蛋白食物,此时可以取陈皮10克、枳实6克煎汤饮服。不过这里所说的陈皮是晾干之后的橘皮,最好不要用新鲜的橘皮。

橘子的含糖量非常高,热量大,所以一次不能吃太多,否则会上火,诱发口腔炎、牙周炎等症。橘子中富含胡萝卜素,如果一次大量进食或持续摄入太多,血液中胡萝卜素的浓度过高,皮肤会发黄。每天橘子的摄入量最好不超过3个。

接下来为大家介绍几款有助于调理脾胃的食疗方。

烤橘子

膳食材料 橘子6个。

膳食烹调 橘子洗净后放到50℃左右的温水中泡3分钟,除去表皮残留的农药;用纸巾或干净的布擦净橘子表面的水分。将锅置于火上,烧干,橘子放入锅中,开小火慢慢加热,之后用铲子不断翻炒橘子,炒至微焦,橘子冒

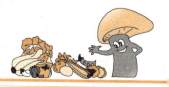

热气而且散发出橘香味即可。

 开胃理气，止咳润肺。

橘子果酱

 橘子600克，麦芽糖280克。

膳食烹调 橘子去皮、去衣和白膜，之后和麦芽糖一同放入锅中，开小火慢熬，熬至颜色较深且黏稠后放到消毒的密封玻璃瓶中，晾凉后放到冰箱中冷藏即可。

膳食功效 开胃理气，助消化。

第五章 食养脾胃，食疗有效而无伤

杨 梅

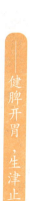

——健脾开胃，生津止渴

杨梅生津止渴、健脾开胃，不但不会伤及脾胃，而且还能解毒祛寒。《本草纲目》上有记载："杨梅可止渴、和五脏，能涤肠胃，除烦愦恶气。"杨梅的果实、核、根、皮都能入药。

杨梅果核能治脚气；根能止血理气；树皮泡酒能治跌打损伤、红肿疼痛等；夏季时可以吃白酒浸泡的杨梅，顿觉气舒神爽，消暑解腻；腹泻时喝一碗杨梅浓汤就能止泻，有收敛作用；脘腹胀满者可以取盐腌制过的杨梅放到开水中冲泡服用。

杨梅是集消食、除湿、解暑、生津止咳、助消化、御寒、止泻、利尿、防治霍乱等医药功能于一体的水果，被誉为"果中玛瑙"。

杨梅中富含维生素C、葡萄糖、果糖、柠檬酸等，口味酸甜，

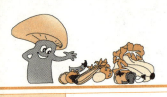

养好脾胃怎么吃——消化好吸收才更好

而且杨梅中富含钾元素，非常适合夏季大量出汗而钾流失者食用。从中医上讲，杨梅性温热、味甘酸，入肺、胃二经，有生津止渴、和胃消食、止吐止痢等功效。

不过提醒大家注意一点，杨梅虽好，但多吃却会上火。因为杨梅中的酸性物质很难被氧化分解，这些酸性物质一旦进入人体就会与胃酸一同刺激胃黏膜，进而诱发胃溃疡，引起上火。慢性胃炎、胃溃疡、胃酸分泌过多者均不宜空腹吃杨梅，防止引起胃酸分泌过多，加重病情；血糖控制不佳糖尿病患者也不宜吃杨梅。

接下来为大家介绍几款有助于调理脾胃的食疗方。

杨梅果酱

膳食材料 杨梅、盐、白糖、麦芽糖、柠檬汁各适量。

膳食烹调 新鲜杨梅放到盐水中浸泡10分钟后洗净沥干，剥下果肉，放到不锈钢的锅中，均匀洒上白糖，腌制出杨梅汁；此时开小火熬制，用木勺轻轻把果肉敲开，不断用木勺搅动，至果肉煮烂时调入2勺麦芽糖，继续一边熬煮一边搅动，挤上半个柠檬汁，再熬煮30分钟左右，至汁水变得浓稠即可。

膳食功效 止渴生津，助消化。

杨梅泡酒

膳食材料 杨梅500克，高粱酒1000毫升。

膳食烹调 将新鲜的熟透的杨梅洗净后沥干水分，浸泡到高粱酒中，酒要能浸没杨梅，密封，保存20天左右即可饮服，每天临睡前喝15毫升即可。

膳食功效 促进消化，加强气血流通，缓解消化不良、食少纳呆、腹泻等症。

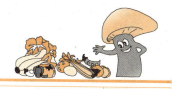

椰子

补益脾胃，杀虫消疳

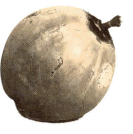

椰子汁清如水，味道甘甜，性味甘、平，入胃、脾、大肠经；椰子肉有补虚强壮、益气祛风、消疳杀虫的功效，坚持食用能让人面部润泽，益人气力，耐受饥饿，还能治疗小儿涤虫、姜片虫病；椰汁有滋补、清暑解渴的功效，能治疗暑热类渴、津液不足而导致的口渴；椰子壳油能治癣，疗杨梅疮。

椰子中富含蛋白质、脂肪、维生素C及钙、磷、铁、钾、镁、钠等矿物质，营养丰富。而且椰子汁甘甜爽口，是非常好的清凉解渴之品。

接下来为大家介绍几款有助于调理脾胃的食疗方。

第五章 食养脾胃，食疗有效而无伤

椰子糯米蒸鸡饭

膳食材料 椰子肉、糯米、鸡肉各等份。

膳食烹调 将椰子肉、淘洗干净的糯米、洗净的鸡肉一同放到大炖盅内隔水蒸烂熟即可。

膳食功效 温中，益气，祛风，补脑。适用于脾虚倦怠、四肢无力、食欲下降、中气虚弱等患者服食。

椰子炖鸡汤

膳食材料 鸡1只（约750克），老椰子2个，莲子60克，生姜5片，盐少许。

膳食烹调 在椰子顶端剁开一个小口，倒出椰汁待用；之后从中间劈开，用金属汤勺挖出椰肉，削去表面的碎渣，片成小片；鸡洗净后剁去头爪，斩大件。锅内倒入适量清水，放入所有材料，清水要能淹没所有材料，隔水炖

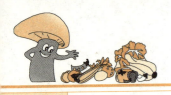

养好脾胃怎么吃——消化好吸收才更好

3~4个小时，调入少许盐即可。

膳食功效 补益脾胃，养阴生津。

椰子饭

膳食材料 糯米1000克，椰子1只，白糖、淡鲜奶各200克。

膳食烹调 糯米淘洗干净，浸泡数小时后沥干水分；鲜嫩的椰子剥除外衣和硬壳，取出整只肉瓤，在顶端切个小口、留盖，倒出椰汁，将糯米填到椰盅内，加入白糖、鲜椰汁，灌入淡鲜奶或沸水，盖上椰盖，封口缚紧，放到盛有清水的锅中，盖盖，开大火煮沸，之后转成小火继续煮3~4小时至糯米熟透胀满后取出，冷却，用刀沿着直势解成若干块两头尖、中间宽的船形块，装盘即可。

膳食功效 补肾壮阳，温中理气，补益脾胃，杀虫消痔。

无花果

——健脾开胃，助消化

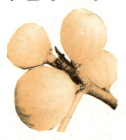

无花果味甘，性平，入脾经和大肠经，有健脾开胃、清热生津、解毒消肿等功效。能治疗肠炎、痢疾、便秘等症。

无花果里面含有18种氨基酸，药用价值也很高，其果实内富含果胶、纤维素，果实吸水膨胀之后，会吸附多种化学物质。因此，食用无花果之后，可以让肠道内的各类有害物质被吸附，之后排出体外，可净化肠道，促进有益菌增殖，排出有害物质。无花果中蛋白质分解酶、酯酶、淀粉酶、氧化酶等酶类含量丰富，可促进蛋白质分解，帮助人体消化食物，提升食欲。无花果还能治疗胃溃疡，把干燥的无花果切碎放入锅中，倒

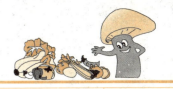

入适量清水煮3~5分钟，调入蜂蜜即可。无花果可以生吃，也可以吃些无瓜果干，或者是熬些无花果粥，均能很好地促进消化。

无花果的果实、叶片、枝干、全株都能入药，果实有开胃、助消化、止腹泻、治咽喉痛之功；浴盆中放入干燥的无花果叶片能暖身，防治神经痛和痔瘘、肿痛，还可润滑肌肤。无花果鲜果可直接食用，也可以加工成果酱、饮料、蜜饯。熟透的无花果味道香甜。

接下来为大家介绍几款有助于调理脾胃的食疗方。

无花果三仁粥

膳食材料 无花果30克，柏子仁、松子仁、郁李仁各15克，粳米100克。

膳食烹调 取新鲜的无花果，洗净后切成片；郁李仁挑出杂质后洗净，晾干后敲碎，放到锅中，倒入适量清水煮20分钟，过滤留汁；柏子仁、松子仁压碎之后和淘洗干净的粳米一同放到砂锅中，倒入适量清水，开大火煮沸之后兑入郁李仁煎汁和无花果片或碎末，之后转成小火继续熬煮至粥成，每天早、晚分成2次服食。

膳食功效 养阴润肺，通便。适合阴虚血少、便秘者食用。

无花果炖猪骨汤

膳食材料 猪沙骨、无花果、花生仁、姜、盐、鸡精、料酒各适量。

膳食烹调 将猪沙骨洗净后砍断；无花果、花生仁洗净。沙骨、无花果、花生仁、姜块一同放到汤锅中，倒入适量清水后煲至水沸，撇掉上面浮沫，开中火炖1.5个小时至肉软，调入料酒继续炖20~30分钟后，调入少许盐、鸡精即可。

膳食功效 开胃，助消化，补充营养。

第五章 食养脾胃，食疗有效而无伤

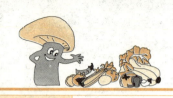

肉养脾胃：补脾胃之虚，暖脾胃之寒

猪肚

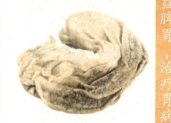

——补益脾胃，治疗胃病

猪肚就是猪的胃，味甘，微温。《本草经疏》之中有云："猪肚，为补脾之要品。脾胃得补，则中气益，利自止矣……补益脾胃，则精血自生，虚劳自愈。"补中益气的食疗方经常会用到猪肚。

猪肚有补益脾胃的作用，适合脾胃虚弱而致的胃痛、泄泻等症，也有用其治疗胃下垂、消化性溃疡的报道。

《舌尖上的中国》上曾推出过一道名菜——猪肚煲鸡。据说，清康熙时，郭络罗氏·宜妃生产过后，因肠胃虚弱，导致产后身体虚弱，康熙吩咐御膳房给宜妃做滋补膳食，但是宜妃却一直吃什么都没胃口，身体逐渐消瘦。宫里的太医虽然想方设法为宜妃做各种名贵补品，但情况仍然没能得到改善。后来御膳房想到"药补不如食补"的方法，于是将民间传统坐月子吃鸡汤的做法进行改良，将鸡放到猪肚中加上名贵药材炖汤，宜妃吃后胃口大开，连续调理一段时间之后，宜妃的胃病痊愈，肤色变得红润有光泽，恢复了往日的风采。从那之后，这道菜就在民间推广开来。后面会为大家介绍一下这道"宫廷菜"的烹调方法，顺便给大家推荐几款猪肚的调养脾

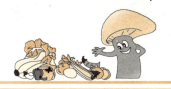

胃食疗方。

接下来为大家介绍几款有助于调理脾胃的食疗方。

白胡椒煲猪肚

膳食材料 猪肚1只,白胡椒、味精、盐、白芝麻、蜜枣各适量。

膳食烹调 将猪肚切去肥油,用少量细盐擦洗一遍,同时腌制片刻,之后用清水冲洗干净,放到热水锅中焯一下;白胡椒、白芝麻放到猪肚中,用线缝合,和蜜枣一同放到砂锅中,倒入适量清水,开大火煮沸之后转成小火继续煲2小时,调入适量味精即可。

膳食功效 补益脾胃,温胃散寒。适用于脾胃虚寒导致的胃脘冷痛、得温则舒、腹泻呕吐、饮食减少、四肢不温、形寒怕冷等。

猪肚砂仁汤

膳食材料 猪肚750克,砂仁、盐、枸杞、白莲、党参各适量。

膳食烹调 准备白莲、砂仁、枸杞、党参;猪肚洗净之后用开水汆去异味;将砂仁、白莲塞到猪肚中;砂锅置于火上,倒入适量清水,水烧热后放入猪肚,加党参、枸杞,炖煮的过程中要不时翻动,2小时后调入适量盐即可。

膳食功效 益气健脾,消食开胃。适用于脾胃虚弱导致的食少便溏、胃脘疼痛。

猪肚煲鸡

膳食材料 鸡1只,猪肚1只,生姜1块,薏米、枸杞、食盐、生粉、白胡椒粉各适量。

膳食烹调 猪肚用食盐、生粉反复洗净;鸡处理干净后备用;锅内倒入适量清水,放入鸡肉和猪肚,开大火飞水,煮出血水后捞出;猪肚切丝;取2片姜塞入鸡腹中,同猪肚一起放到锅中,倒

第五章 食养脾胃,食疗有效而无伤

125

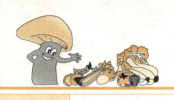

入适量清水,没过鸡,同时放入薏米、枸杞、生姜片,开大火烧沸后转小火慢炖1.5~2个小时,调入少许食盐、白胡椒粉即可。

膳食功效 补虚损,健脾胃。

牛肉

补中益气,滋养脾胃

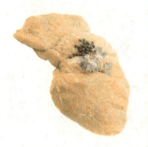

牛肉是中国人的第二大肉类食品,仅次于猪肉。牛肉中富含蛋白质,脂肪含量比猪肉低,味道鲜美,深受大众欢迎,有"肉中骄子"的美称。

现代研究表明,牛肉所含蛋白质的氨基酸组成比猪肉更接近于人体需要,可以提高机体抗病能力,适合处在生长发育阶段的青少年以及术后、病后调养的人补充失血、修复组织等。

《韩氏医通》上有记载:"黄牛肉,补气,与绵黄芪同功。"牛肉的营养价值非常高,古语有云:"牛肉补气,功同黄芪。"凡体弱乏力、中气下陷、面色萎黄、筋骨酸软、气虚自汗者,均可炖食牛肉。

《本草纲目》中说牛肉可"安中益气、养脾胃,补虚壮健、强筋骨,消水肿、除湿气"。中医认为,牛肉有补中益气、滋养脾胃、强健筋骨、化痰息风、止渴止涎之功,适合中气不足、气短体虚、筋骨酸软、久病贫血、面黄体瘦、头晕目眩者服食。

牛肉适合肥胖者、高血压、冠心病、血管硬化等患者食用,为滋补强壮之品,最适合虚弱者服食,有温补脾胃的功效。

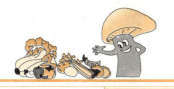

不过牛肉虽好，但它是发物，不适合疮毒、湿疹、瘙痒症等皮肤病症患者服食。肝炎、肾炎等患者也要慎重食用，防止病情复发或加重。有人吃过牛肉之后会觉得有些燥，此时不用急着去吃凉品，可适当增加青菜的摄入量，之后吃些新鲜水果。因为青菜和水果大都偏凉性，能中和牛肉之热燥。

接下来为大家介绍几款有助于调理脾胃的食疗方。

红焖牛肉煲

 膳食材料　牛肉400克，土豆2个，胡萝卜1个，洋葱半个，香菜、植物油、香油、冰糖、料酒、老抽、生抽、食盐、胡椒粉、水淀粉各适量。

 膳食烹调　牛肉提前焯烫一下，洗净后切块；洋葱、土豆、胡萝卜洗净后全部切块备用；香菜洗净后切段备用。将炒锅置于火上，倒入适量植物油，油热后倒入牛肉翻炒，调入适量料酒炒香，放入冰糖翻炒，倒入适量清水，调入老抽、生抽，开大火煮沸，撇去上面的浮沫，倒入砂锅中，开大火煮沸后转成小火，盖继续焖煮半小时左右，放入土豆、胡萝卜继续焖煮20分钟左右，放入洋葱，调入盐、胡椒粉，开大火收汁，勾入适量水淀粉，淋上几滴香油，搅拌均匀，最后撒上香菜即可。

膳食功效　暖身，补脾胃，益气血，强筋骨。

牛肉粥

膳食材料　粳米400克，牛肉200克，黄酒8克，葱段、精盐各10克，姜块5克，味精、五香粉各3克。

膳食烹调　牛肉洗净后剁成肉末；粳米淘洗干净备用。将锅置火上，倒入开水烧沸，之后放入葱

第五章　食养脾胃，食疗有效而无伤

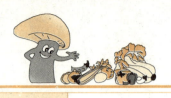

段、拍松的姜块、牛肉末、黄酒、五香粉煮沸，捞出葱、姜，放入粳米，开大火煮沸后转成小火继续熬煮至粥熟，调入精盐、味精即可。

膳食功效 补脾胃，益气血，除湿气，消水肿，强筋骨。

鸡 肉

——温中益气，补虚填精

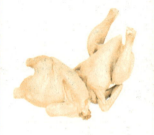

鸡肉，是雉科动物家鸡的肉，全国各地均有饲养。家鸡分为蛋用、肉用和兼用3类，目前市场上的鸡，一般都是人工选育、饲养的。鸡肉的营养价值很高，民间有"济世良药"的美称。

鸡肉性温，味甘，入脾、胃经。中医认为，鸡肉有温中益气、补虚填精、益五脏、健脾胃、活血脉及强筋骨之功效。适宜于老年体弱、营养不良、畏寒怕冷、手足冰凉、神疲乏力、月经不调、产后缺奶、产妇乳少、白带频多以及病后虚弱或手术后体虚，或患有贫血、血小板减少、白细胞减少、面色萎黄和气血不足之人食用。

民间赞誉鸡肉是"济世良药"，用鸡肉进补的时候要注意区分雌雄：雄性鸡肉属阳性，温补作用比较强，适合阳虚气弱者食用；雌性鸡肉属阴性，适合产妇、年老体弱、久病体虚者食用。《本草纲目》上记载了很多鸡肉食疗方。其中一个方子："脾胃弱乏，人痿黄瘦。同黄雌鸡肉五两、白面七两，作成馄饨，下五味煮熟，空腹吃。每天

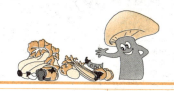

一次。"由此可见,鸡肉能温中益气、补精填髓、益五脏、补虚损。

鸡肉中富含蛋白质、脂肪、蛋氨酸、赖氨酸、无机盐、维生素A、维生素C、维生素B_2和胆固醇等营养物质,常食对身体大有益处。

鸡肉的肉质细嫩,味道鲜美,营养丰富,滋补养身,其烹调方法很多,可以煲汤,可以炒、炖、凉拌,也可以做馅料,但是炸鸡不能多吃,否则易引起肥胖,而且在炸制的过程中会产生有害物质,危害身体健康。

接下来为大家介绍几款有助于调理脾胃的食疗方。

枣菇蒸鸡

膳食材料 净鸡肉150克,湿淀粉6克,红枣、香菇(水发)各20克,酱油、盐、味精、料酒、白糖、葱、姜、麻油、鸡清汤各适量。

膳食烹调 将鸡肉洗净后切成1寸长、2分厚的肉条;红枣、香菇洗净后备用;鸡条、香菇、红枣一同放到碗中,调入酱油、盐、白糖、味精、葱、姜、料酒、鸡清汤、湿淀粉,搅拌均匀,放到笼蒸上蒸13分钟;取出,用筷子拨开,摊入平盘,淋上麻油即可。

膳食功效 补脾胃,补肝肾,养血补血。适用于贫血、消化不良、乏力等病症。

椰枣鸡米饭

膳食材料 大枣50克,糯米150克,椰子肉、净鸡肉各100克。

膳食烹调 大枣洗净之后去核切碎;椰肉洗净之后切碎;鸡肉洗净之后切成丝,糯米淘洗净;将上述材料一同放到砂锅中蒸煮至熟即可。

膳食功效 补中健脾,滋养强壮。适用于体虚者。

第五章 食养脾胃,食疗有效而无伤

养好脾胃怎么吃——消化好吸收才更好

羊肉

——补虚提气，开胃健力

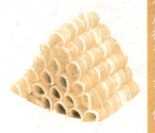

羊肉为牛科动物羊身上的肉，羊分为绵羊、山羊两类。民间认为，黑山羊比白山羊更滋补。在我国，大部分地区的人们都喜食羊肉。羊肉价廉物美，为我国民间传统冬令进补的佳品之一。羊肉性温，味甘，入脾、肾经。明代大药物学家李时珍的《本草纲目》中有记载："羊肉能补中益气，开胃健力。"金元"四大名医"之一的李东垣也指出："人参能补气，羊肉可补形。"羊肉有补气养血、温中暖肾之功。能治疗气血不足，虚劳羸瘦；脾胃虚冷，腹痛，少食或欲呕；肾虚阳衰，腰膝酸软，尿频，阳痿。

羊肉中富含蛋白质、脂肪，还含有维生素 B_1、维生素 B_2 以及矿物质钙、磷、铁、钾、碘等营养物质，对身体健康大有益处。羊肉的烹调方法很多：炒、炸、烤、煲汤、涮等，不过以煲汤为首选。

接下来为大家介绍几款有助于调理脾胃的食疗方。

健脾羊肉粥

膳食材料 冬瓜 150 克，山药 100 克，大米、羊肉末各 50 克，盐、味精各适量。

膳食烹调 将大米淘洗干净后放入锅中，倒入适量清水熬煮粥至八成熟，放入羊肉末同煮，将山药、冬瓜去皮后切成小丁放到粥中同煮，等到冬瓜、山药熟烂之后调入盐、味精即可。每天早、晚分别吃 1 碗，每天吃 2 次。

膳食功效 健脾祛湿，润肤止痒。

牛奶羊肉汤

膳食材料 羊肉 500 克，牛奶 200 毫升，山药 100 克，生姜 15 克，精盐 3 克。

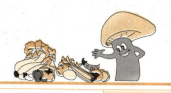

第五章 食养脾胃，食疗有效而无伤

膳食烹调 羊肉洗净之后切块，放入切碎的生姜，开小火炖3小时；取羊肉汤1碗，放入山药片熬煮至烂；调入牛奶、精盐，煮沸即可。

膳食功效 补虚益气，温中暖下。

萝卜炖羊肉汤

膳食材料 羊腿肉500克，萝卜300克，枸杞10粒，大枣5枚，甘蔗、盐、姜各适量。

膳食烹调 将羊腿肉洗净后切成中等大小的块，放到沸水中焯一下，之后放到清水中炖，加入一段甘蔗能去羊肉的膻味，而且甘蔗的甜味能调节汤味儿，调入适量盐、姜。至羊肉七八成熟时，放入洗净、削皮、切成块的白萝卜，再放入几颗大枣。想喝清汤，可用小火炖，想喝浓汤，可用大火炖；炖至熟透即可，出锅时去掉甘蔗，放入枸杞。

膳食功效 羊肉驱寒，增加抵抗力、暖身、养胃，配上萝卜，能避免羊肉的温热补过头，诱发上火，可以起到平衡的作用。

草鱼

补充营养，暖胃防病

草鱼，别名鲩、油鲩、草鲩、白鲩、草根（东北）、混子等，为鲤科动物草鱼的肉或全体。其背和鳍为青黄色，栖息在水的底层，因吃水草而得名，形似青鱼，与青鱼、鳙鱼、鲢鱼同为我国"四大淡水人工养殖鱼类"之一。草鱼肉嫩刺少，营养丰富，受到人们的喜爱。

草鱼性温，味甘，入脾、胃经。草

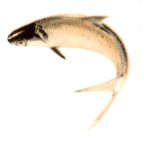

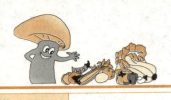

养好脾胃怎么吃——消化好吸收才更好

鱼有暖胃和中、平肝、祛风、治痹、截疟的功效，能缓解胃寒冷痛、食少、体虚气弱、疟疾、头痛等症。对于身体瘦弱、食欲不佳的人而言，草鱼肉嫩而不腻，既能开胃，又可补身。

草鱼中富含蛋白质、脂肪、钙、磷、铁、核黄素、尼克酸等营养物质，常食可补足身体所需。

接下来为大家介绍几款有助于调理脾胃的食疗方。

草鱼汤

膳食材料 草鱼1条，色拉油、食盐各适量。

膳食烹调 草鱼去掉鳞、内脏、鳃后清洗干净；将锅置于火上，倒入少量色拉油，开大火，油热后放入鱼稍煎一下，煎至微黄后翻面再稍煎1分钟，倒入没过鱼的温水，开大火煮沸，一会儿就会变成奶白色，撇掉上面的浮沫，之后转成中小火慢炖15分钟左右，观察汤汁变得浓厚时，调入食盐即可。

膳食功效 开胃，防癌，活血。

草鱼炖豆腐

膳食材料 豆腐500克，草鱼1000克，青蒜25克，白糖、鸡油、料酒、鸡汤、酱油各适量。

膳食烹调 先将草鱼刮鳞、去鳃、除内脏，洗净，切段；豆腐切成小方块；青蒜洗净，切段备用。将锅内加入适量鸡油，烧热，把鱼放入，再加入料酒、酱油、白糖和鸡汤炖之。待鱼煮熟，放入豆腐，先用武火烧沸，后改用文火焖5~10分钟，放入青蒜段即可。

膳食功效 补中，平肝，祛风，开胃消食，利水，消肿，防癌。

浸草鱼

膳食材料 草鱼500克，香菜、花生油、姜各50克，酱油25克，大葱100克，盐、味精、胡椒粉、

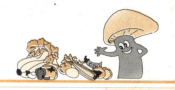

第五章 食养脾胃，食疗有效而无伤

白砂糖、醋各适量。

膳食烹调 将草鱼处理干净，冲净后放到盘内；香菜择洗干净后切成段；葱、蒜洗净，葱一半切丝一半切段；姜一半切丝一半切块。将炒锅置于火上，倒入适量清水，水沸后，放入鱼，调入精盐，放入葱段、姜块，开大火烧沸后，转成小火煮，让汤保持微开20分钟左右；鱼煮熟透后，捞出，放到鱼盘中，撒上葱丝、姜丝、胡椒粉；另取一个干净的碗，调入酱油、味精、白糖、醋、花生油、胡椒粉，勾兑成调味汁；香菜段撒到鱼身上，将调味汁倒入锅内烧开，浇在鱼身上即可。

膳食功效 健脾开胃，补虚养身。

带 鱼

——补脾益气，暖胃养肝

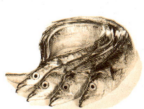

带鱼又称牙带鱼、裙带鱼、白带鱼、油带鱼、刀鱼、鞭鱼，因身体扁长，形似带子，故称带鱼。它肉肥刺少，味道鲜美，营养丰富，鲜食、腌渍均可，深受人们的欢迎。带鱼身体特长，约70厘米，呈带状。它在中国的黄海、东海、渤海一直到南海都有分布，以浙江舟山所产为最佳。带鱼数量甚多，与大、小黄鱼及乌贼并称为中国的"四大海产"。带鱼性情非常凶猛，它对生活在周围海洋中的其他生物总是不分青红皂白地胡乱吞食、撕咬，一直吃到"大腹便便"方肯罢休。带鱼之间还经常出现自相残食的现象。每当带鱼饥饿的时候，不管是"父母""兄

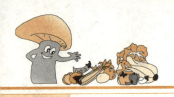

弟",一概不认,强者吃弱者,实力差不多的就相互搏斗,直到两败俱伤或一伤一亡方才罢休,真可谓"六亲不认"。

带鱼性温、味甘、入胃、脾经。有强心补肾、暖胃补虚、舒筋活血、消炎化痰、清脑止泻、消除疲劳、提精养神之功能。适宜于脾胃虚弱、体虚头晕、气短乏力、营养不良、食少瘦弱之人。

带鱼中富含蛋白质、脂肪、钙、磷、铁、碘及维生素 B_1、维生素 B_2、烟酸、维生素 A 等成分。带鱼中丰富的多不饱和脂肪酸能降低胆固醇,提升皮肤表面细胞活力,让皮肤变得光洁细嫩。带鱼中丰富的卵磷脂能补脑,EPA 有降血脂的作用。带鱼中丰富的镁元素同样有益于心血管系统健康,能预防高血压、心肌梗死等心血管疾病。

带鱼肉质肥嫩,味道鲜美,适合各类人群食用,带鱼的烹调方法有多种,可以清蒸、红烧、油炸等。

接下来为大家介绍几款有助于调理脾胃的食疗方。

青蒜带鱼丝

膳食材料 白萝卜、带鱼、青蒜、姜片、绍酒、盐、胡椒粉各适量。

膳食烹调 白萝卜去皮后刨成丝;带鱼清理干净之后切成长段;青蒜洗净后切丝。将锅置于火上,倒入适量油烧热,之后放入姜片爆香,再放入带鱼煎黄,淋入绍酒,倒入萝卜丝,调入盐、胡椒粉,倒入刚好和鱼面平齐的水量,放入青蒜白,熬煮至萝卜丝呈透明状,撒入青蒜叶丝即可。

膳食功效 滋阴开胃。适用于食欲不振者。

香菇蒸带鱼

膳食材料 干香菇 20 克,带鱼 100 克,姜片、葱各适量。

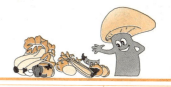

膳食烹调 带鱼清洗干净后切块装盆；香菇泡发后洗净，切成条，放到带鱼盆中；姜片放到带鱼盆中蒸透，取出撒上葱花即可。

膳食功效 益肝，和胃，健脾。适用于抗癌、强身。

鲫鱼味甘性平，有温中补虚、健脾开胃、祛湿利水、提升食欲、补虚弱等功效，适合久病体虚、气血不足而表现出虚劳羸弱、饮食不下、反胃呃逆的人食用。脾虚水肿、小便不利者都可以常吃鲫鱼。

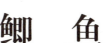

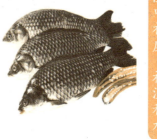

温中补虚，祛湿利水

鲫鱼中富含蛋白质、脂肪以及钙、磷、铁、硒、锌、多种维生素等营养物质，鲫鱼中的蛋白质是优质蛋白质，容易消化吸收，是肝肾疾病、心脑血管疾病患者的良好蛋白质来源。常吃鲫鱼能补充营养，提升机体抗病能力。

鲫鱼肉厚味美，质地细嫩，颜色洁白。鲫鱼多整条烹调，可以采用蒸、煮、烧、焖、炖、煎等烹调方法。

接下来为大家介绍几款有助于调理脾胃的食疗方。

鲫鱼姜枣粥

膳食材料 鲫鱼 1 条，粳米 100 克，红枣 10 枚，葱白、生姜、黄酒、盐、味精、麻油各适量。

膳食烹调 鲫鱼处理干净后洗净，

第五章 食养脾胃，食疗有效而无伤

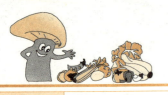

养好脾胃怎么吃——消化好吸收才更好

切成小块；葱白洗净后切成小段；生姜洗净后切碎；粳米淘洗干净；红枣洗净后去核。将鲫鱼放到锅内，倒入适量清水，调入黄酒，放入葱段、姜末，调入少许盐，炖煮至鲫鱼熟烂之后过滤出鲫鱼汤，挑出鱼刺，将鲫鱼汤和鲫鱼肉倒入锅中，放入红枣、粳米，倒入适量清水，开大火煮沸之后转成小火继续熬煮至粳米开花，调入麻油、味精继续煮一会儿即可。

膳食功效 适合胃脘隐痛、喜热饮食、胃内有振水者食用。

鲫鱼菜花羹

膳食材料 鲫鱼1条，菜花120克，香葱末、生姜、胡椒粉、味精、麻油、盐、植物油各适量。

膳食烹调 鲫鱼宰杀后放到盐水中浸泡5分钟，去掉鳞、鳃、内脏，洗净；菜花挑出杂质之后洗净，切成小块；生姜洗净后切片。将锅置于火上，倒入适量植物油烧热，放入姜片爆香，之后放入鲫鱼煎至微黄，倒入适量开水，煮半小时之后调入麻油、菜花煮熟，调入胡椒粉、盐、味精调味，撒入香葱末即可。

膳食功效 适合上腹部饱胀、纳呆食少、胃内有振水者食用。

鲫鱼豆蔻汤

膳食材料 鲫鱼1条，草豆蔻、陈皮各6克，生姜6片，胡椒、盐各适量。

膳食烹调 将草豆蔻研成末；鲫鱼清理干净后洗净。姜、豆蔻末放到鲫鱼的腹中，将鲫鱼放到砂锅中，放入生姜片、陈皮、胡椒，调入盐，倒入适量清水，炖煮至鲫鱼熟烂即可。

膳食功效 能辅助治疗脘腹胀满冷痛、嗳气呃逆、食欲下降等症。

动物脾脏
——增强消化系统功能

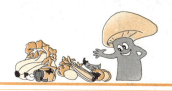

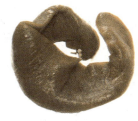

第五章 食养脾胃，食疗有效而无伤

中医上有"以形补形，以脏补脏"之说，事实证明，食用动物脾脏的确可以健脾胃，增强自身抵抗力。

猪脾、牛脾不但适合胃炎、肠炎患者食用，还可以调理消化失调导致的慢性腹泻。身体瘦弱、脾虚、慢性糖尿病患者都可以通过吃脾脏来增强消化系统功能，调理体质，改善亚健康状况。

如果发现自家的小孩不爱吃饭，身体瘦弱，经常生病，可以经常吃些动物脾脏来改善症状，因为脾脏可以开胃、消食积，让孩子的身体日趋健壮。孩子的肠胃功能好，腹中没有积食，就不容易生病，偶尔感受点风寒风热也不会有太大的影响。

面色不好、发青发黄，其实就是肝和脾出了问题。这种体质的人通常脾比较虚，肝气比较旺。脾虚易导致吸收功能差，肝气旺盛会导致身体产生虚热，这种虚热会迅速消耗人体的能量、精气，如此一来，脾就会更虚，更不能充分吸收营养，一进一出不平衡，就会导致营养不良，人就会变得干瘦，气色也不好。时间久了，自身抵抗力下降，就会易生病，甚至导致贫血、胃病等。这种体质者也适合用猪脾脏来补养身体，它的健脾养胃功效非常显著。

接下来为大家介绍几款有助于调理脾胃的食疗方。

党参猪脾粥

膳食材料 猪脾150克，党参15克，陈皮6克，粳米60克，大葱白、生姜、盐、味精各适量。

膳食烹调 猪脾洗净后切薄片；葱白、陈皮洗净后切粒；生姜洗净后切碎；党参、粳米洗净。将党参和淘洗干净的粳米一同放入锅中，倒入适量清水，开小火煮沸之后放入

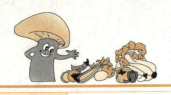

养好脾胃怎么吃——消化好吸收才更好

陈皮,熬煮成粥,之后放入猪脾、葱、姜,熬煮至熟后调入少许盐、味精,搅拌均匀即可。

净后切碎。全部用料一同放到电饭煲中,倒入适量清水,调入少许芝麻油一同熬煮成粥即可。

膳食功效 补益中气,健脾开胃。适用于溃疡病、胃炎属脾胃虚弱者表现出的体倦乏力、食欲下降、饭后饱胀、消化不良等症。

猪脾枣粥

膳食材料 猪脾1块,大米50克,大枣6枚,陈皮6克,生姜2片,芝麻油适量。

膳食烹调 将猪脾脏洗净后切成小块;大枣洗净后掰开;生姜洗

膳食功效 大枣、陈皮能调理肝、脾,大枣以补为主,陈皮以泄为主,大枣能养肝血,陈皮能排肝毒,大枣可养脾气,陈皮可利脾湿;大米、生姜都有调理胃的作用,大枣补中养胃,生姜暖胃去湿。三者同用,能清虚热、调肝、健脾、养胃,经常食用能增强消化系统功能,预防胃炎、胃下垂等症。

猪血、牛血

——养血养脾胃

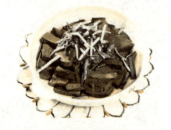

中医上有"以形补形"之说,所以吃动物血能补血是毋庸置疑的。动物血就是我们平时所说的"血豆腐",有人认为动物血是高脂肪、高热量的食物,其实不然,血豆腐的热量较低,脂肪含量也不高,其主

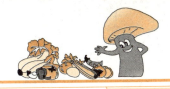

要营养功效是富含矿物质,尤其是铁含量非常高,所以说吃血可以补血。而血是人体生命活动的基础,没有血,各个器官的正常运转无从谈及,所以,吃血豆腐不光能补血,还能补五脏。

猪血性平,有养胃的作用,所以多吃猪血对胃大有好处。胃病患者经常会在饭后胃痛,而有的胃病患者吃过饭后不胃痛,反而是在饭前胃痛。后一种人的胃酸分泌过多,易反酸、嗳气,可以通过吃猪血来改善症状。

经常吃猪血能预防早衰,因为猪血养胃,而胃经掌管着我们的面色。经常吃猪血,可以让我们的气色变得更好些,皮肤也会变得滋润。

再说牛血,有健脾的作用,脾胃虚弱者可以通过吃牛血来补养脾胃。亚健康人群,特别是高脂血症、糖尿病患者,平时可以适当吃些牛血。吃牛血可以预防糖尿病,而高血脂患者吃牛血能降血脂。

牛血对大脑有益,能提升记忆力,中老年人经常吃牛血可有效预防脑溢血。牛血的止血效果也是不错的,痔疮、大便出血的患者可通过吃牛血来调养身体、改善症状。

接下来为大家介绍几款有助于调理脾胃的食疗方:

猪血腐竹粥

膳食材料 大米50克,糯米25克,猪血1块,红枣1把,腐竹1根,干贝1把,食盐、芝麻油、胡椒粉、小葱各适量。

膳食烹调 红枣、腐竹事先浸泡,洗净;干贝洗净;大米、糯米按2∶1的比例混合,淘洗干净之后放到砂锅中,倒入适量清水,调入少量盐、芝麻油,浸泡1小时,之后开火熬粥;猪血、腐竹切成小块,用沸水将腐竹氽烫一下,至锅内的米粥烧开后,沥干腐竹和红枣中的水分,之后将其放入砂锅内,转成小火慢熬;猪

第五章 食养脾胃,食疗有效而无伤

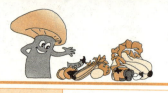

养好脾胃怎么吃——消化好吸收才更好

血用开水汆烫后放到清水中浸泡，等到锅内的粥熬至黏稠软糯时，放入猪血，最后将干贝放入锅中，开小火熬煮5分钟，调入少许胡椒粉、葱花即可。

膳食功效 养胃补血，抗衰老。

桃仁牛血汤

膳食材料 牛血200克，桃仁10克，盐、香油、小葱各适量。

膳食烹调 桃仁洗净后放到清水中浸泡，去皮，捣烂成泥；桃仁泥放到砂锅中，倒入适量清水；放入切成小块的牛血、葱花，炖煮至牛血熟透；调入少许食盐继续煮一会儿，淋少许香油即可。

膳食功效 治疗血虚羸瘦、脾胃虚弱引发的一系列症状。

坚果养脾胃：滋补强身，养胃健脾

栗子

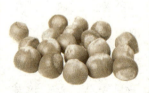

强效滋补，养胃健脾

栗子，又名板栗、毛栗子、魁栗、大栗、毛板栗、枫栗等，为壳斗科植物栗的果仁。是我国优良土特产名果，也是一种时尚的保健杂粮。我国是板栗的故乡，河北"良乡栗子"及"天津板栗"以"皮薄、粒大、味甜、香糯、可口"的"五绝"而驰名中外；江苏邳州

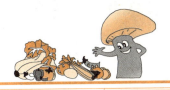

第五章 食养脾胃，食疗有效而无伤

市板栗以"个大如拳"誉满全国；无锡裹山的"桂花栗"，既甜又黏，具有桂花的滋味，受人宠爱；宜兴产的"处暑红"，果肉极糯，宜制糖炒栗子，可与良乡栗媲美。

栗子性温，味甘平，入脾、胃、肾经。有养胃健脾、补肾强身、活血止血等功效。主治反胃、泄泻、肾虚腿软、筋骨肿痛、外伤吐血、便血等症。熟栗子能和胃健脾、缓解脾虚，板栗炒熟之后制成的糕点非常适合儿童食用，能提升食欲，调理肠胃。用板栗熬粥，能改善脾胃虚寒导致的慢性腹泻，而且可以改善消化不良、气虚乏力等症。

所有人都能吃栗子，尤其是身体虚弱者；脾胃虚寒者不宜生吃栗子，要吃熟栗子。患血证者，如吐血、便血等宜生吃栗子。栗子虽好，但不宜多食，因为栗子的膳食纤维易在肠道中发酵产气，进而导致胃肠道胀气，所以脾胃虚弱、消化不良者不宜多食，一次吃7~10个熟栗子就可以了，一天可以吃上两三次。不宜空腹吃栗子，也不宜饭后大量食用，最好选择在两餐之间当零食食用。

接下来为大家介绍几款有助于调理脾胃的食疗方。

栗子膏

膳食材料 栗子10枚，白糖适量。

膳食烹调 栗子去壳后捣烂，倒入适量清水煮成糊膏，调入白糖即可。每天分2次服用。

膳食功效 养胃健脾，补肾气。适用于小儿体弱、消化不良、腹泻等。

栗子炖鸡

膳食材料 鸡1.5公斤，栗子400克，鸡汤500毫升，酱油200克，白糖30克，味精2克，料酒50克，豆油600克，芝麻油、大葱段各20克，生姜丝10克，淀粉40克，熟芝麻25克。

膳食烹调 鸡净膛后清洗干净，

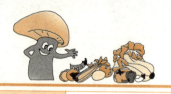

养好脾胃怎么吃——消化好吸收才更好

去掉头爪,剁成长中等大小的块,放到碗中,调入少许酱油、料酒,搅拌均匀,腌至入味;栗子洗净后放到开水中煮一会儿,捞出,去皮。将炒锅置于火上,倒入适量豆油,烧至七成热时,放入鸡块炸一会儿,捞起,沥干油,余油倒出;炒锅中留少许油,烧热,放入姜丝煸炒,之后放入鸡块,调入料酒、酱油、白糖翻炒均匀,倒入鸡汤,开大火煮沸,放入栗子肉继续焖至栗子、鸡肉块酥烂,调入味精、熟芝麻,放入葱段、姜丝翻炒均匀,用湿淀粉勾芡,关火,最后淋上芝麻油即可。

膳食功效 养胃健脾,补肾强筋,活血止血。适用于反胃不食、泄泻痢疾、吐血、衄血、便血、筋伤骨折瘀肿、疼痛、瘰疬肿毒等症。

榛子

——开胃调中,坚果之王

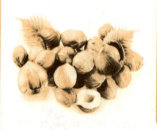

榛子,别名山板栗、尖栗、棰子、平榛等,为桦木科植物榛的种仁。它的果子形似栗子,卵圆形,外壳坚硬、黄褐色,果仁肥白而圆,有香气,含油脂量很大,吃起来味道也像栗子,特别香美,余味绵绵,因此成为最受人们欢迎的坚果类食品,有"坚果之王"的称呼。

榛子性平,味甘,入脾、胃经。有调中、开胃、滋养气血、明目的功效。能改善不欲饮食、体倦乏力、形体消瘦、肢体疲软、病后体虚、视物不明等病症。

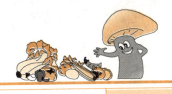

第五章 食养脾胃，食疗有效而无伤

将榛子仁炒至焦黄后研成末，每天2次空腹用红枣汤冲服，经常服用能治疗脾虚久泻。将榛子仁研成末，每天3次用陈皮汤冲服，能治疗胃口不好。

榛子营养丰富，果仁中除蛋白质、脂肪、碳水化合物外，还含有胡萝卜素、维生素 B_1、维生素 B_2、维生素 E 和矿物质，钙、磷、铁含量高于其他坚果。有助于降血压、降血脂、保护视力、延缓衰老。

榛子有天然的香气，越嚼越香，是开胃的佳品。可以炒熟后直接食用，也可以煲汤。不过榛子性热，过量食用会导致上火，通常情况下，每个星期吃5次，每次吃25~30克为宜。

接下来为大家介绍几款有助于调理脾胃的食疗方。

榛子粥

 榛子不拘多少，粳米50克，蜂蜜适量。

 将榛子水浸去皮，之后磨滤其浆汁；和粳米一同熬成粥。吃的时候调入蜂蜜。

膳食功效 宽肠止泻。适用于脾胃气虚泄泻。

茄鲞

膳食材料 茄子2个，鸡胸脯肉、豆腐各1块，竹笋1块，杏鲍菇1/2根，果脯3个，鸡蛋清半个，干香菇4个，平菇80克，腰果、北杏仁各10克，松子30克，榛子9颗，食盐、酱油、八角、蚝油、淀粉、白酒、植物油各适量。

膳食烹调 鸡胸脯肉清洗干净，沥干水分，片成两片，之后用锤子上下两面都捶打一下，改刀成小丁，放到干净的碗中，调入小半勺盐、半勺白酒，搅拌均匀，之后打入半个鸡蛋清，调入2小

143

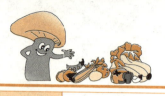

养好脾胃怎么吃——消化好吸收才更好

勺淀粉,抓匀,腌15分钟;竹笋洗净后切丁,豆腐切丁。将锅置于火上,倒入适量植物油,油热后放入豆腐丁,煎炸成金黄色,铲出;重起锅放油,油热后放入鸡丁滑炒,等到鸡肉变色,放入竹笋丁翻炒,之后关火铲出;各种干果去壳后掰碎;果脯切成丁;香菇泡发;杏鲍菇、平菇洗净后去泥沙,切成小丁;锅内倒入适量植物油,先放入干果丁炒香,之后将果脯丁放入锅中翻炒,关火铲出;锅内烧油,油热后放入菌子丁滑炒至熟,铲出

备用;茄子洗净后去掉皮、茄蒂,切成小丁,之后放到淡盐水中浸泡几分钟,捞出,沥干水分;锅内放稍多的油,放入1个八角,油热后捞出八角,将茄子丁放到锅中翻炒5分钟至茄子变软,调入1小勺盐,加入豆腐丁、菌子丁,调入蚝油、酱油,将鸡胸肉、竹笋丁放入锅中翻炒,翻炒均匀后关火,最后放入果干、果脯,继续翻炒几下即可。

膳食功效 开胃,补充营养。

松仁

——滋阴养液,温胃肠

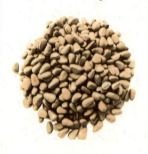

松仁,别名海松子、松子仁、新罗松子等,为松科植物红松的种子,是老少皆宜的食物。松子状如米粒,大者如小栗子,为三角菱形。古人认为,常食松子能延年益寿,有"多食松子,其寿如松"之说,因而赞誉其为"长寿果""坚果中的仙品",深受大众欢迎,对老

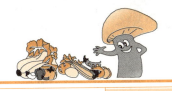

人最为有益。

松仁性温，味甘，入肺、脾、胃三经。唐代的《海药本草》中就有"海松子温胃肠，久服轻身，延年益寿"的记载。松仁有滋阴养液、补益气血、润燥滑肠等功效。可治疗病后体虚、肌肤失润、肺燥咳嗽、口渴便秘、头昏目眩、盗汗、心悸等症。

松仁中富含蛋白质、脂肪、不饱和脂肪酸、碳水化合物、挥发油等多种成分，维生素 E 含量很高，磷、锰含量丰富。松子中丰富的油脂能润肠通便，缓泻而不伤正气，能治疗老年人体虚便秘，还可以在一定程度上缓解小儿津亏便秘。

松仁虽好，但不适合脾虚腹泻、多痰者食用，因为松仁的油性比较大，而且属于高热量食品，过量食用易诱发肥胖，每天松子的摄入量在 20~30 克为宜。

接下来为大家介绍几款有助于调理脾胃的食疗方。

第五章 食养脾胃，食疗有效而无伤

松子仁糖蘸

 松子仁 250 克，白砂糖 500 克。

 将白砂糖放到锅中，倒入适量清水溶化，开小火煎熬，至能挑起糖丝；趁热放入松子仁，搅拌均匀，立即倒入涂了熟菜油的搪瓷盘中，刮平，划成小块，晾凉。每次吃 1 块，每天吃 3~4 次。

膳食功效 润肺健脾，止咳止血。适用于慢性支气管炎、支气管扩张属肺脾两虚者，表现出干咳少痰、气短、咯血、肢倦乏力等症。

菠萝香菇松子鸭

膳食材料 鸭肉半只，菠萝半个，柠檬 1 个，松子仁 2 小把，香菇 4 个，食盐、麻辣汁、豆瓣酱、

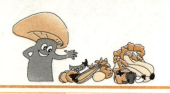

白糖、蜂蜜、肉蔻粉、白葡萄酒、柠檬汁、植物油各适量，薄荷少许。

膳食烹调 将菠萝切成小丁，1/3的菠萝丁铺到烤盘上，之后放2/3的薄荷；将洗净沥干水分的鸭子放到烤盘中，两面撒上少许盐、肉蔻粉，在上面继续铺1/3的菠萝丁和剩下的薄荷；将柠檬切片平铺到最上端，放到烤箱中，200℃烤45~50分钟；将鲜香菇切小丁，另取剩下的菠萝丁、松子，将锅置于火上，倒入适量植物油，油热加1勺豆瓣酱，之后倒入所有食材，调入白糖、蜂蜜，鸭子烤好后取出，切块，撒上酱汁料即可。

膳食功效 养胃，润肺，强身健体。

其他食材：杂食调脾胃，强身又健体

花椒

——散寒除湿，温中止痛

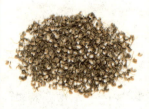

花椒又叫川椒、蜀椒、巴椒、大椒、秦椒、南椒、点椒，性热，味辛，归脾、胃、肾经。有温中散寒、除湿止痛之功。能治疗积食停饮、心腹冷痛、呕吐、呃逆、咳嗽气逆、风湿寒痹、泄泻、痢疾、疝痛、齿痛等症。《本草纲目》中说花椒能"散寒除湿，解郁结，消宿食，通三焦，温脾胃，补右肾命门，杀蛔虫，止泄泻"。

花椒是常见的调味品，南方雨水多，脾胃虚弱者在湿邪侵扰下很容易出现消化不良，如果在煲汤的时候加入几粒花椒，不仅能解油腻、助消化，还可以温补祛寒、健脾胃。

接下来为大家介绍几款有助于调理脾胃的食疗方。

大枣花椒汤

膳食材料 大枣30枚，花椒粒、姜片各适量。

膳食烹调 大枣洗净，去核，放入锅中，倒入400毫升清水，开大火烧沸，放入花椒粒、姜片，之后转成小火煎汤，汤沸后再煎10分钟即成。

膳食功效 温中补血。

鸡肫花椒

膳食材料 鸡肫2只，花椒20粒，盐适量。

膳食烹调 将鸡肫由内到外清洗干净，放入花椒，调入适量盐，用湿纸包裹数层，放到火上煨熟即可。切成薄片，趁热食用。每次吃1只，每天吃2次，连续吃1周。

膳食功效 鸡肫养胃，此药膳和胃降逆，通腑理气，可减轻胸骨后烧灼感和疼痛，减少呃逆、嗳气，能治疗功能性消化不良、胃肠功能障碍等症。

花椒兔肉

膳食材料 兔肉500克，花椒10克，绍酒、盐、酱油、味精、鸡汤、白砂糖、香油、菜籽油、大葱、姜各适量。

膳食烹调 葱、姜洗净后，葱切段，姜切片；兔肉洗净后切块。将锅置于火上，倒入适量菜籽油，油热后，放入兔肉块，炸透后捞出，沥油；另取一锅置于火

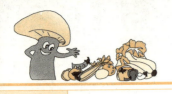

养好脾胃怎么吃——消化好吸收才更好

上,倒入适量香油,放入花椒粒炸香;去掉花椒,放入葱段、姜片爆香;调入绍酒、鸡汤、酱油、盐、白糖、味精,放入炸好的兔肉,转成小火烧熟;再转成大火收汁至浓,最后淋上香油,翻炒均匀即可。吃的时候拣去葱段、姜片。

膳食功效 健脾益肤,悦色明志。适用于高血压、糖尿病、性欲功能过强等症。

牛奶

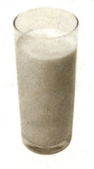

补充钙质,益气养胃

牛奶是常见的乳品,老少皆宜,全国各地均有生产,超市、餐馆随处可见。内蒙古、新疆等草原地区是高产区。

牛奶味甘、性温,入胃经、心经和肾经,有温润补虚、养血益气的作用,经常用于瘦弱、反胃、呕吐、口疮等症。经常喝牛奶能降低高血压和脑血管病的发生概率。

牛奶中含有人体生长发育所需的蛋白质、脂肪、糖类等营养物质,牛奶中含500多种脂肪酸和脂肪酸衍生物。牛奶中含有多种维生素、钙、钾、镁等矿物质和大量乳酸。牛奶中钙元素含量丰富,中老年人经常喝牛奶能预防骨质疏松的发生;孕妇经常喝牛奶能防止骨钙流失,预防骨质疏松;绝经期前后的中年女性经常喝牛奶能减缓骨质流失。

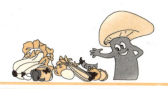

第五章 食养脾胃，食疗有效而无伤

接下来为大家介绍几款有助于调理脾胃的食疗方。

姜韭牛奶汁

膳食材料 牛奶250毫升，姜30克，韭菜150克。

膳食烹调 将韭菜、生姜洗净后捣碎，搅打成汁，倒入鲜牛奶中，加热煮沸即可。

膳食功效 温阳胃气，降逆止呕。适用于小儿脾胃虚寒、恶心呕吐、不思饮食、噎膈反胃等症。

牛奶大枣粥

膳食材料 牛奶500毫升，大枣25克，大米100克。

膳食烹调 大米淘洗干净；大枣洗净。将大米和大枣一同放入锅中，倒入适量清水熬煮成粥，然后倒入牛奶，烧开即可。

膳食功效 补气血，健脾胃。适用于过劳体虚、气血不足等症。

蜂蜜

滋养五脏，健脾胃

蜂蜜是蜜蜂从开花植物的花中采集到的花蜜在蜂巢之中酿成的蜜。蜂蜜中含多种维生素、矿物质、氨基酸等，以及容易被人体吸收的葡萄糖和果糖。蜂蜜可以直接食用，可以作药用，或是用来加工蜜饯食品等。蜂蜜非常适合妇、幼、老年人作保健食品。不过要注意一点，不满1岁的婴儿不适合吃蜂蜜，因为蜂蜜酿造、运输、储存的过程中很容易被肉毒杆菌感染。

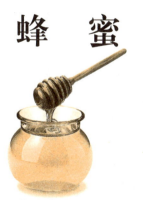

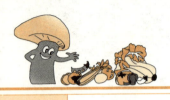

养好脾胃怎么吃——消化好吸收才更好

蜂蜜中含有和人体血清浓度相近的多种无机盐、维生素和铁、钙、铜、锰、钾、磷等多种对人体健康有益的微量元素,以及果糖、葡萄糖、淀粉酶、氧化酶、还原酶等,有滋养、润燥、解毒、美白养颜、润肠通便之功,能治疗儿童咳嗽。

《神农本草经》将"石蜜、蜂子、蜜蜡"列为上品,说其能"除百病、和百药",且"多服久服不伤人"。《本经》中说蜂蜜"主心腹邪气,诸惊痫,安五脏诸不足,益气补中,止痛解毒,和百药"。由此可见,蜂蜜对人体的补益之功是非常好的。由于蜂蜜有滋养五脏之功,所以能治疗脾胃气虚导致的食欲下降、纳少、消化不良、胃脘隐痛、萎缩性胃炎、胃及十二指肠溃疡等。

研究表明,蜂蜜对胃肠功能有调节之功,能让胃酸分泌正常。动物实验表明,蜂蜜可增强肠蠕动,明显缩短排便时间。

蜂蜜的食用方法很多,可以直接用温开水调服,还可以和其他食材搭配制成各种美食。

接下来为大家介绍几款有助于调理脾胃的食疗方。

蜂蜜柠檬水

膳食材料 柠檬1个,蜂蜜、盐各适量。

膳食烹调 柠檬打湿之后用盐搓1~2分钟,之后用流水洗净,擦干水分,切成薄片,放到干净的瓶子中,调入蜂蜜,密封,放到冰箱中冷藏腌制5~7天。食用时取1片柠檬和1勺蜂蜜放入干净的碗内,倒入60~70℃的温水,搅拌均匀即可。

膳食功效 开胃,润肠通便,促消化,生津止渴。

梅汁蜜番茄

膳食材料 小番茄10个,乌梅4

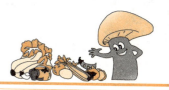

个，蜂蜜 10 克。

膳食烹调 乌梅去核后切成丁；番茄洗净后切成片，放入大碗中；乌梅丁放到番茄上，淋入少量蜂蜜，放到冰箱中冷藏 15 分钟左右即可。

膳食功效 健脾开胃，助消化，调整胃肠功能，消脂减肥。

第五章 食养脾胃，食疗有效而无伤

麦芽糖——消食通气，有益健康

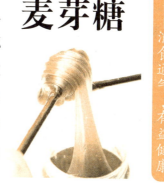

小孩子都非常喜欢吃糖，糖的种类很多：蔗糖、麦芽糖、葡萄糖、果糖、乳糖等，其中，麦芽糖是中国的传统糖，制作糖人就是一种汉代传统手工技艺。制作者挑着担子，一头是炉具，另一头是糖料和工具，糖料由蔗糖和麦芽糖加热调制而成，呈棕黄色。据说从宋代开始就有糖人，大都为平面造型。

除了糖人，北方人冬天吃的关东糖，南方人吃的饴糖和麻糖，都是用麦芽糖制作而成的。麦芽糖比较稀，可以用来做甜食或果酱，价格低廉。

麦芽糖吃起来不是很甜，有几分回味的苦，它的甜味能健脾，它的苦味能健胃，脾虚和胃不好的人都可以吃麦芽糖。

麦芽糖是用麦芽加粮食发酵制成的，能入药，而且是常用的中药，其主要作用是消食、通气，凡因吃粮食过多消化不良导致的积食都可以用麦芽糖来调治。粮食中加上麦芽发酵成的麦芽糖对脾胃大有益处，能缓解胃溃疡疼痛。

中药方剂之中添加麦芽糖或蜂蜜的时候比较多，麦芽糖和蜂蜜

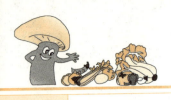

养好脾胃怎么吃——消化好吸收才更好

都可以补脾胃，还可润肺、生津止渴，二者的区别是，蜂蜜偏凉性，麦芽糖偏温性。麦芽糖的作用和大枣、甘草类似，可补脾胃，还可调和药性。

在诸多糖类中，麦芽糖最适合小孩食用，因为麦芽糖性温，有暖脾胃的作用。红糖虽然能暖脾胃、补气血，但通常不受小孩子的欢迎。此外，吃麦芽糖不易长蛀牙。

如果发现孩子的胃口不好，常常"见饭愁"，身体瘦弱，面色青白，经常觉得肚子有点儿疼，可又查不出病来，这种情况多是由于过食零食、冷饮，伤及脾胃所致，导致脾虚胃寒。所以，家长平时应该控制孩子吃零食和冷饮的量，如果孩子想吃糖，就让他吃点麦芽糖。

接下来为大家介绍几款有助于调理脾胃的食疗方。

糯米糖藕

膳食材料 藕2节，糯米适量，冰糖1大块，红糖2大勺，麦芽糖3大勺。

膳食烹调 糯米提前浸泡2小时；藕洗净后去皮，从藕的六分之一处切开，塞入糯米，塞至8分满，将藕盖合上，用牙签固定好。放入刚没过藕的水，煮沸后放入2大勺红糖、2大勺麦芽糖和1大块冰糖，再次煮沸之后转成小火慢煮3小时，取出，晾凉，切片，可将剩余的糖水浓缩至小半碗，淋在藕片上。

膳食功效 养胃，消食，养血。

姜枣饴糖水

膳食材料 大枣6枚，带皮生姜3片，麦芽糖2勺。

膳食烹调 将大枣和生姜洗净后一同放入锅中，倒入适量清水熬煮，煮沸后转成小火继续煮10分钟，调入2勺麦芽糖即可。

膳食功效 健脾，去除胃内寒气，补气血。

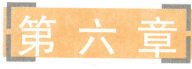

第六章

药养脾胃，常见药材，调补有方

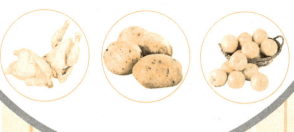

陈皮又叫橘皮，是常见的健脾良药，味苦、辛，性温，归肺、脾经，有理气健脾、燥湿化痰之功。

《名医别录》中说陈皮可"下气，止呕"。《本草纲目》中说陈皮"疗呕哕反胃嘈杂，时吐清水"。

陈皮能行脾胃之气主要是其性味决定的。陈皮性温可养脾，味辛可醒脾，味苦可健脾，脾胃不好的人可以在饮食中辅以陈皮，能健脾开胃，促进脾胃之运化功能。

用陈皮入药，以色红、陈久的最佳，不过并不是说越陈的就越好。优质陈皮的外面呈粉红色或红棕色，有细皱纹和凹下的点状油

陈 皮

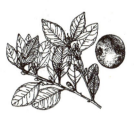

理气健脾

153

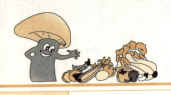

养好脾胃怎么吃——消化好吸收才更好

室；内表面呈浅黄白色，粗糙，附黄白色或黄棕色筋络状维管束。质量好的陈皮质稍硬、脆，气香，味辛、苦，形状整齐，薄厚均匀。

陈皮中含类柠檬苦素，这种物质素味平和，溶于水，陈皮中还含有挥发油、橙皮苷、维生素 B 等成分，陈皮里面所含的挥发油能温和地刺激胃肠道，促进消化液分泌，排除肠管中的积气，提升食欲。

陈皮的苦味能和其他味道相互协调，进而改善菜肴的风味，不仅能去除鱼肉的腥膻气味，还能让菜肴别具风味。

用陈皮配制的中成药，如川贝陈皮、蛇胆陈皮、甘草陈皮、陈皮膏、陈皮末等，为化痰下气、消滞健胃之佳品。适用于胃部胀满、消化不良、食欲不振、咳嗽多痰等症。

接下来为大家介绍几款有助于调理脾胃的食疗方。

陈皮粥

膳食材料 陈皮10克，大米100克。

膳食烹调 将陈皮洗净后切丝，水煎取汁，之后放入淘洗干净的大米煮为稀粥服食，或是将陈皮研成末，每次取3~5克，调入已沸的稀粥里面，一同熬煮成粥服食，每天1剂，连续吃3~5天。

膳食功效 和胃理气，化痰止咳。适用于脾胃亏虚，脘腹胀满，肋胁疼痛，嗳气频作，食欲下降，纳差食少，恶心呕吐，咳嗽痰多等症。

陈皮茶

膳食材料 取陈皮2~3克。

膳食烹调 将陈皮洗净后放到干净的杯子内，倒入适量沸水冲泡即可。

膳食功效 适宜脾胃气滞、脘腹胀满、消化不良、食欲不振、咳嗽多痰者食用；还能用于防治高血压、心肌梗死、脂肪肝、急性乳腺炎等症。

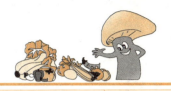

第六章 药养脾胃，常见药材，调补有方

芡实——补脾固肾

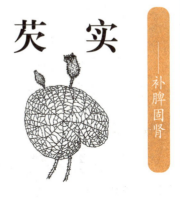

芡实是一年生水生草本植物，又叫鸡米头，性平，味甘涩，入脾、肾二经，有益肾固精、补脾止泻、除湿止带之功。主治遗精滑精、遗尿尿频、脾虚久泻、白浊、带下等。

芡实被誉为"水中人参"，有南芡、北芡之分，南芡主要产于湖南、广东、皖南、苏南一带；北芡又叫池芡，主要产自山东、皖北、苏北一带，质地比南芡稍微差一些。

中医养生学认为，芡实可抗衰延年，最益脾胃。宋代大文豪苏东坡步入老年时仍然身健体壮，面色红润，才思敏捷。后来据他所说，这主要得益于他坚持每天吃煮熟的芡实。

秋季是非常适合吃芡实的，因为它能调整被炎热夏季消耗的脾胃功能，脾胃充实之后，再吃补品或难消化的补药人体就能很好地适应了，而且对身体有益无碍。

《本草经百种录》上有记载："鸡头实，甘淡，得土之正味，乃脾肾之药也。脾恶湿而肾恶燥，鸡头实淡渗甘香，则不伤于湿，质黏味涩，而又滑泽肥润，则不伤干燥，凡脾肾之药，往往相反，而此则相成，故尤足贵也。"《本草求真》之中有云："芡实如何补脾，以其味甘之故；芡实如何固肾，以其味涩之故。"由此可见，芡实有补脾固肾之功。

现代研究发现，芡实中富含淀粉，能为人体供能，而且含有多种维生素、矿物质，确保人体获得足够多的营养物质；芡实能增强小肠吸收功能，因此可以调理吸收不良导致的腹泻。

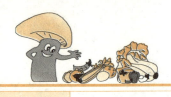

养好脾胃怎么吃——消化好吸收才更好

接下来为大家介绍几款有助于调理脾胃的食疗方。

莲子芡实粥

膳食材料 莲子、芡实各15克，粳米100克，补骨脂5克。

膳食烹调 将莲子和芡实洗净后放到干净的锅中，倒入适量清水浸泡；粳米淘洗干净后放入锅中；补骨脂放入锅中，开大火熬煮至沸后转成小火继续熬煮至熟即可。

膳食功效 健脾益气，养胃，补肾固精。适用于脾肾两虚导致的食欲不振、脘腹胀满、形寒肢冷、腰膝酸软。

补骨脂芡实老鸭汤

膳食材料 芡实30克，补骨脂10克，鸭肉250克，盐适量。

膳食烹调 鸭肉洗净后放到沸水中汆烫去血水，捞出沥干；芡实洗净备用；之后与鸭肉、补骨脂一同放到砂锅中，倒入适量清水，开大火煮沸，之后转成小火继续炖半小时，炖至鸭肉熟烂，调入少许盐即可。

膳食功效 升阳健脾，固肾养精。

甘草

——调治脾胃

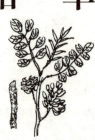

《本草纲目》上有记载："诸药中甘草为君，治七十二种乳石毒，解一千二百种草木毒，调和众药有功，故有'国老'之号。"由此可见，从古代开始，甘草在中药中地位就非常高。

甘草味甘，性平，归脾经、胃经、心经、肺经，本身气和性缓，可升可

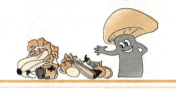

降。生甘草偏于清热解毒、润肺和中，可调治咽喉肿痛、胃肠道溃疡和食物中毒；炙甘草就是生甘草片用蜂蜜拌匀，同时炒炙而成，炙甘草可以补三焦之元气，能调治脾胃功能减退、大便溏薄等症。

《中国药典》中有记录，甘草"用于脾胃虚弱，倦怠乏力，心悸气短，咳嗽痰多，脘腹、四肢挛急疼痛，痈肿疮毒，缓解药物毒性、烈性"。《珍珠囊》中有记载，说其能"补血，养胃"。药方之中添加甘草大都用于调和药性，而非主治疾病。用其治疗胃痛、腹痛、腓肠肌挛急疼痛等症时，常和芍药同用，可大大提升治挛急疼痛的疗效，如芍药甘草汤；用其治疗脾胃气虚、倦怠乏力等症，常与党参、白术等同用，组成四君子汤、理中丸等；用于美白，和白术、白芍、白茯苓同用，构成三白汤。

到了夏季，很多人会在暑湿的影响下表现出轻微的腹泻症状，此时可以通过服用六一散改善症状，六一散由6份滑石和1份甘草组成，可以将其用水煮开之后服下，能利湿止泻。服用此方的时候要遵医嘱，不可自行服用。

接下来为大家介绍几款有助于调理脾胃的食疗方。

猪骨甘草汤

 膳食材料　甘草10克，莲子、大枣各100克，木香3克，猪脊骨1具。

 膳食烹调　木香、甘草洗净后用纱布包好；莲子洗净后浸泡一段时间；大枣洗净后去核；猪脊骨洗净后剁碎。将上述材料一同放入锅中，倒入适量清水，开小火炖4～5小时，喝汤，吃肉、莲子、枣，分顿食用。

膳食功效　清热解毒，止咳化痰，滋阴健脾。

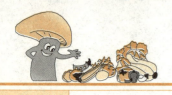

养好脾胃怎么吃——消化好吸收才更好

大麦甘草茶

膳食材料 大麦10克,甘草2克,冰糖适量。

膳食烹调 将大麦和甘草淘洗干净后放到清水中,开大火煮沸,之后转成中小火继续煮15分钟,最后调入适量冰糖煮至融化即可。

膳食功效 清暑安神,助消化,清血排毒。

生姜

——醒脾开胃

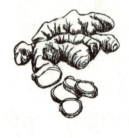

生姜是常见的调味品,也是常见的中药材,其根茎(干姜)、栓皮(姜皮)、叶(姜叶)都能入药。

早上吃些姜是非常好的,因为清晨起床的时候人的胃肠功能还没有苏醒,而生姜有"醒脾胃"的作用,而且对于寒湿困脾导致的食欲下降、身体困重、口淡不渴等症都有不错的调理效果。

夏季也应适当吃些姜,因为夏季我们经常会吃生冷之品,如生鲜果蔬、冰激凌等。寒凉之品摄入过多,就会损伤脾胃阳气,进而表现出呕吐、腹泻等脾阳不振现象,此时适当吃些生姜能温中散寒、和胃降逆、止呕止泻。

而且夏季吃姜还能起到兴奋、排汗、降温、提神的作用,出现一般暑热症状,如头昏、心悸、胸闷、恶心等,适当喝点姜汤是大有益处的。防中暑的中成药人丹之中就添加了生姜,其主要作用就是提神、醒脑、健胃。

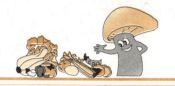

如果出现胃弛缓,也就是胃壁肌肉松弛、消化系统不良、食欲下降,常常打呃(嗝)、恶心等,取100克生姜,加15克苍术同煎服用即可。

如果是孕妇胃胀气打嗝,可以取生姜汁调蜂蜜混合均匀后缓缓饮服,大概半小时之后打嗝症状就能逐渐缓解,1个小时左右即可停止打嗝。

现代研究表明,生姜是治疗盐酸-乙醇性溃疡的有效药物,其有效成分姜烯,有保护胃黏膜细胞的作用,姜科植物里面所含的姜烯等萜类精油成分是健胃药的有效成分之一。

接下来为大家介绍几款有助于调理脾胃的食疗方。

第六章 药养脾胃,常见药材,调补有方

姜醋

膳食材料 生姜200克,醋、冰糖各适量。

膳食烹调 找个能密封的罐子,用开水烫一下,控干水分,不能有油;姜洗净后沥干水分,如果选的是老姜可以削掉皮,用子姜则不用削皮;将处理好的姜切成片;把姜片、冰糖、醋倒进一个罐子中,密封1个星期即可。

膳食功效 开胃,活血,消炎,预防中暑,抗感冒。

姜枣茶

膳食材料 干枣3~5枚,姜1块,冰糖适量。

膳食烹调 干枣洗净后去核,切成丁;生姜洗净后去皮,切成末。将处理好的生姜和大枣一同放入锅中,倒入适量清水,水要能没过食材,开小火慢煮,煮沸后调入冰糖,边煮边搅拌,煮至黏稠,晾凉,放入冰箱,每次取2大勺冲入沸水即可。

膳食功效 开胃,补血。

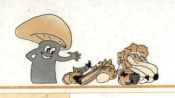

莲子
——补脾止泻

莲子是睡莲科植物莲的干燥成熟种子，是老少皆宜的美食，也是常见的中药材。莲子味甘、涩，性平，归脾经、肾经和心经，有补脾止泻、止带、益肾涩精、养心安神之功。《玉楸药解》中有云："莲子甘平，甚益脾胃……"

吃莲子的时候，很多人会纠结于去心不去心的问题，因为莲子心味苦。那这个心究竟该不该吃呢？

莲子味甘性平，干者偏温，入脾、肾、心经，可滋补元气，补中养神，益肾涩精，能治疗腹泻、腹痛、遗精、失眠等症，是非常好的滋补品；而莲子心味苦性寒，入心经和肾经，有清心火、沟通心肾的作用，能治疗心烦失眠、口渴喜饮、小便涩痛等症，是清热之品，无补益之功，脾虚者经常吃莲子心反而会出现腹泻。

莲子和莲子心都有安神作用，都能用来治疗失眠，莲子主要用来治疗气血亏虚导致的失眠，而莲子心主要治疗的是心肝火盛导致的失眠。更年期综合征的女性既有气血亏虚，又有心肝火盛，莲子和莲子心同用能攻补兼施，效果会更好。

小儿心肝火盛，易烦躁，用莲子心煮水能清心除烦，不过小儿脾胃虚弱，过用寒凉之品可能会伤及脾胃，如果和莲子同用即可健运脾胃，清而不伤。

夏季有人喜欢喝莲子汤水或莲子羹，夏季气候炎热，对于本就阳气旺盛的人来说易诱发上火，此时和莲子心同用即可让莲子补而不热，还能消暑气。

莲子有补肾固精之功，如果是肾虚遗精者可以适当服食莲子，

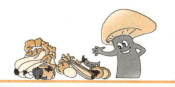

但是如果和莲子心同用,效果可能会减弱,所以用于补肾固精时要去心。

莲子能补益脾胃,强身健体,用莲子和糯米、茯苓、糖制成糕点,能治疗小儿疳积消瘦,消化不良,这时也要注意去心。

莲子能补脾止泻,对于脾虚而致的慢性腹泻可以将莲子研成末后熬粥,或者和薏米、芡实等打粉长期食用,可以缓解腹泻症状,不过苦寒的莲子心容易伤及脾胃,所以这个时候也要注意去心。

莲子可以烹调成羹食,也可直接将其研磨成粉,放入锅中熬成粥,或是直接将其捣碎,与米一起放入锅中熬粥。如今,市面上销售的很多甜食之中都有添加莲子,酥烂软滑,味香而甜;粤菜清甜莲子,莲子松化,清新而味美;湘菜冰糖湘莲,汤清莲白,甜糯清香。炖莲羹是酒席宴时常见的解酒醒脾甜品。

在中国传统的药膳之中,添加莲子的不在少数,如龙眼莲子羹,味道清香,常食用有养心安神、健脾之功;雪花莲子以莲子作为主料,配以蛋清,味道香甜可口,能补肾健脾;莲子汤以莲子作主料,放入锅中蒸煮至熟,味道清香而可口,常食能理气解暑、祛火清凉;冰糖梅花莲子,选的是去心的莲子、洗净的银耳一同蒸熟,常食能滋阴润肺,补脾安神。

接下来为大家介绍几款有助于调理脾胃的食疗方。

莲子猪肚汤

 膳食材料 猪肚1个,莲子1小把,葱2段,姜1块,香葱4根,花椒1汤匙,黑胡椒粉、盐、料酒、香油各适量。

 膳食烹调 猪肚洗净后切成条;冷水锅中放入1汤匙花椒;姜拍碎后和猪肚一同放入锅中,开中小火煮沸,之后继续煮一会儿,

第六章 药养脾胃,常见药材,调补有方

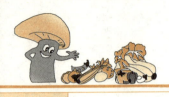

放入料酒,再次煮沸,捞出洗净;将猪肚条、莲子、葱、姜一同放入干净的锅中,倒入足量清水,开大火烧沸,之后转成小火继续煲至汤呈奶白色,调入少许盐、黑胡椒粉继续煮半小时,出锅之前调入香油、香葱即可。

膳食功效 养胃滋润,养颜。

莲子山药茯苓糕

膳食材料 莲子、山药、茯苓各100克,白糖适量。

膳食烹调 将莲子、山药、茯苓烘干后研磨成粉末,装到干净的碗内,调入白糖、水,混合成糊后放到锅内蒸熟。

膳食功效 莲子有健脾止泻之功;茯苓能治脾虚导致的便溏泄泻;山药可补益脾胃。此糕点非常适合脾胃虚弱、泄泻、体倦者服食。

党参

——补益脾肺气虚

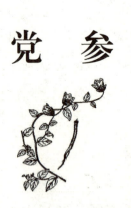

党参味甘,性平,有补中益气、止渴、健脾益肺、养血生津的功效,经常用来治疗脾肺气虚,食少倦怠,咳嗽虚喘,气血不足,面色萎黄,心悸气短,津伤口渴,内热消渴,懒言短气,四肢无力,食欲不佳,气虚,气津两虚,气血双亏,血虚萎黄等症。

《本草从新》中说党参能"补中益气,和脾胃除烦渴"。《本草正义》有记载:"党参力能补脾养胃,润肺生津,腱运中气,本与人参不甚相远。"由此可见,党参有补益脾肺之功。

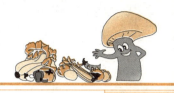

党参性味平和，能够调补脾肺气虚。现代研究表明，党参能明显改善疲劳，尤其适合工作辛劳、耗气伤力导致的疲劳、精神不振等症之人服食。此外，党参还能提高机体免疫力，对于肺气虚弱导致的易感、怕冷、打喷嚏、流鼻涕都有不错的调补功效。

党参平和的药性决定它虽然可以用于长期调补，但是单独使用见效缓慢，所以党参很少单独用。家里如果有人胃口差、消化不良、大便稀烂等，可以用党参加北芪煲汤，此方能治脾虚；党参配枸杞子是气阴双补的配方，非常适合加班熬夜的人服用，因为熬夜的过程中会伤气、伤阴，仅仅食用党参补气很容易燥热，加些枸杞子之后即可气阴双补。

脾胃之气不足的时候，会表现出四肢困倦、短气乏力、食欲下降、大便溏软等症。而党参有增强脾胃功能、益气之功，可配合白术、茯苓、甘草、陈皮或白术、山药、扁豆、芡实、莲肉、苡米、茯苓等同用。

接下来为大家介绍几款有助于调理脾胃的食疗方。

党参莲藕猪蹄汤

膳食材料 莲藕640克，猪蹄240克，党参20克，枣（干）50克，陈皮5克，盐适量。

膳食烹调 将莲藕洗净，刮掉外皮；红枣洗净后去核；党参、陈皮和蹄肉洗净。将党参、莲藕、红枣、陈皮、猪蹄肉一同放到煲沸滚的水里，开中火煲3小时，用盐调味即可。

膳食功效 补中益气，健脾胃，安心养神，滋阴补肌。

黄芪党参当归炖鸡汤

膳食材料 老母鸡半只，党参、黄芪各25克，枸杞9克，当归

第六章 药养脾胃，常见药材，调补有方

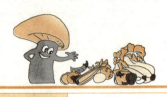

养好脾胃怎么吃——消化好吸收才更好

10克，红枣10枚，姜5片。

膳食烹调 鸡砍成小块，洗净，沥干水分；党参、黄芪泡1~2个小时之后洗净备用。将砂锅置于火上，倒入适量清水，水要一次性加足；冷水放入鸡肉，水沸后撇掉沫子，之后放入姜片、当归、党参、黄芪、枸杞、红枣，转成小火继续炖2~3小时即可。

膳食功效 补气生血，美容养颜，调补脾胃。

桂皮

——温阳止痛

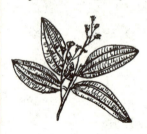

桂皮又叫肉桂、官桂或香桂，是常用中药，味辛，性温，入心、肝、脾、肾四经，有温脾胃、暖肝肾、通络止痛之功。对怕凉腹痛者有很好的止痛作用，《本草拾遗》上有记载，说桂皮能"治腹内诸冷，血气胀痛"。此外，桂皮还能治疗受凉导致的多种疼痛，如痛经、腰痛、膝痛、肩痛等。用桂皮止痛，最好的做法是外敷，通常取半斤桂皮、半斤粗盐，包好之后放到微波炉中加热，熨烫痛处，不能损伤皮肤，疼痛很快就能被缓解。反复疼痛或病程较长的疼痛可以把桂皮加入中药中使用。

其实提起桂皮，我们更多的时候会想到调料，的确，很多家庭在炖肉、炖鱼的时候都会用到桂皮，它也是五香粉的组成之一，气味芳香，能祛腥解腻，提升食欲。用桂皮做调味品老少皆宜，但是用它来调补身体的时候就要注意了。首先，**桂皮里面含黄樟素，长期使用会增加致癌风险**，所以不建议把桂皮当作常规补品长期或大

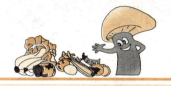

量应用。而且桂皮性温，服用的时候要根据自己的体质和季节而定，通常秋冬季节较冷的时候适宜服用桂皮，但是夏季或天气较热的时候不宜服用桂皮；桂皮性温走窜，易动血，所以孕妇不宜服用。

接下来为大家介绍几款有助于调理脾胃的食疗方。

桂皮红糖水

膳食材料 桂皮6克，红糖适量。

膳食烹调 将锅置于火上，倒入适量清水，放入桂皮煎汤，煎好之后调入红糖即可。

膳食功效 适用于妇女产后血瘀腹痛，或胃寒少食。

桂皮山楂饮

膳食材料 桂皮6克，山楂肉10克，红糖30克。

膳食烹调 将桂皮、山楂肉放入锅中，倒入适量清水煎汁，过滤取汁，调入适量红糖，搅拌均匀，趁热饮服。

膳食功效 温胃散寒，消食导滞。适用于因寒气和食积阻滞在胃导致的胃脘闷满作痛、于噫臭气、厌食而大便不爽、喜热食而恶寒凉等症。

第六章 药养脾胃，常见药材，调补有方

沙参

——补五脏之阴

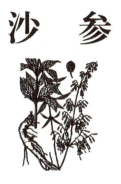

沙参无毒，味甘而微苦，有滋补、祛寒热、清肺止咳之功，能治疗心脾痛、头痛、妇女白带之症，主治气管炎、百日咳、肺热咳嗽、咳痰黄稠等症。

沙参是补药的一种，善补五脏之阴，尤其擅长补益肺胃之阴，适合肺阴亏虚而致的干咳少痰、咽干咽痒、久咳

165

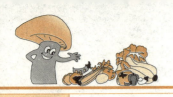

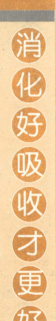

不愈、形体消瘦、潮热盗汗等证,以及胃阴亏虚导致的口渴心烦、大便干燥、饥不欲食等证。因此,沙参是岭南地区常用的调补品之一。

沙参的特点是清、补、凉。沙参的补和党参、人参不同,以补益气分为主,适合怕冷、疲倦、懒言、动则汗出、口淡、小便清长等虚寒体质者,属于温补范畴;沙参以补益阴津为主,适合怕热、烦躁、口燥咽干、小便黄、大便干结、形体消瘦等蓄热体质者,属清补范畴。并且,沙参补而不燥,有的人长期肺气亏虚、易感冒,服用党参、人参等易上火,此时就可以用沙参来代替。

最后再来说说沙参的"凉",沙参性微寒,所以不但能清虚火,还可以消实火,对于肺中有热而导致的咳痰黄黏和胃热导致的口苦都有疗效。不过也正是因为它的凉,所以不适合脾虚而出现面色萎黄、消化不良、食欲下降等症者服食。

沙参的用量通常按照饮用者的年龄来定,一般来说,成人沙参的用量在9~15克为宜,儿童和老人要减少用量。

接下来为大家介绍几款有助于调理脾胃的食疗方。

沙参玉竹瘦肉汤

膳食材料 猪瘦肉500克,沙参、玉竹、百合各30克,蜜枣15克,盐适量。

膳食烹调 将瘦肉洗净后切块,放到冷水中煮开,捞出,洗净,沥干水分;沙参洗净后切成小段;玉竹、百合洗净。汤锅中倒入适量清水,将所有汤料都放入锅中,盖好锅盖,开大火烧沸之后转成小火继续煲1.5~2小时,调入适量盐即可

膳食功效 安神补血,健脾健脑,强身健体。

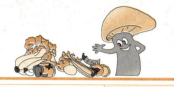

第六章 药养脾胃,常见药材,调补有方

四神沙参猪肚汤

膳食材料 猪肚半个,薏仁、芡实、茯苓各100克,沙参25克,莲子、新鲜山药各200克,盐适量。

膳食烹调 猪肚洗净后放到沸水锅中氽烫,捞出洗净,切成大块;芡实、薏仁淘洗干净,放到清水中浸泡1小时,沥干水分;山药削皮后洗净、切块;莲子、沙参洗净。将除莲子、山药之外的材料放到锅内煮沸,之后转成小火继续炖30分钟,放入莲子、山药,继续炖30分钟至熟烂后,调入少许盐即可。

膳食功效 补虚损,健脾胃。脾胃不好的人常服此药膳能改善体质和食欲不振。

黄芪——补益脾胃

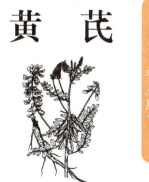

黄芪味甘,性微温,归肺、脾、肝、肾经,是常见的补气药。能补肺脾气虚,和党参的功效相似,不过黄芪和党参不同之处就是黄芪补中有升,可以治疗中气下陷之证。可以很好地治疗低血压、脏器下垂等症,对中气下陷导致的慢性腹泻、崩漏、伤口难以愈合有一定的帮助。人体阳气有固护体表之功,所以现代研究发现黄芪能增强机体免疫功能,而且有一定的抗菌之功。此外,黄芪还可以固表止汗、利水消肿,能治疗慢性肾炎、蛋白尿、糖尿病等症。

中医认为,黄芪可补一身之气,而且有升阳、固表止汗、排脓生肌、利水消肿、安胎益血之功。对于贫血、水肿、体虚多汗、胎动不安、子宫脱垂、气血两亏、阴虚不足等症都有不错的疗效。单

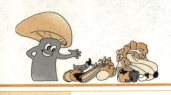

养好脾胃怎么吃——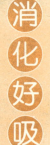消化好吸收才更好

用黄芪泡水能治身体困倦、无力、气短。

著名学者胡适先生中年以后,经常疲惫不堪,力不从心,就会用黄芪泡水代茶饮用。尤其是讲课以前,总要先呷几口黄芪水,让自己的精力倍增,讲话的时候声如洪钟,滔滔不绝。

选择黄芪调补身体的时候很少单用,通常都会配合其他药材同用,黄芪和当归搭配有很好的生血补血之功,适合气血亏虚者服食,适用于月经过多、面色偏白或经常头昏眼花的女性,加入羊肉、生姜,补中有行,适合冬季手脚冰冷的女性。类似的搭配还有很多。

黄芪食用起来很方便,可以煎汤、煎膏、浸酒、做菜肴等。

接下来为大家介绍几款有助于调理脾胃的食疗方。

黄芪鲫鱼汤

膳食材料 鲫鱼1条,胡萝卜半根,藕100克,黄芪10克,枣(鲜)6枚,清汤、黄酒、食盐、味精、姜各适量。

膳食烹调 胡萝卜洗净后切块;藕洗净后切块;鲫鱼洗净后沥干水分,用油煎至两面金黄。鱼煎好后,放入姜片爆香,烹入黄酒,倒入清汤,放入切好的藕,再放入黄芪、红枣开大火煮沸,之后转成小火慢煲1小时;加入胡萝卜、少许盐,之后转成小火继续慢煲半小时,调入适量味精,搅拌均匀即可。

膳食功效 养胃,消食,助消化。

黄芪当归乌鸡汤

膳食材料 乌鸡1只,大枣、桂圆、枸杞、黄芪、当归各10克,姜片、料酒、白醋、盐各适量。

膳食烹调 将乌鸡洗净后放到锅中焯水,之后将乌鸡放到压力锅中,放入2~3倍的水量,将除了枸杞之外的药材洗净后放入锅中,倒入适量的料酒;等到锅内的水烧沸后撇去上面的浮沫,调入适量白醋促进钙的溶解,盖好盖子,上汽之后转小火继续煲30分钟;开盖,倒入枸杞,调入适量盐,继续煮2~3分钟即可。

膳食功效 黄芪补气健脾,大枣、桂圆、当归养血,乌鸡滋润,将上述食材搭配在一起烹调,补益气血之功更甚。

第六章 药养脾胃,常见药材,调补有方

在我们身边有很多人喜欢喝酒,有的是因为对酒精上瘾,有的是为了借酒消愁,有的是因为应酬太多不得不饮酒……但不管您是因为什么喝酒,都肯定体会过醉酒后那股子难受劲儿。几乎每个醉酒者都曾信誓旦旦地发誓说"再也不喝酒了",可是等到亲友团聚、应酬来临之时仍然觥筹交错,一醉方休,将上一次喝过酒的不适忘得干干净净。

葛花——解酒养胃

适量饮酒对人体有一定的益处,《素问·血气形志》上有记载:"经络不通,病生于不仁,治之以按摩醪药。""醪药"即指酒,意思就是说酒能通经络。但是过量饮酒不仅对身体没有益处,还可能会危害身体健康。《素问·厥论》上有记载:"酒入于胃,则络脉满而经脉虚。脾主为胃行其津液者也,阴气虚则阳气入,阳气入则胃不和,胃不和则精气竭,精气竭则不营其四肢也。"意思就是说,酒进入胃内后,经脉先满,而经脉气虚,等到卫气平稳之后,营气才能充盈于经脉。脾的功能是帮助胃把营养物质输送到全身各处,可一旦饮酒过多,酒的热性就会损伤脾之阴气,阳气趁虚而入,导致脾胃功能失常,会导致消化功能下降、脾胃

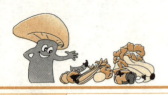

养好脾胃怎么吃——消化好吸收才更好

无法很好地营养四肢。

如果醉酒后行房，就会导致酒停留在脾胃之中不能正常消化，时间久了就会化热，表现出全身发热、小便红赤等症。酒本性热而猛烈，醉酒行房还会伤及肾阴，阴虚则阳亢，就会表现出手足心发热。

虽然很多人明知道过量饮酒不利于身体健康，但戒酒却也比较为难他们，毕竟亲友聚会、应酬的时候很难推开酒杯，既然如此，就给大家介绍一种能解酒的中药材——葛花。

葛花是豆科植物野葛的干燥花。中医认为，葛花性微寒，味甘平微苦，无毒，入阳明胃经，有解酒醒脾的作用，能治疗酒伤而致的头痛、头昏、烦渴、胸膈饱胀、呕吐酸水等伤及胃气之症。很多医书古籍上都有关于葛花的记载，《神农本草经》中说葛根可"解诸毒"，"诸毒"里面就包括饮酒中毒；《滇南本草》中说葛花能"治头晕，憎寒，壮热，解酒醒脾，酒痢，饮食不思，胸膈饱胀，发呃，呕吐酸痰，酒毒伤胃，吐血，呕血，消热"。《脾胃论·论饮酒过伤》中记载了两个方法："夫酒者大热有毒，气味俱阳，乃无形之物也。若伤之，止当发散，汗出则愈矣，此最妙法也。其次莫如利小便。二者乃上下分消其湿，何酒病之有。"这两个方法，一个是通过发散药物（如葛花、葛根）发汗，另一个就是通利小便，利用小便消导湿邪。

经常应酬饮酒的人可以找中医为自己配制葛花解酒方，如果只是偶尔小醉，直接取葛花泡水解酒的效果也是不错的。

接下来为大家介绍几款有助于调理脾胃的食疗方。

葛花扁豆淡菜瘦肉汤

膳食材料 葛花15克，炒扁豆50克，淡菜150克，猪瘦肉500克，生姜3片。

膳食烹调 将上述材料分别清洗干净，葛花用纱布包好；猪瘦肉切块，和淡菜、生姜、葛花、炒

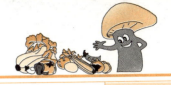

扁豆一同放到瓦煲中,倒入适量清水,开大火煲沸后转成小火继续煲至猪瘦肉熟烂即可。

膳食功效 清热利水,健脾化湿。适用于饮酒积热、暑湿泄泻等症。

罗汉果五花茶

膳食材料 罗汉果1/4个,鸡蛋花、金银花、槐花、葛花、木棉花各15克,红糖20克。

膳食烹调 将上述材料一同倒入砂锅中,用清水淘洗两遍后倒入6碗水,开中火加热至沸,之后转成小火继续加热20分钟即可。

膳食功效 清肝热,去心火,生津解渴,除湿清热,润肠排毒。

第六章 药养脾胃,常见药材,调补有方

藿香,又名合香、苍告、山茴香等,是多年生草本植物,其叶呈心状卵形至长圆状披针形,花呈淡紫蓝色。著名的方剂藿香正气散最早收录在《太平惠民和剂局方》中,已经延用900多年。添加了藿香的方剂有很多,它也是夏季不可或缺的保健良药。

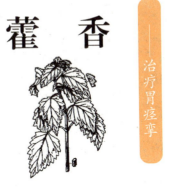

藿香——治疗胃痉挛

从中医的角度上说,藿香性辛,微温,归脾经、胃经和肺经,有芳香化浊、开胃止呕、发表解暑之功。能够治疗湿浊中阻、脘痞呕吐、暑湿倦怠、胸闷不舒、寒湿闭暑、腹痛吐泻、鼻渊头痛等症。现代医学表明,藿香内的挥发油能促进胃液分泌,提升消化能力,缓解胃肠痉挛。

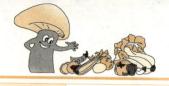

养好脾胃怎么吃——消化好吸收才更好

每到炎热的夏季,很多家庭都会备上几盒藿香正气水,因为它能防治中暑。中医将夏季分成夏和长夏,长夏多湿,和夏季的火气有很大区别。长夏处在夏秋之交,雨水较多,天气潮湿、炎热,湿热熏蒸,水气上腾,此时应该注意养脾,因为"脾喜燥而恶湿"。

《药品化义》中说:"藿香,其气芳香,善行胃气,其芳香而不嫌其猛烈,温煦而不偏于燥热,能祛除阴霾湿邪,而助脾胃正气,为湿困脾阳,怠倦无力,饮食不甘,舌苔浊垢者最捷之药。"藿香能助脾气升清让你开胃,化湿邪让你头脑清明,芳香气味能化掉湿邪之气。

接下来为大家介绍几款有助于调理脾胃的食疗方。

藿香粥

膳食材料 鲜藿香30克,粳米100克。

膳食烹调 将藿香煎汁;将粳米淘洗干洗后放入锅中熬煮成粥,调入藿香汁,调和均匀,煮沸即可。

膳食功效 降逆止呕,开胃。适合脾胃吐逆、霍乱、心腹痛等症,对暑热症导致的呕吐有一定的疗效。

藿香姜枣茶

膳食材料 藿香叶、姜片、红枣、白糖各适量。

膳食烹调 先将姜片、红枣分别清洗干净,放入锅中,倒入适量清水,煮20分钟,放入藿香叶,继续煮10分钟,调入适量白糖即可。

膳食功效 健脾益胃。适合脾胃虚弱、呕吐、胸脘痞闷、食欲不佳等症。

第六章 药养脾胃，常见药材，调补有方

神曲 —— 消食化积

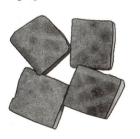

神曲也叫六神曲，是面粉或麸皮和杏仁泥、赤小豆粉，以及鲜辣蓼、鲜青蒿、鲜苍耳等药物混合拌匀后，经发酵而成的加工品。

神曲性温，味甘、辛，归脾、胃经。有健脾和胃、消食调中之功。能治疗消化不良、食欲不振、肠鸣泄泻等；适用于感冒兼有食滞者，产后瘀血、腹痛等症。

《本草述》中说神曲"治伤暑，伤饮食，伤劳倦，呕吐反胃，不能食"。《本草纲目》说其可"消食，下气，除痰逆，霍乱，泄泻，胀满"。《药性论》说其可"化水谷宿食，症结积滞，健脾暖胃"。现代药理学研究表明，神曲中富含维生素B复合体、酶类、麦角固醇、蛋白质、脂肪等营养物质，借助其发酵作用，可以促进消化机能。比如其所含的淀粉酶可以促进胃液分泌，消化谷类食物。中医临床上借助其助消化、健脾胃的作用治疗脾胃亏虚、消化不良之症，用其熬粥可以改善老人脾虚食滞、消化不良之症。

接下来为大家介绍几款有助于调理脾胃的食疗方。

神曲消食饼

膳食材料 神曲30克，鲜山楂250克，白术150克，面粉、盐、食用油各适量。

膳食烹调 山楂洗净后放到锅中，倒入适量清水，煮熟后取出，去掉皮、核，制成山楂泥；白术、神曲碾成细粉。将山楂泥、白术粉、神曲粉一同放到盆内，调入盐，放入面粉、清水和成面团，制成大小均匀的薄饼；将平底锅置于上火，涂上食用油，放入薄饼，烤至两面金黄，薄饼熟透即可。

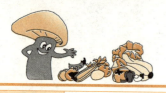

养好脾胃怎么吃——消化好吸收才更好

神曲粥

膳食材料 神曲15克，大米50克。

膳食烹调 将神曲研成细末，放到锅中，倒入适量清水，浸泡5~10分钟后，开大火煮沸后转成小火煎汁，放入淘洗干净的大米煮成稀粥。每天1剂，连续吃3~5天。

膳食功效 健脾胃，助消化。

膳食功效 健脾养胃，消食化积。

神曲山楂减肥饮

膳食材料 山楂、麦芽、神曲、莱菔子、陈皮、茯苓、泽泻、红豆、藿香、草决明、夏枯草各15克，茶叶适量。

膳食烹调 将上述材料一同研成粉末，每次取6~12克，倒入适量开水泡饮，15天为1个疗程。

膳食功效 强身活血，健胃。

石斛

——调治胃阴虚

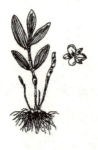

石斛又叫万丈须、吊兰、林兰、金钗华等，味甘淡、微咸，性寒，归胃、肾、肺经。有益胃生津、滋阴清热之功。可治疗阴伤津亏、口干烦渴、食少干呕、病后虚热、目暗不明等症。

对于胃阴不足而导致的口干舌干、咽喉干涩等都有不错的调补之功，特别是那些长期用嗓子导致的慢性咽喉炎，只要是以胃阴虚为主，就可以用石斛进行调治。石斛属于植物茎，代茶饮是非常不错的调补方式。《本草纲目》中有记载，石斛可

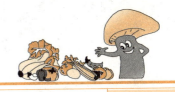

"补五脏虚劳羸弱,强阴益精。久服,厚肠胃。补内绝不足,平胃气,长肌肉,益智除惊,轻身延年"。《日华子诸家本草》说石斛可"治虚损羸弱,壮筋骨,暖水脏,轻身,益智,平胃气,逐虚邪"。

石斛的种类很多,最好的就是霍山石斛,不过正宗的霍山石斛在市面上是很少见的。一般来说,质量较好的就是铁皮石斛,石斛质量的好坏和它养阴的特性有关,它之所以能很好地养阴是因为含很多胶质,可以通过咀嚼来判断石斛的性质,质量越好的石斛咀嚼的时候胶质越多,杂质越少,到最后没有多少渣。如果咀嚼之后渣很多,则说明石斛的质量较差。

接下来为大家介绍几款有助于调理脾胃的食疗方。

第六章 药养脾胃,常见药材,调补有方

石斛灵芝炖鸡汤

膳食材料 老母鸡700克,花旗参、灵芝、石斛、盐各适量。

膳食烹调 老母鸡宰杀后处理干净,洗净;准备好灵芝、石斛、花旗参。将鸡放入冷水锅中,烧沸后撇去上面的浮沫,之后放入石斛、灵芝、花旗参烧沸,转成小火继续炖2小时左右。调入少许盐即可。

膳食功效 滋阴清热,养胃生津,润肺止咳,益肾明目。

石斛瘦肉汤

膳食材料 瘦猪肉100克,石斛、芦根各30克,食盐适量。

膳食烹调 将石斛、芦根洗去泥沙;猪瘦肉洗净后切成块状。将所有用料一同放到瓦锅中,倒入适量清水,开大火煮沸后转成小火继续熬煮2小时,调入少量食盐即可。

膳食功效 滋阴养胃。

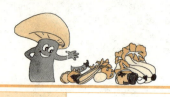

养好脾胃怎么吃——消化好吸收才更好

佛手

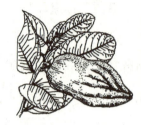

——疏肝健脾

佛手又叫佛手柑、五指橘,是芸香科植物佛手的果实,被誉为"果中之鲜品"。佛手味辛、苦、甘,性温、无毒,入肝经、脾经和胃经,有理气化痰、止咳消胀、疏肝健脾和胃之功,能治疗肝郁气滞而引发的一系列病症。现代药理学研究表明,佛手对肠道平滑肌有显著的抑制作用,对乙酰胆碱导致的十二指肠痉挛有显著的解痉作用,能扩张冠状血管,增加冠脉血流量,减缓心率、降血压。

佛手的花和果实都能食用,可以熬粥、煲汤等,有理气化痰、疏肝和胃、解酒等作用。用佛手泡茶能治疗胃痛、腹胀等症。用佛手泡的佛手酒有舒肝理气、和脾温胃之功,能治疗胃气虚寒、胃腹冷痛、慢性胃炎等症。

接下来为大家介绍几款有助于调理脾胃的食疗方。

佛手粳米粥

膳食材料 佛手15克,粳米100克,冰糖适量。

膳食烹调 将新鲜的佛手洗净后切成片,装到洁净的纱布袋内,扎紧口;粳米淘洗干净,倒入适量清水熬粥,熬至八成熟的时候放入纱布袋,继续煮15分钟左右,放入冰糖溶化调匀,挑出纱布袋。趁温食用,每天2次。

膳食功效 行气止痛,疏肝养胃。适用于肝胃不和型慢性胃炎,表现出胃脘胀痛、连及两胁、情绪不畅时加剧、嗳气反酸、急躁易怒等症状。

佛手姜糖饮

膳食材料 生姜5克,佛手10

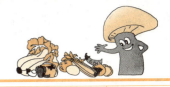

克,红糖适量。

膳食烹调 生姜、佛手洗净后切片,放入干净的杯子中,调入适量红糖,倒入开水冲泡,盖盖子闷5~10分钟即可,代替茶来饮用。

膳食功效 健胃止呕,疏肝理气。

佛手延胡煲猪肚

膳食材料 佛手12克,延胡10克,猪肚500克,生姜4片,盐、生粉各适量。

膳食烹调 将上述材料洗净后放到清水中浸泡;猪肚洗净后翻转,用生粉反复擦洗干净后切块。将上述材料一同放到瓦煲内,倒入适量清水,开大火煮沸之后转成小火继续煲2小时,调入适量盐即可。

膳食功效 理气和胃,活血止痛,能调治脾胃疾病。

第六章 药养脾胃,常见药材,调补有方

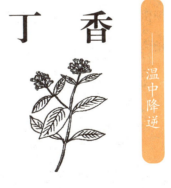

丁香——温中降逆

丁香,又叫丁子香、公丁香、雄丁香、百里馨等。性温,味辛,归胃、脾、肾经。有温中降逆、温肾助阳之功。能止五色毒痢,疗五痔,还可治冷劳反胃,鬼痊虫毒;杀酒毒,消胁肋间硬条块;治疗肾气奔豚气,阴痛腹痛,壮阳,暖腰膝;疗呕逆,去胃寒,理元气。

《本草纲目》说丁香能"治虚哕,小儿吐泻"。《药性论》中说其能"治冷气腹痛"。《大明本草》说其可"治口气,反胃,疗肾气,奔豚气,阴痛,壮阳,暖腰膝,治冷气,杀酒毒"。现代药理学

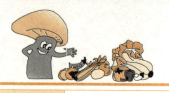

养好脾胃怎么吃——消化好吸收才更好

研究表明,丁香是芳香健胃剂,能缓解腹部气胀,提升消化功能,减轻恶心呕吐,用其熬粥,既能温中散寒,治疗脾胃虚寒、脘腹冷痛,又能提升食欲,促进消化。

接下来为大家介绍几款有助于调理脾胃的食疗方。

丁香姜糖条

膳食材料 生姜40克,红糖200克,丁香5克,食用油适量。

膳食烹调 将丁香磨成粉状;生姜洗净后剁成末;红糖放到锅中,倒入适量清水,开小火煎熬至较稠厚时,放入姜末、丁香粉,调和均匀,继续煎熬至用铲挑起即成丝状、黏手时关火;将糖倒入涂过食用油的搪瓷盘内,稍微冷却后切条块。

膳食功效 温中散寒。

香梨汤

膳食材料 雪梨1个,丁香4粒,冰糖适量。

膳食烹调 丁香洗净后沥干水分,碾成末;雪梨洗净后挖掉果核,用丁香塞入封好;锅中倒入适量清水,调入适量冰糖搅匀,之后放入封好的雪梨同煮;开小火煮1小时左右即可。

膳食功效 温中祛寒,暖胃止呕。

丁香鸭

膳食材料 鸭子1只,丁香、肉桂、豆蔻各5克,生姜15克,葱20克,盐3克,卤汁500克,冰糖30克,味精1克,香油25克。

膳食烹调 将鸭宰杀后处理干净,洗净;丁香、肉桂、豆蔻洗净后放入锅中,倒入适量清水煎熬2次,每次水沸后20分钟即可过滤取汁,将2次的药汁合并倒入锅中;姜、葱洗净后拍破,和鸭子一同放到锅内,鸭子要淹没在药汁中,开小火煮至六成熟,捞

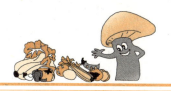

起稍凉，之后放到卤汁锅中，开小火卤熟后捞出；取适量卤汁放到锅中，调入盐、冰糖、味精，搅拌均匀，放入鸭子，在小火上边滚边浇卤汁，至卤汁均匀地粘于鸭子上，色泽红亮时取出，涂上香油，切块装盘即可。

膳食功效 对脾胃虚弱、咳嗽、水肿均有不错的疗效。

第六章 药养脾胃，常见药材，调补有方

砂仁——化湿行气

砂仁，又叫缩砂仁、春砂仁、缩砂蜜、绿壳砂。是姜科植物阳春砂、绿壳砂、南海砂的干燥成熟果实。性温，味辛，归脾、胃经。有化湿行气、温中止呕、止泻、安胎之功。能治疗脾胃气滞、湿阻中焦引起的各种症状，还能抗血小板凝聚、抗溃疡、镇痛。内服水煎，每次3～6克。李时珍对砂仁的评价是："补肺醒脾，养胃益肾，理元气，通滞气，散寒饮胀痞，噎膈呕吐，止女子崩中，除咽喉口齿浮热，化铜铁骨鲠。"

《珍珠囊》说其能"治脾胃气结治不散"。《本草纲目》中也提到砂仁能健脾、化滞、消食。《本草经疏》称其为"开脾胃之要药"。《医林纂要》中说其能"润肾，补肝，补命门，和脾胃，开郁结"。由此可见，砂仁的确为通脾胃之气的佳品。

现代研究表明，砂仁中含挥发油，其成分非常复杂，包括柠檬烯、芳樟醇、乙酸龙脑酯等。除了有浓烈芳香气味、强烈辛辣之外，还能抑制肠道，有化湿醒脾、行气和胃、消食之功。

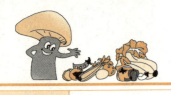

养好脾胃怎么吃——消化好吸收才更好

接下来为大家介绍几款有助于调理脾胃的食疗方。

砂仁鸡肉粥

膳食材料 砂仁6克,鸡肉100克,粳米150克,盐、料酒、味精各适量。

膳食烹调 鸡肉洗净后切成2厘米见方的块,用料酒、盐腌渍;砂仁捣成细末。粳米淘洗干净后放到锅中,倒入适量清水,置于大火上烧沸,之后放入鸡肉块、砂仁末,转成小火继续煮40分钟,调入味精,搅拌均匀即可。

膳食功效 补虚损,助消化。

砂仁鲫鱼汤

膳食材料 新鲜鲫鱼1条(约250克),砂仁、味精各3克,生姜6克,葱1条,花生油20克,料酒适量,淀粉少许。

膳食烹调 将鲫鱼清洗干净后用清水洗净,沥干水分;葱去皮后清洗干净,切成段;生姜去皮后洗净,切成丝;砂仁洗净之后沥干水分,研成末;将花生油、盐、砂仁拌匀后塞到鱼腹中,用淀粉封好刀口,将葱段、姜丝铺到鱼身上,调入料酒、味精,用碗盖严,隔水蒸熟即可。

膳食功效 健脾开胃,利湿止呕,安胎利水。

荔砂瘦肉汤

膳食材料 荔枝干30克,砂仁15克,猪瘦肉400克,盐5克。

膳食烹调 荔枝干去核后放到清水中浸泡;砂仁洗净后捣碎;猪瘦肉洗净后荔枝干一同剁烂。在瓦煲中倒入800毫升清水,水沸后放入荔枝干、猪瘦肉、砂仁,煲沸10分钟,调入盐即可。

膳食功效 提高食欲,增强免疫力。

第六章 药养脾胃，常见药材，调补有方

草豆蔻——化湿醒脾

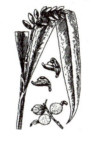

草豆蔻，又名草蔻、漏蔻、偶子、飞雷子。性温，味辛，归脾、胃经。燥湿行气，温中止呕。主治寒湿中阻、脾胃气滞而致的脘腹冷痛、泛吐清涎、不思饮食、大便溏薄、舌苔白腻等症。水煎服，每次3～6克。

草豆蔻辛热浮散，芳香湿燥，所以擅长燥湿化浊，湿中散寒，行气消胀。入膳多用作佐料，能提香开胃，入药常用于寒湿困阻中焦、气机不畅等症。若取草豆蔻的温中止痛、燥湿运脾之功，可治疗寒湿困阻脾胃，阳气不振，气机阻滞而致的胃脘胀满冷痛，得热稍舒，不思饮食，呕吐，或心腹冷痛，痛势不休，甚则剧痛难忍，手足不温，口吐清水，脉沉迟或沉细，或寒湿内盛，清浊不分而致的胃中冷痛、食少纳差、泄泻不止等症。现代常用草豆蔻治疗脾阳虚型慢性萎缩性胃炎、慢性浅表性胃炎、复合型胃溃疡等病。

草豆蔻辛热湿散，芳香醒脾，消痰导滞。可用来治疗水湿停滞所致的胸膈不利，痰饮呕逆，或脾虚湿盛、带脉失约导致的白带量多清稀，质黏无臭，纳谷不香，或腹胀浮肿，四肢困倦，舌淡苔白或腻等症。

接下来为大家介绍几款有助于调理脾胃的食疗方。

草豆蔻牛肉汤

膳食材料 草豆蔻10克，牛肉150～200克，食盐等调料适量。

膳食烹调 将牛肉洗净，切成小块，与草豆蔻一起放入砂锅，加入适量水炖煮，牛肉熟透后加入食盐等调味即可食用。喝汤吃牛

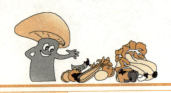

肉，每周一剂，分2～3天食完。

膳食功效 湿脾暖胃，祛寒除湿，消食止痛。

草豆蔻煲乌骨鸡

膳食材料 乌骨鸡500克，草果、草豆蔻各5克，盐2克，味精1克。

膳食烹调 将乌骨鸡宰杀后洗净；草果、草豆蔻放到乌骨鸡腹中，用竹签缝好切口，放入锅中，倒入适量清水煮沸之后炖煮至烂，调入盐、味精即可。

膳食功效 温中健胃。

桂圆干

——补益心脾

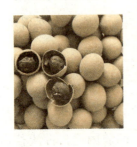

桂圆就是我们平时所说的龙眼，有鲜品和干品之分，是龙眼晒干了的成熟果实。性平，味甘，含硫胺素、核黄素、尼克酸、抗坏血酸等化学成分，有益气补血、安神定志、养血安胎之功，适用于失眠健忘、脾虚腹泻、精神不振等症。

桂圆干是中药里的补血药，经常和补血药阿胶、当归等配伍。而且它还有补气作用，所以能达到气血双补的目的，非常适合手术后、产后、损伤后易出现气血亏虚者食用，以及大病或久病初愈后需要调理者。

《泉州本草》中说桂圆能"壮阳益气，补脾胃，治妇人产后浮肿，气虚水肿，脾虚泄泻"，《滇南本草》中说桂圆可"养血安神，长智敛汗，开胃益脾"，《开宝本草》上有记载，桂圆"归脾而能益

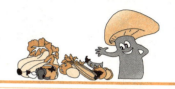

智"。由此可见,桂圆对脾胃的补益之功是非常好的。

多数补血药都归肝肾两经,因为肝藏血,但是桂圆干归的是心脾两经,因此桂圆干擅长调理心脾受损导致的疾病。不过桂圆虽好,但是服用的时候一定谨防上火,平时阴虚火旺、体质偏阳性者不宜服用。从中医的角度上说,火盛易动血,所以不适合孕妇服用,否则可能会导致胎动不安等。

接下来为大家介绍几款有助于调理脾胃的食疗方。

补血膏

膳食材料 桂圆肉100克,黑芝麻40克,黑桑格50克,玉竹30克,蜂蜜适量。

膳食烹调 将桂圆肉、黑芝麻、黑桑格、玉竹放到干净的容器中,倒入适量清水浸泡1小时,开小火煎煮,每半小时取汁1次,共3次;将收到的汁液放入锅中,开小火浓缩至稠如膏时,调入1匙蜂蜜,稍煮沸即停火冷却。每次服1~2匙,用开水冲化饮服。

膳食功效 健脾益气,补血养肝。

桂圆粥

膳食材料 桂圆肉10克,大枣5枚,大米100克。

膳食烹调 将桂圆去皮取肉;大米淘洗干净备用;大枣洗净后去核,和桂圆、大米一同放入锅中,倒入适量清水,一同熬煮成稀粥,每天1~2剂。

膳食功效 养心安神,健脾补血。适用于心血不足而致的心悸、失眠、健忘、贫血、脾虚泄泻、浮肿、神经衰弱、自汗盗汗等。

第六章 药养脾胃,常见药材,调补有方

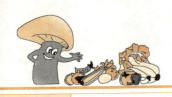

吴茱萸

——补脾暖胃

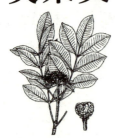

吴茱萸，又名吴萸、优辣子、茶辣。性温，味辛，有小毒，归脾、胃经。有止泻助阳、止痛止呕、补脾暖胃、温肾阳、暖子宫、燥湿杀虫、祛风散寒之功，能治疗阳痿、性功能减退、子宫寒而不孕等症。《日华子本草》中说吴茱萸可"健脾通关节"。用吴茱萸和大枣配伍，吴茱萸温肝暖脾、降逆止呕，大枣甘温，补脾和胃、养血安神，二者合用，有温中补脾、降逆止呕的作用，能治疗脾胃虚寒而致的胃脘疼痛、妊娠恶阻、厥阴头痛、干呕等症。

现代研究表明，吴茱萸中所含的吴茱萸苦素是苦味质，苦味有健脾的作用；吴茱萸所含的挥发油芳香健脾，其甲醇提取物能抗大鼠水浸应激性溃疡，其水煎剂能抗盐酸性胃溃疡和消炎痛加乙醇性胃溃疡，对水浸应激性、结扎幽门性溃疡有抑制作用。

接下来为大家介绍几款有助于调理脾胃的食疗方。

吴茱萸酒

膳食材料 吴茱萸根1斤，麻子仁50克，陈皮70克，米酒1500毫升。

膳食烹调 将粗的吴茱萸根洗净后切碎；陈皮、麻子仁一同捣成泥，之后拌入吴茱萸根，倒入酒器中，再倒入米酒，浸泡1夜后，将其置于火上，开小火微煎，过滤留汁密封储存。

膳食功效 温脾润肠，行气和中，降逆止呕。

吴茱萸汤

膳食材料 大枣4枚，生姜18克，人参、吴茱萸各9克。

膳食烹调 将上述材料洗净后倒入锅中，倒入1000毫升清水，煮

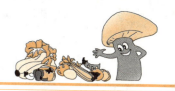

第六章 药养脾胃,常见药材,调补有方

至剩 400 毫升,过滤留汁。每天吃 3 次,每次吃 100 毫升。

膳食功效 降逆止呕,温中补脾。治疗脾胃虚寒或肝经寒气上逆导致的头痛、干呕等症。

吴茱萸米粥

膳食材料 吴茱萸 2 克,粳米 50 克,生姜、葱白各适量。

膳食烹调 粳米淘洗干净后放到冷水中浸泡 1 小时;吴茱萸碾成细末;姜洗净后切片;葱白洗净后切段。锅内倒入适量清水,放入粳米熬煮至粥成,等到米熟之后放入吴茱萸、姜片、葱白段继续煮一会儿即可。

膳食功效 止痛止吐,补脾暖胃。

茯苓是一种寄生在松树根上的真菌,外皮黑褐色,表面上看着就好像是块脏兮兮的土疙瘩,但实际上却是不错的中药材。《本草衍义》中有云:"茯苓、茯神,行水之功多,益心脾不可阙也。"《本草正》说茯苓"去湿则逐水燥脾,补中健胃;祛惊痫,厚肠脏,治痰之本,助药之降",由此可见其益脾胃之功。

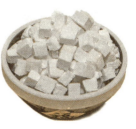

白茯苓 —— 补中健胃

白茯苓又叫金刚兜、金刚刺等,味甘、淡,性平,归心经、脾经、肺经和肾经。有渗湿利水、健脾和胃、宁心安神之功。能治疗小便不利、水肿胀满、痰饮咳逆、呕吐、脾虚食少、泄泻、心悸不安、失眠健忘、遗精白浊等症。

白茯苓经常和党参、白术、山药等配伍,不仅能补脾肺,还能

185

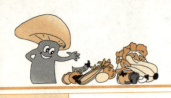

辅助治疗气虚。茯苓的性质平和，补而不峻，利而不萌，不仅能祛邪，还能扶正。生活中可以用其熬粥、做茶，也可以用其制作糕点。

接下来为大家介绍几款有助于调理脾胃的食疗方。

茯苓饼

膳食材料 糯米粉、茯苓各200克，白砂糖100克。

膳食烹调 将茯苓研磨成细粉，调入糯米粉、白糖、适量清水，调和成糊，在微火的平锅内烙成饼即可。

膳食功效 健脾补中，宁心安神。适用于气虚体弱导致的心悸、气短、失眠、浮肿、大便溏软等。

四神猪肚汤

膳食材料 白茯苓适量，干淮山10克，莲子、薏米、芡实各15克，葱10克，猪肚4条，姜半个，面粉1碗，油、醋、盐、米酒各适量。

膳食烹调 猪肚沿上下两孔用剪刀剪开，摊平，放到水槽内，倒入适量面粉、油、醋，反复揉搓5分钟左右，用清水冲净，之后重复上述操作一次；用刀内外刮一次，去除污物，用水洗净；将锅置于火上，倒入适量清水，加入3片姜、2条葱、半碗米酒，煮沸后放入猪肚，煮3~5分钟至猪肚变硬，捞出，冷却后切成2厘米粗的条状；将白茯苓、淮山、莲子、薏米、芡实洗净；葱洗净后切段；锅中倒入适量清水，煮沸之后放入猪肚、药材、姜葱、半碗米酒，开大火煮20分钟，之后转呈小火继续煲2小时，调入少许盐即可。

膳食功效 此汤性质平和，适用于脾胃虚弱、食欲不振、易腹泻、免疫力差者，以及幼儿发育不佳者，都有不错的调理效果。

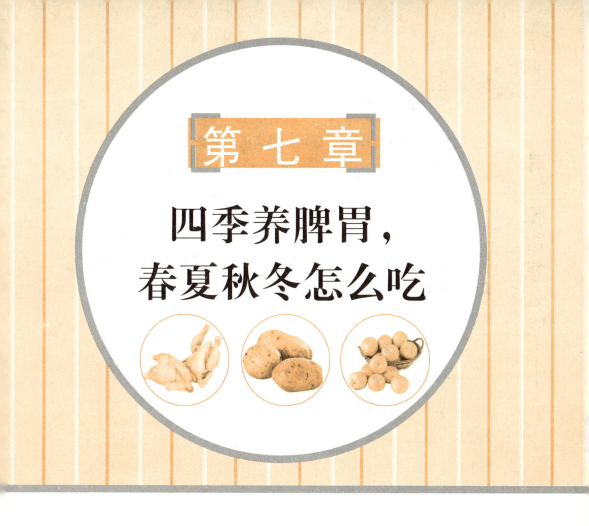

第七章

四季养脾胃，春夏秋冬怎么吃

春季养脾胃怎么吃

春季饮食：省酸增甘

春季肝旺脾弱，脾土被肝木所困，脾胃的输送、消化功能会受影响，表现出腹胀、腹痛等症。所以，春季除了要注意疏肝利胆，还要注意健脾养胃。饮食上应当注意省酸增甘，滋补脾胃，饮食有

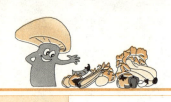

度，这样做不但对肠胃好，还可以提高机体免疫力。

从中医的角度上说，过犹不及，肝气过旺，反而不利于身体健康。比如，春季人爱发脾气，容易情绪不稳定，甚至出现忙乱、亢奋、狂躁等。现代研究发现，春季易出现狂躁和精神分裂症，都是肝气舒畅太过、肝火上亢的表现。此外，肝气舒畅太过还会导致肝炎患者病情反复和消化系统功能障碍，甚至因此肝火犯胃而出现消化道溃疡、胃出血等。

那么要怎么省酸增甘呢？

这里所说的甘味食物不仅指食物的口感有甜味，更重要的是有补益脾胃之功，这些食物里大枣、山药是首选。研究表明，经常吃大枣或山药能提高人体免疫力，将大枣、山药、大米、小米一同熬粥不仅能预防胃炎、胃溃疡的复发，还能减少流感等传染病的发生概率，所以非常适合春季食用。此外，大米、小米、糯米、苡米、豇豆、扁豆、黄豆、胡萝卜、芋头、红薯、土豆、南瓜、香菇、桂圆、栗子等甘味食物也非常适合春季食用。

少吃酸味食物，如李子、橘子、山楂等，少吃易动肝火的食物，包括韭菜、羊肉、葱、辣椒、洋葱等。

情志调养：找"花"帮忙

历代医者都非常重视春天养生。《内经》上指出："逆春气则少阳不生肝气不变。"肝属木，主风，属于自然界的东方，在春季时旺盛，有和草木相似的升发之性，春季时功能活跃。因此，春季要注意肝脏的调养。春季养肝首先要注意的就是情志调养，注意保持心

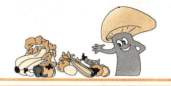

情舒畅，少生气。此外，春天阳气升，春季的药膳调养应以平补为原则，不可一味地使用温热补品，防止春季气温上升加重内热，伤及人体正气。

前面我们也提到，肝气过盛会伤及脾，而调养情志就是养肝的过程，就是说春季有好心情脾才能健康。其实，想让自己在春季里心情舒畅并不难，接下来给大家推荐几种春季舒肝"花"。

1 玫瑰花

玫瑰花通常在每年的四五月份开放，刚好是春季，味甘微苦，性温，归肝经、脾经和胃经，有非常好的理气解郁之功。能温养人的心肝血脉，抒发身体内的郁气，达到镇静、安抚、抗抑郁的目的。玫瑰花不仅能柔肝醒脾、舒气活血、宣通窒滞，而且没有辛温刚燥的弊端。

2 茉莉花

茉莉花有调整肝脾的作用，能平肝解郁、理气止痛、和中下气，对于脾胃不和导致的腹痛、腹泻都有调理的作用。

3 玳玳花

玳玳花味甘、微苦，有疏肝和胃、理气解郁之功，能用来缓解胸中发闷、腹部胀满、食欲下降等症。并且，玳玳花还能镇定心情，缓解紧张不安及由此导致的腹泻。

4 黄花菜

黄花菜性凉，味甘，有清虚热、除湿利尿、消滞等功效。它的疏肝解郁功效是通过清热去火功效来实现的。从营养学的角度上说，黄花菜中富含蛋白质、维生素C、胡萝卜素、氨基酸等人体必需的营养物质，其所含的胡萝卜素甚至比西红柿还高。更年期的女

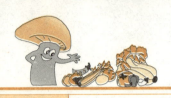

性经常会出现口干咽燥、目红眼赤、无名火频发、急躁易怒等肝火上炎状况，此时经常吃黄花菜能稳定情绪。从中医的角度上说，孩子肝常有余，表现出爱发脾气、不听话、易上火等症状，定时吃黄花菜即可降肝火。

春湿伤脾：对症用"食"

相对于冬季来说，春季的雨水量增多，尤其是清明前后，到处都是湿漉漉的，在这种情况下，人体也容易受湿邪侵袭。我们将和湿相关的体质状态分成三类：湿热型、脾虚夹湿型和寒湿型，应针对不同的症状选择恰当的食疗方。

1 湿热型

湿热型的主要表现包括：身体困重，总是想睡觉，觉得口干但是不喜欢喝水，自觉胸闷或腹胀，消化不良，大便偏烂，有时大便偏臭，肛门有时发热，小便黄，舌苔厚而较黄。此类人群易上火，不宜吃热气食物。

推荐食疗方：木棉花苡米瘦肉汤。

烹调方法：取木棉花2朵（或干品30克），苡米15克，瘦肉250克，生姜3片。将除瘦肉外的其余材料洗净后放入锅中；瘦肉洗净后切成块状放入锅中，倒入2500毫升清水，煲1.5个小时即可。

食疗功效：此汤之中的木棉花性平味淡，有清热、利湿、解毒等功效，而且不会伤及脾胃，有非常好的清热祛湿功效，配合有祛湿健脾之功的苡米，可以有效清除体内的湿热。

扩展药材：如果热比较明显，大便臭，小便黄，口干口苦，可

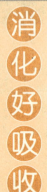

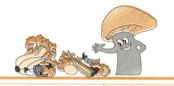

以在汤中加金银花15克，或葛花10克；若肢体困重、腹部胀满明显，可以在汤中加陈皮10克。

2 脾虚夹湿型

脾胃是运化水湿的重要脏器，脾胃虚弱，无法运化水湿，遇到潮湿的天气就会感受湿邪，表现出全身困重，四肢无力，口淡口黏，食欲不振，小便色淡，大便烂而不臭，有时会夹有不消化的食物，舌苔多白腻等。

推荐食疗方：眉豆冬菇炖鸡脚。

烹调方法：取眉豆100克，冬菇50克，鸡脚3对，红枣5枚，生姜3片。将上述材料分别洗净，眉豆和冬菇去蒂，红枣去核后稍微浸泡；鸡脚去甲后敲裂，一同放到瓦煲中，倒入2000毫升清水，开大火烧沸后转成小火继续煲1.5个小时，调入少许盐即可。

食疗功效：眉豆有健脾渗湿之功；冬菇养胃、健脾、开郁；鸡脚不油腻，而且富含胶原蛋白、骨胶原，还能强健筋骨。三者一同熬汤，即可健脾益胃、利水祛湿。

3 寒湿型

随着气候变暖，人们的衣着开始单薄，有些地方的人甚至已经开始吹空调，而且会吃一些寒凉的食物。寒湿型的主要症状是：怕冷，乏力，舌苔较厚，吃了生冷食物或腹部受凉之后症状会反复出现。

推荐食疗方：紫苏叶煲黄骨鱼。

烹调方法：取鲜紫苏叶50克，黄骨鱼400克，生姜3片。将鲜紫苏叶洗净；黄骨鱼宰杀后洗净；将锅置于火上，倒入适量植物油，油热后放入姜丝爆香，之后放入鱼煎至微黄，倒入适量清水，开大

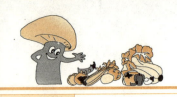

火煮沸之后转成中火继续煮10分钟，撒入紫苏叶片刻，调入少许盐即可。

食疗功效：黄骨鱼有养阳滋补之功；紫苏有散寒行气和胃解表之功。用鲜紫苏叶滚黄骨鱼，不仅味道香美，而且有养阳健脾、祛湿醒胃之功。

应付春困：选对食材和药膳

民间有句谚语"春困秋乏夏打盹"。虽然到了春季，到处一片生机勃勃的景象，但我们的身体似乎仍然处在"冬眠"的状态，经常困倦、疲乏、无精打采、昏昏欲睡。这是人体随气候变化产生的自然生理反应。

导致春困的因素主要有三：一是春季湿气重，一旦人体阳气不足，易受湿邪侵袭，脾就会由于湿困而出现运化失职，易困嗜睡、精神难以集中、疲倦乏力、肠胃出问题等；二是经常进食生冷、肥甘厚味的食物或运动量少，缺乏休息，脾胃功能就会变差。小儿形气未充，脏腑娇嫩，脾的运化功能还不完善，老人和长时间患病的人脾胃虚弱，容易出现春困症状；三是春困是顺应自然作出的调节反应，春季气温回升快，新陈代谢旺盛，人体的血液循环加速，耗氧量增加，大脑的血液和氧气供应量相对减少，易诱发春困。

所以，想要从根本上解决春困，就要祛除身体中的湿邪。如果整天都觉得全身困重，有时头晕或头上好像戴了湿帽子似的不舒服，抬不起头，并且舌苔厚腻，说明春困以湿为主。可以用芡实、薏米等祛湿。

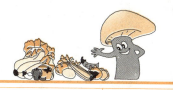

如果饭后疲倦,而且伴随着食欲下降,大便溏稀,易腹泻等,这种春困以脾虚湿盛为主。可以用有健脾补脾之功的党参、扁豆、北芪等。春季湿热比较少见,不过如果平时体质偏热或气温偏高时,春困者会出现口干口苦、口气较重、小便偏黄等症状,此时可以用赤小豆、冬瓜、土茯苓等清热祛湿。

从中医的角度上说,湿属阴邪,温性的食物化湿的力量比凉性食物强,既是温性又能祛湿的最佳食材就是扁豆。扁豆味甘,性平,归脾经、胃经,有健脾、和中、益气、化湿、消暑等功效,不仅能健脾,还能化湿,而且不燥,服用之后不会上火。

接下来为大家介绍几款有助于调理脾胃的食疗方。

陈皮薏米水鸭汤

膳食材料 新会陈皮6克,去心莲子肉、炒薏米各30克,怀山药12克,生姜10克,水鸭肉250克。

膳食烹调 先将水鸭肉洗净,斩件;薏米用铁锅炒至微黄;莲子去心洗净;怀山药放到清水中稍浸;陈皮、生姜洗净后和水鸭、薏米等一同放到汤煲中,倒入适量清水,先开大火煮沸,之后转成小火煲2小时,调味即可。

膳食功效 补脾健胃,去湿止泻。适合湿气重而大便稀烂者服食。

党参黄芪薏米粥

膳食材料 黄芪、党参、扁豆各15克,炒薏米60克,红枣2枚,大米100克。

膳食烹调 先将薏米、扁豆放入锅中炒至微黄;红枣洗净后去核;黄芪、党参洗净后一同放到砂锅中,倒入适量清水煎汁;药煎好后,过滤留汁,将炒薏米、

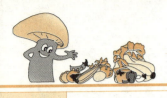

养好脾胃怎么吃——消化好吸收才更好

炒扁豆、红枣肉、大米一同放到药汁里面煮沸,之后转成小火熬煮成粥。

膳食功效 补中益气,健脾去湿。适合春季湿热天气出现神疲乏力、大便溏薄者服食。

山药芡实扁豆排骨汤

膳食材料 怀山药、芡实、薏米、扁豆各15克,北芪12克,白术10克,猪排骨200克。

膳食烹调 先用水浸泡怀山药;扁豆、薏米放到锅中炒至微黄;猪排骨洗净之后斩件;芡实、北芪、白术洗净后,与怀山药、扁豆、薏米、猪排骨一同放到汤煲中,开中火煲1.5小时,调味即可。

膳食功效 健脾醒胃,去湿抗疲劳。适合脾虚湿重、精神不振者服食。

夏季养脾胃怎么吃

夏季饮食:多吃点"苦"

夏季高温酷暑,阳气亢盛,很容易导致机体津液损伤,出现口干舌燥,不思饮食,此时千万不能强迫自己吃大鱼大肉等油腻之品,应适当吃些苦味食物,有助于健脾开胃,提升食欲,所以有"夏日吃苦,胜似进补"的说法。

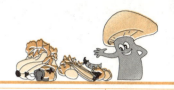

五行学说倡导"春多酸，夏多苦，秋多辛，冬多咸"。从中医的角度上说，苦味食物属于寒凉之品，有清热泻火、祛暑燥湿、生津开胃之功，所以非常适合在炎热的夏季食用。最典型的苦味食物就是苦瓜，此外常见的苦味食物包括苦菜、莴苣、蒲公英、苦丁茶、杏仁等。夏季除了可以吃些苦味食物，还可适当吃些凉性食物，可以起到与"吃苦"相同的作用，如西瓜、黄瓜、冬瓜、番茄、芹菜、生菜等。

夏季时，人们很容易受气温的影响变得烦躁，有些人会在夏季时口舌生疮、小便黄赤等。主要是由于夏季在五行之中属火，和心相关，气温上升会诱发人体内心火亢奋，进而表现出上述症状，而苦入心，有泻热之功，所以非常适合夏季食用。苦味食物可以有效祛除内心的烦热，保持头脑冷静、心态平和，治疗口舌生疮。

苦味食物除了可以泻热，还能燥湿，祛除身体中的湿气，促进脾胃运化之功恢复正常，夏季食欲不振的时候适当吃些苦味食物能增进食欲。现代研究表明，苦味食物能刺激胃肠蠕动和消化液分泌，提升人的食欲和消化功能。

当然了，并不是所有的人都适合吃苦味食物的，中医提出了"春夏养阳，秋冬养阴"的观点。认为春夏季节随着气温的上升，很多人喜欢吃寒凉的食物来解暑，但有的人却因此而导致阳气不足，需要通过辛温的食物来进补。夏季天气炎热，适当吃些苦寒之品很好，但是如果平时阳气不足或长时间呆在空调房中，喜欢喝冷饮，就容易阳气受损，这就不适合再通过吃苦味食物来调补身体了。老人、小孩、经常腹泻者均不宜吃苦寒之品。

第七章 四季养脾胃，春夏秋冬怎么吃

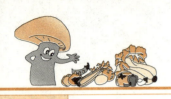

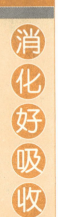

情志调养：静心养气防情绪中暑

当气温超过35℃、日照超过12小时、湿度高于80%的时候，气象条件对人体下丘脑的情绪调节中枢的影响会显著提升。人易情绪失控，频繁与人发生摩擦或争执的现象，就叫情绪中暑，又称夏季情感障碍综合征。

人的情绪和外界环境之间有密切关系，外界持续高温和环境变化比较大的时候，人体内的小环境也会发生变化。通常情况下，低温环境利于人的精神稳定，温度上升的变化幅度增大之后，人的精神和情绪就会发生波动。不仅人体会不适应，还会对人的心理、情绪产生负面影响，导致人情绪烦躁、爱发脾气、记忆力下降等。正常人中大概有16%的人会在夏季的时候出现情绪中暑。

情绪中暑的主要症状包括：情绪烦躁，经常会因为微不足道的事情对家人或同事发火，自己觉得心烦意乱，无法静心思考问题，常常丢三落四；心境低落，对任何事情都没有兴趣，经常觉得日子过得没劲，对周围的人缺乏热情，到了下午和晚上这种情况会加剧；行为古怪，经常会固执地重复一些生活动作。

那么如何预防情绪中暑呢？

首先，要学会静心。中国不是有句话叫"心静自然凉"吗？天气越热，我们就越是要心静，保持淡泊宁静的心境，避免生闷气。遇到不顺心的事情学会情绪转移，觉得心烦意乱的时候找个空气清新、环境优美的地方静静心。

其次，要确保睡眠的充足。因为睡眠不足心情会变得急躁，经

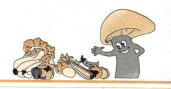

常作息颠倒或长期熬夜者一般情绪不稳定。因为晚上 11：00 到凌晨 1：00 为脏腑气血回流的时间，此时血液回流至肝脏准备储存精气，不睡，能量就不能被储藏，就会肝盛阴虚、阴阳失调。

再者，要注意调整好自己的饮食，平时尽量少吃油腻之品，多吃些清淡的食物，不但能防暑，还能提升食欲。平时多喝水，可以调节体温、改善血液循环，多吃些有清火之功的食物或饮料，如新鲜果蔬、绿茶、绿豆汤等。

最后，要注意养气。生活中行住坐卧都要不急不缓，让呼吸均匀而有序，这样气就会和顺，转化成足够的能量，身心也就舒展、放松了。

疰夏调养：吃对食物身不虚

疰夏就是指由于身体虚弱、受暑热之气而导致的以乏力倦怠、眩晕心烦、多汗纳呆，或有低热等为临床特征的外感热病。

治疗疰夏证多选择清热之法，但是考虑到疰夏患者多本身正气不足，使用清热之法会导致脾胃虚弱，使得神疲乏力、食欲下降的现象更加严重。采用补气之法又会加重暑热情况，表现出口干口渴症状。常规治疗暑湿证多采用祛湿之法，不过由于患者的排汗量较大，津液已伤，祛湿会导致阴津亏虚更加严重，出现口干舌燥、尿少尿黄等症；给予养阴之法，虽然津液充足了，但是会出现身体困重等不适。因此，治疗疰夏要因人而异，还要从饮食方面进行调养。

夏季的饮食原则是健脾利湿，宜选择淡补、清补之品，如木耳、番茄、黄瓜、藕、豆腐、冬瓜、绿豆、胡萝卜、茄子、鸭子、鲫鱼

第七章 四季养脾胃，春夏秋冬怎么吃

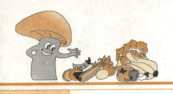

等。不要吃刚从冰箱里面拿出的果蔬,要稍微放一会儿再吃。

每年夏天都会有人受"疰夏"的困扰,可以在立夏以前,取党参、五味子、麦冬、当归、陈皮、青皮、甘草、黄柏、神曲一同煎汤,每天分2次服用,连续服用1个星期左右,可以有效预防"疰夏"。已经发生"疰夏"者,食物的选择上要因人而异,体质偏实者应当选择清暑泻热之品,年老体弱者应选择益气养阴之品。

接下来根据疰夏不同的症状给大家推荐几款不同的食疗方。

1 酸梅汤——气阴两虚阴虚为主证

酸梅汤是常见的冰饮,酸酸甜甜,有清除暑热之功。酸梅汤以乌梅、山楂之酸配合甘草、冰糖之甘。中医认为酸甘化阴,也就是说酸甘能补充暑热伤及的阴分不足;酸梅汤里面的乌梅和山楂有助脾胃运化之功,能避免脾胃受损加重湿热。在酸梅汤中加入肉桂粉能防止饮料过凉,确保脾胃阳气之运行。

2 绿豆糖水——暑湿困脾症

绿豆有清暑利湿之功,不过性偏凉,本型以湿为主,湿易困脾伤胃,将绿豆熬煮成汤水能减少对脾胃的伤害。

3 王老吉凉茶——暑湿困脾症

王老吉由菊花、金银花、鸡蛋花、甘草、仙草、夏枯草、布渣叶构成,有清热、祛湿、消滞之功。花为主,取甘寒之品,清暑的同时能避免伤及脾胃。

4 太子参蜜枣煲瘦肉——气阴两虚气虚为主证

此药膳由太子参40克,蜜枣3枚,猪瘦肉400克,生姜3片构成。将太子参浸泡,蜜枣去核,猪瘦肉洗净切块,之后与生姜一同放到瓦煲中,倒入适量清水,开大火烧沸后转成小火继续煲1.5小时,

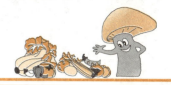

调入少许盐即可。太子参性平和、味甘润，生津润肺、养胃健脾，非常适合小儿和老人服食，所以民间有"太子参太子也吃不坏"的说法。加蜜枣煲猪瘦肉，清香甘润，养肺益胃，滋阴益气。

应付夏暑：会"吃"才行

夏季炎热的天气让很多人都受不了，容易发生中暑。中暑是指高温引起的人体体温调节功能失调，体内热量过度蓄积，诱发神经器官受损。重症中暑是一种致命性疾病，病死率高。

其实，很多食物都有防暑降火之功，会"吃"，你就能很好地应付夏暑。接下来为大家推荐几种应付夏暑的食材。

1 西瓜

西瓜性寒解热，有清热解暑之功，并且甜美多汁，清热解暑的同时能补充由于汗出过多导致的津液损伤，有生津止渴之功。解暑热的同时可以迅速缓解暑热伤津导致的口干咽燥、小便发黄等症。西瓜可以生食，也可以取西瓜皮熬汤，或者直接用去子的西瓜瓤榨汁。

不过并不是所有的人都适合在夏季吃西瓜。长时间呆在空调环境下的人很少感受到暑热天气的影响，所以没必要通过吃西瓜来解暑；其次，西瓜性寒，身体本就阳虚或气虚，易腹泻者不适合

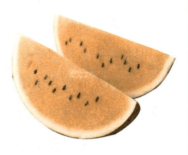

吃西瓜；还要注意不能过食西瓜，否则易导致腹痛或腹泻；西瓜含糖量高，有消化性溃疡病者不宜食用。

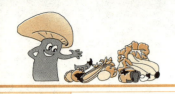

养好脾胃怎么吃——消化好吸收才更好

2 绿豆

夏季湿热较重，易脾虚，应当注意健脾护脾，饮食上尽量清淡一些。绿豆有健脾之功，适当喝些绿豆粥能祛湿健脾。绿豆汤可以消暑益气、清热解毒，能有效治疗轻度中暑、头昏头痛、胸闷气短、无汗烦热等症状。

3 粉葛

粉葛的淀粉含量很高，性凉，味甘、辛，归脾经和胃经，有发表解肌、升阳透疹、清热生津之功。粉葛可以去火，但不是下火，是散火，不是对火的压制，而是通过升散疏导的方法让火散去。这种方法对郁滞导致的火气有非常不错的疗效，所以可以用来治疗心情不好、压抑而致的烦躁、易怒、血压上升等，但并不适合所有患更年期综合征的女性，因为更年期综合征很多时候是阴虚火旺，越升散火越旺。

现代研究表明，粉葛中富含大豆异黄酮，有雌激素样作用，能丰胸。其实这和葛根的升阳之功有关，阳气内陷，乳房扁平易下垂，阳气生发，乳房坚挺上翘，丰满。粉葛中含大量淀粉、黄酮、氨基酸，还能治疗高血压、冠心病等症，甚至能丰胸美白。

但是，古人认为粉葛"不可多服，恐伤胃气"，"其性凉，易于动呕，胃寒者所当慎用"，"夏日表虚汗多尤忌"。所以，粉葛仅适合身体呈实火实热为主者，身体虚弱，特别是脾胃虚弱者并不适合食用，即使食用也要注意和补脾益胃的食物搭配。过了夏季最好就不要再服用粉葛了，有虚火者、老人、小孩也不宜长期食用粉葛。

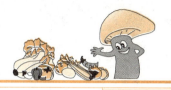

4 鸡蛋花

鸡蛋花性凉，味甘，入肺经和大肠经，有清热、利湿、解暑、生津止渴之功。可以直接用鸡蛋花泡茶，它的香气沁人心脾，会将你的烦躁一扫而光，没有鲜品可以取干品代替，可和菊花、金银花一同泡茶。鸡蛋花还可以用来煲汤，最常见的就是鸡蛋花苦瓜煲瘦肉。此汤苦中有甘，甘中清润，适合夏季清暑，而且可以缓解夏日经常口干的症状。

5 鲜荷叶

荷叶性平味苦，归肝经、脾经、心经，有清暑利湿、升发清阳、凉血止血之功。能治疗暑热导致的口渴、头晕、咯血、便血等，特别是荷叶鲜品的清暑之力最强。

预防中暑：鲜荷叶15克，西瓜皮30克，一同放入锅中煮水。如果临时出现中暑，可直接取鲜荷叶三四片，绞汁让患者慢慢吞服。

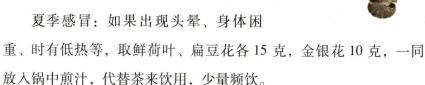

夏季感冒：如果出现头晕、身体困重、时有低热等，取鲜荷叶、扁豆花各15克，金银花10克，一同放入锅中煎汁，代替茶来饮用，少量频饮。

暑天小便黄：取鲜荷叶、鲜竹叶各15克，放入锅中煎汁代替茶来饮用。

暑天出血：夏季天气炎热，小孩易流鼻血，可以取鲜荷叶1~2片，绞汁服用即可止血。

第七章　四季养脾胃，春夏秋冬怎么吃

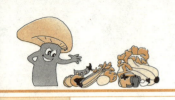

秋季养脾胃怎么吃

秋季饮食：少辛多酸

从立秋开始，一点点向秋季靠近脚步，立秋有"贴秋膘"的说法，也就是说立秋要适当进补。经过一个夏季的消耗，进入凉爽的立秋要注意适当滋补，不过也不能补过头，要科学地摄取营养、调节饮食，千万不可"乱补"。

秋季是个比较容易干燥的季节，辛辣食物能让人的表气宣达，祛除体表的湿邪，因此很多人吃过辛辣的火锅之后会全身冒汗，而且顿觉气血畅通。这些对于肺之宣发和管理血脉功能都有帮助，因此干燥的秋季能带给人秋高气爽的感觉。不过辛辣食物在宣通气血的同时还会耗伤人体津液，汗是人体津液化生而成的，过食辛辣之品会加重津液流失。秋季气候本就燥，此时如果津液流失过多，就会导致肺燥津枯，出现燥咳，表现出口干、咽干、唇干、干咳无痰等。所以在相对干燥的秋季是不宜吃麻辣香锅、川菜等辛辣之品的，此即为秋季要"少辛"。

秋季气候干燥，很多人都会通过喝水来解渴，还有的人会通过吃一些新鲜的水果缓解口干，那么二者之间有什么区别呢？喝水是直接缓解口干的方法，不过不能喝太多的水，因为人喝下去的水并不能直接补充所缺失的津液，需要经过脾胃之运化才能被人体利用。

但是脾喜燥而恶湿，喝水过多反而会阻碍脾胃之运化，不但不能解渴，还可能会导致胃胀、不想喝水等，此即为口干而不欲饮。但是吃水果就不一样了，水果中含水丰富，酸酸甜甜，而酸性食物有健脾开胃之功，能避免喝水过多而导致的消化不良，而且酸味食物和甜味食物搭配在一起能产生阴津，此即为"酸甘化阴"。由此可见，秋季吃些酸味食物能有效缓解秋燥，此即为"多酸"。

秋季饮食宜清淡，少吃煎炒食品，多吃新鲜果蔬，蔬菜宜选择大白菜、菠菜、冬瓜、黄瓜、白木耳等；肉类可吃兔肉、鸭肉、青鱼等；酸味食物包括广柑、山楂等。适当多喝水，多吃萝卜、莲藕、香蕉、梨、蜂蜜等有润肺生津、养阴清燥之功的食物。

情志调养：生活饮食调养有方

燥邪性干燥，侵犯人体，容易伤及人体之津液，阴津不足，虚热内生，热扰心神，心阴不足，心神失养，就会表现出心悸、心烦、失眠、五心烦热等症。

七情之中和秋对应的是"悲"，意思就是说人们在秋季很容易悲伤忧郁、多愁善感，咳喘病患者易在这种情绪下疾病加重或复发。秋季的情志调养也要顺应季节特点，以"收"为主，做好"心境宁静"，如此才可减轻肃杀之气对人体的影响，以适应秋季的特征。想要做到这一点，就要做到清心寡欲。

现实生活中，要把更多的精力投入到工作上，而不是一味地争名夺利。秋风、秋雨经常会让人心生愁闷，特别是对于老年人来说，常常因秋风的萧瑟、秋季的萧条而心情抑郁。

研究表明，人的大脑中有个叫松果体的腺体，能分泌褪黑素，

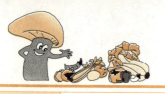

养好脾胃怎么吃——消化好吸收才更好

这种激素能诱人入眠，让人产生消沉抑郁的感觉。而阳光能减少褪黑素的分泌。而且褪黑素还能抑制人体中其他激素的作用，甲状腺素、肾上腺素相对减少，人就会产生低沉的情绪，变得多愁善感。

美国科学家研究发现，每天晒晒太阳能减少秋季情绪低落者的自杀念头。晴朗的秋季没事多到户外走走，享受一下户外的阳光，秋雨连绵的时候打开家里的照明装置，房间的布局要重视采光，让房间变得更敞亮，如此即可调动情绪，改善情绪低落。

接下来为大家介绍几款有助于调理脾胃的食疗方。

花旗参炖竹丝鸡

膳食材料 花旗参、石斛各3克，浮小麦10克，竹丝鸡150克，姜片适量。

膳食烹调 将竹丝鸡去毛、内脏后洗净，放到沸水锅中焯一下，切块；花旗参洗净后蒸软切片；浮小麦、石斛、姜片洗净。全部用料一同放到炖盅内，倒入适量清水，开大火隔水炖2小时即可。

膳食功效 花旗参味甘微苦性凉，有益气养血、滋阴清虚热之功；浮小麦味甘，性凉，归心经，可益气阴，养心除热；石斛味甘性平，可养胃阴，生津液，滋肾阴，润肺，补脾除虚热；竹丝鸡能补气养血，治疗虚劳、消渴、滑泄、下利、崩中、带下等症。适合虚火炽盛、烦躁失眠、口干舌燥、消渴、咽干者，或兼血虚者服食。

百麦安神饮

膳食材料 小麦、百合各25克，莲子肉15克，大枣2枚，甘草6克。

膳食烹调 将小麦、百合、莲子、大枣、甘草分别洗净，放到冷水中浸泡半小时，倒入锅中；加入适量清水，开大火烧沸后，转成小火继续煮半小时，滤汁，连炖

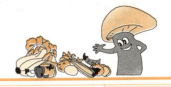

2次，混合，随时可饮服。

膳食功效 小麦甘凉，养肝补心，除烦清热；甘草甘平，补养心气，和中缓急；大枣甘温质润，益气和中，润燥缓急。三药合用，甘润平补，养心调肝，养心安神，和中缓急。加百合滋养心阴，莲子养心益肾。五味同用，可益气养阴、清热安神。适用于心烦意躁、失眠多梦、神志不宁、心悸气短、多汗等症。

秋燥伤肺：润肺食物不可少

肺是五脏六腑的华盖，性喜清肃濡润、恶燥，因而有"肺为娇脏"之说。肺主气而司呼吸，直接和自然界大气相通，外合皮毛，开窍于鼻，燥邪多由口鼻进入。燥是秋令主气，和肺相应，所以燥邪最易伤肺。燥邪犯肺，肺津受损，宣肃失职，就会表现出干咳少痰，或痰黏难咳，或痰中带血，喘息胸痛等。

秋燥伤肺的易感人群：老年、儿童、体弱者，以及慢性呼吸道疾病、糖尿病、心脏病患者，长期疲劳、生活不规律等而致的亚健康状态者。这些人的抵抗力比较差，适应季节的能力较弱，而且经过夏季的高温酷暑之后消耗了大量的体力和精力，所以易被秋季燥邪所伤。

进入秋季之后，气候干燥，是慢性病易复发、病情加重的季节。所以为了增强体质要调补身体，尤其是要加强肺脏的调养，防止感冒等呼吸道疾病频发。秋季该怎么进补以增强体质、抗病益寿成为人们比较关注的焦点。

秋季燥邪为盛，容易伤及肺阴。此时可通过食疗来生津润肺、

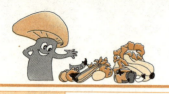

补益肺气。古代医书上提到：形寒饮冷则伤肺。意思就是说，若没有做好保暖工作、没能避风寒，或经常吃冰饮，就容易损伤肺部机能，诱发疾病。所以饮食养肺要注意多吃滋润的食物，不过要根据个人体质、肠胃功能酌量选用。

白木耳有补肺润燥之功，适合秋季服食，如银耳莲子羹。秋梨是常见的润肺食物，有生津止渴、清热止咳等功效。可以将梨掏空，放入川贝和冰糖，蒸熟食用。此外，芝麻、胡桃、木耳、蜂蜜、奇异果、柑橘、茄子、绿豆芽、丝瓜、黄瓜、冬瓜、苦瓜等都是非常不错的润燥养肺之品。

药补应适当配养阴生津润肺的中药，此类药物种类丰富，如西洋参、太子参、沙参、麦冬、玉竹、百合、杏仁、天花粉、芦根、龟板、鳖甲、地黄等，均适合秋季服食。不过此类中药应用的过程中应当注意在医生指导下对症用药，不能滥服。

接下来为大家介绍几款有助于调理脾胃的食疗方。

百合枇杷汤

膳食材料 鲜藕 100 克，百合、枇杷各 30 克，白糖适量。

膳食烹调 将鲜藕去皮、节后清洗干净，切片；枇杷去皮、核后和百合、藕片一同放到锅内，开大火烧沸，炖至烂熟，调入适量白糖即可。

膳食功效 滋阴润肺，清热止咳。

百合银耳汤

膳食材料 百合 30 克，莲米 15 克，银耳 10 克，冰糖适量。

膳食烹调 将莲米、银耳放到清水中泡发，和百合、冰糖一同放到锅中，倒入适量清水熬煮至汤浓即可，每天 1 剂。

膳食功效 润燥养阴。

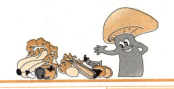

应付秋燥：少不了食材

夏秋交替的季节，天气虽然变得干爽，但是气温仍然较高，有些城市的气温甚至有突然上升的趋势，此即为我们平时所说的"秋老虎"。此时以秋燥为主，主要表现包括：口干喜冷饮、咳痰带血丝、流鼻血、大便干结、舌红等。秋季是丰收的季节，各种果蔬应季而熟，调理温燥，可以选择以下食材。

 莲藕

莲藕有开胃清热、润燥止渴、清心安神之功，富含铁、钙等微量元素，以及植物蛋白质、维生素、淀粉，有益血益气之功，还能提升人体免疫力。

莲藕"生熟两相宜"，可以当成水果生吃，味道甘甜，清凉入肺；也可以和糯米、蜂蜜、红枣同蒸，粉红透明，软糯清润；亦或是与山药、木耳同炒，健脾开胃，营养丰富，适合脾胃虚弱者滋补身体。不过寒凉体质者忌食。

 茭白

茭白又叫茭粑、茭儿菜、篙芭、茭笋、菰笋、茭瓜、茭芦、茭耳菜、绿节等，是水生蔬菜，其营养价值丰富，被誉为"水中参"。通常在秋季收获，口感非常好，是"江南三大名菜"之一。茭白味甘、微寒；有祛热、生津、止渴、利尿、除湿、通利之功；能治疗暑湿腹痛、中焦痼热、烦渴、二便不利、酒毒、乳少等症。立秋到来之际，天气炎热潮湿，适当吃些茭白是非常不错的选择。

从西医的角度上说，茭白含有糖类、有机氮、水分、脂肪、蛋白质、纤维、灰粉，还含有赖氨酸等17种氨基酸，并且富含维生

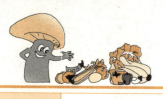

素。这些维生素有解酒之功。所以应酬喝酒时可以用茭白做下酒菜，帮你抵御酒精危害。

3 马蹄

中医认为，马蹄性味甘寒，可清热化痰、生津开胃、明目清音、消食醒酒、滋阴消肿。现代研究发现，马蹄中富含蛋白质、维生素C、胡萝卜素、钙、磷、铁等营养物质。

马蹄当成水果生吃，味甜多汁，清脆可口，有清润之功，吃火锅的时候可以用马蹄做底料。

4 菱角

中医认为，菱角味甘平，性凉，无毒。有祛毒解热、利尿通乳、止消渴、解酒毒之功。《本草纲目》中曾记载，菱角可补脾胃、强股膝、健力益气，菱粉粥益胃肠，能解内热。菱角也是现代女性美容减肥的辅助食品。红菱的脂肪含量非常低，还能清火祛燥，非常适合消化不良、饮食油腻者食用。

5 秋梨

中医认为，梨性味甘、微酸、凉，归肺、胃经，有润肺消痰、清热生津之功，非常适合在干燥肺热的秋季食用。梨中富含多种维生素、有机酸，有养颜润肤之功。

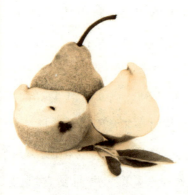

梨鲜嫩多汁，含有85%的水分，酸甜可口，富含维生素以及钙、磷、铁、碘等微量元素，被誉为"天然矿泉水"，古人称其为"百果之宗"。秋季空气干燥，如果可以每天坚持吃适量的梨，可以缓解秋燥，生津润肺。

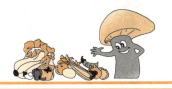

6 慈姑

慈姑性味甘平，有生津润肺、补中益气之功，能用来治疗秋季肺燥之证。慈姑可以煮食、炒食、制淀粉，也可入药。

7 蜂蜜

中医认为，蜂蜜有养阴润燥、润肺补虚、润肠通便、解药毒、养脾气、悦颜色之功，被誉为"百花之精"，它是一种非常好的能量补充品，能缓解疲劳。蜂蜜可直接调到温水中饮用，也可以和鲜榨果汁搭配。将雪梨挖去核，倒入蜂蜜封盖蒸熟，可补肺阴不足。凉菜中加入蜂蜜也能提升口感。

冬季养脾胃怎么吃

冬季饮食：以"淡"为主

冬季天气寒冷，要注意适当进补，以补足阳气。中医认为"春夏养阳，秋冬养阴"，古人对秋冬进补的原则和现代人秋冬进补的习惯是有区别的。

在古人看来，春夏季节虽然天气炎热，阳光充足，但是由于人的活动多，会导致阳气的损耗，并且天气炎热的时候多吃了不少的偏凉食物，这些食物会耗伤人体之阳气，所以春夏季节要注意养护阳气；秋冬季节天气转冷，这时人们会注意增加衣物，再加上寒气外袭，人体阳气内敛，内部阳气会更充足些。并且秋冬是进补的季

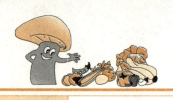

养好脾胃怎么吃——消化好吸收才更好

节，此时人们会吃很多营养丰富的食物，而中医认为膏粱厚味会产生内热，内热会损伤阴分，出现上火，因此秋冬季节要注意补养人体之阴分。秋冬季节本就寒冷，阴气不足，此时再吃些寒冷滋腻的食物养阴会造成饮食停滞，脾胃运化失常。

其实冬季适宜吃淡味食物。淡味并不是指无味，没有五味的食物我们是很难下口的，而且也并不利于身体健康。所谓淡味食物，指的是少放调料，以食物本身的味道为主。味淡，寒凉略多于温热，酸苦咸淡略多于辛甘，阴味略多于阳味，符合淡食养生的原则，和秋冬养阴不谋而合。

冬季厚味腻食吃得太多，特别是春节前后，三五天庆贺，大鱼大肉不断，此时适当摄入淡食能恢复味蕾和食欲。现代人在味觉上太过浮躁，总是追求短时间的刺激和享受，忽略了食物本身固有的美味，久而久之身体就会不舒服，皮肤也变差了。只有吃清淡的食物，调味很淡的东西，才可以吃出食物的本味，吃出食材新鲜与否、材料好坏，如果过多地添加油、盐、酱、醋、葱、姜、花椒等调味料，就会掩盖食物的本味。

多数人都不喜欢吃清水煮或清蒸的食物，更青睐于油炸和红烧等浓香味食物，麻辣烫、麻辣香锅更是迎合大众的口味，它们味香，对味觉有强烈的刺激感。实际上，这些食物早已丧失了其原本的味道，长时间吃这样的食物，味觉和嗅觉的敏感性会降低，等到再接触清淡食物或原味食物的时候就会觉得"食之无味"，难以下咽。

不仅冬季要以淡味食物为主，平时也应当减少吃浓味食物的次数，坚持吃一段时间的淡味食物之后，身体会觉得非常舒服，皮肤也会变好。

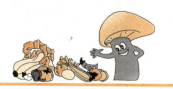

情志调养：神藏于内

寒冷的冬季，阳气潜藏，阴气繁盛，草木凋零，自然界蛰虫伏藏，人体之阴阳消长代谢处在相对缓慢的水平。所以，冬季养生重在"藏"，人在冬季的时候要保持精神安静，懂得控制自己的精神活动，做到含而不露。

《黄帝内经·素问·六节脏象论》有云："肾者主蛰，封藏之本，精之处也。"心主火，藏神，水火相济，心肾相交，才能神清心宁。所以，在冬月闭藏的时候要注意调养心肾，进而保精养神。《素问·四气调神大论》上有记载："使志若伏若匿，若有私意，若已有得。"意思就是说要人们避免各种不良干扰和刺激，做到"恬淡虚无，真气从之"，这样即可让心神安静自如，含而不露，秘而不宣，精神愉悦。

冬季朔风凛冽，阴雪纷纷，很容易扰乱人体之阳气，让人萎靡不振。现代医学研究表明，冬季日照减少，易诱发抑郁症，使人情绪低落，郁郁寡欢，不爱动弹。此时在情志养生方面要做到：天气晴朗的时候多到外面晒太阳，参加各种娱乐活动，同时注意动静结合，动能健身，静能养神，体健神旺，即可振奋精神，赋予人朝气。

一项调查结果显示，经过重大精神挫折、思想打击之后没得到良好的精神调摄，各种疾病的发生概率就会显著增加。保持思想清静、调神养生，即可有效提升抗病能力，降低疾病的发生概率。

想要做到"神藏于内"，首先要做到清心寡欲，安定神志，精神饱满。清心寡欲就是指降低名利和物质的嗜欲，因为欲望太高，达不到目的，就会产生忧郁、幻想、失望、悲伤、苦闷等不良情绪，进而扰乱清静之神，导致心神处在无休止的混乱中，扰乱机体气机，

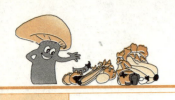

诱发疾病。

还要注意调节不良情绪，懂得控制、调节自己的负面情绪。要知道，人生在世是没有"十全十美"一说的，总会遇到不顺心的事情，产生悲伤、愤怒的情绪是正常的。遇事要懂得节怒，做到宠辱不惊，将积聚、压抑在心里的不良情绪通过适当的方式发泄、宣达出去，恢复心理平衡。

冬季进补："食"当先

冬季气候寒冷，进补和阴阳平衡、疏通经络、调和气血有着密切关系。寒冷的季节适当进补能增强机体免疫功能，改善机体营养状况，促进疾病之康复。

冬季进补要注意顺应自然，养护阳气，以滋补为主，饮食上适当吃些温性、热性的食物，尤其是能温补肾阳的食物，进而提高机体的耐寒能力。接下来为大家推荐几种适合冬季进补的食材。

1 萝卜

中国有句古话叫"冬吃萝卜夏吃姜，不用医生开药方"，那冬季吃萝卜究竟有什么好处呢？萝卜能增强胃肠动力，所以能治疗便秘，有消滞之功，可用于进食过多或进食肉类后出现的消化不良症状，所以经常会在肉汤中加入萝卜，进而避免消化不良。平时进食过饱、经常腹胀、大便不通、放屁较臭等易饮食停滞者都可经常吃萝卜助消化。萝卜本身有化痰之功，能够让痰液变稀而容易咳出。《本草经疏》上有记载，萝卜"生者味辛，性冷；熟者味甘，温平"，通常认为，萝卜性偏凉，化痰方面应当以清热化痰为主，对于寒痰应当与偏温的药物配伍。

2 羊肉

到了冬季，很多人会表现出四肢冰冷、畏寒怕冷，这是因为冬季气候寒冷，人体阳气潜藏在体内，气血流通不畅，四肢缺乏温养导致的。女性因为要经历月经过程，容易血虚，在血虚基础上受寒，四肢冰冷的情况就会加重，因此这种情况在女性身上很常见。对于此类情况，中医经常会推荐女性朋友服食当归生姜羊肉汤这道药膳，其中，当归有补血温通经脉的作用，生姜能温中散寒，羊肉能温补气血、强壮身体，三者同用，可补可通，能改善四肢冰冷的现象。

中医认为，羊肉味甘，性温，入脾经和肾经，有补虚劳、祛寒冷、温补气血、益肾气、补形衰、开胃健力、补益产妇、通乳治带、助元阳、益精血等作用，适合女性体弱者食用。羊肉不仅能养血，还能温阳。

3 阿胶

阿胶味甘，性平，归肺经、肝经和肾经，有补血养血止血、滋阴润肺之功，适用于阴虚血亏导致的头晕、心慌、失眠、心烦、喘咳等症。

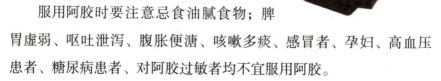

服用阿胶时要注意忌食油腻食物；脾胃虚弱、呕吐泄泻、腹胀便溏、咳嗽多痰、感冒者、孕妇、高血压患者、糖尿病患者、对阿胶过敏者均不宜服用阿胶。

4 黑芝麻

黑芝麻味甘、性平，归肝经和肾经，有补益精血、润燥滑肠之功，能治疗肝肾亏虚导致的须发早白、头晕眼花、肠燥便秘等症。

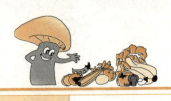

养好脾胃怎么吃——消化好吸收才更好

黑芝麻富含钙、铁、蛋白质等营养物质，能保护肝脏健康、美容，黑芝麻里面丰富的维生素 E 有抗衰老、美容养颜之功。中医认为，黑芝麻是黑色的，而黑色入肾，所以有补肾之功。黑芝麻对于保护肝脏健康、益气补血都有效，经常吃黑芝麻也能补血。

5 核桃仁

核桃仁味甘，性温，归肾、肺、大肠经，有补肾、温肺、润肠之功，能治疗肺肾亏虚导致的腰痛脚软、虚寒喘咳、肠燥便秘等症。

核桃仁可以生吃、熟吃，也可以做成药膳粥或是用来煲汤。如五仁粥，取芝麻、松子仁、核桃仁、炒桃仁（去皮）、甜杏仁各 10 克，粳米 200 克，把五仁混合碾碎后和粳米一同熬粥成稀饭即可。

6 大枣

大枣味甘，性温，归脾、胃经，有补中益气、养血安神、缓和药性之功，能治疗中气不足、脾胃虚弱、妇女血虚面黄、烦躁等症。

现代研究表明，大枣里面含有蛋白质、脂肪、粗纤维、糖类、有机酸、黏液质、钙、磷、铁等，而且还含有多种维生素，被誉为"天然维生素丸"。大枣里面的维生素不仅种类多，而且含量高，还富含矿物质，非常适合女性和儿童食用。

7 黄酒

黄酒味甘、性辛温，有通血脉、厚肠胃、润皮肤、养脾气、扶肝、除风下气之功，适用于女性阴血不足导致的四肢冰冷、怕冷等症。

黄酒主要以糯米、黍米等谷物为原料，经特定加工酿造而成。含糖分、糊精、有机酸、氨基酸、酯类、甘油、维生素等营养物质。它常有芳香，鲜美醇厚，种类多样，形成特有的色、香、味。

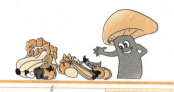

喝黄酒不但能提升食欲，让人心情愉悦，身心舒畅，还能起到保健作用。适量饮用能促进血液循环和新陈代谢，同时补血养颜、舒筋活血、强身健体、延年益寿。黄酒里面的多种微量元素能防止血压上升和血栓形成，适量饮酒还能保护心脏。

应付冬懒：对症用"食"

虽然冬季气候寒冷，但是一想到春节多数人还是非常开心的，不仅能走访亲友，而且好吃的、好喝的、好玩的应有尽有，忙碌了一年的人们时刻准备享受，怎么会不开心。可正是由于春节期间隔三差五的聚餐，肥甘厚味的过度摄入，人们的脾胃负担加重了。再加上外界环境的寒冷，多数人选择了"蜗居在家"，整个冬季最显著的特征就是"懒"，懒得动，懒得吃，懒得起。这是怎么回事？

1 懒得动

春节期间亲戚往来，节宴筹备等会让人过度劳累，表现出气虚症状，劳则加重，休息就能得到缓解，这种气即中医上所说的"元气"。应付这种症状应当选择能补元气的药物，而人参就是非常不错的选择。如果你是虚不受补者，可以选择白参，先用白参煮水，之后用糖泡，最后干燥制成，性寒，适合热性体质者。

2 懒得吃

春节肯定是离不开吃的，除了早饭，通常午饭和晚饭都非常丰盛，这样暴饮暴食很容易损伤脾胃，导致脾胃运化失常，使得气血生化不足，表现出纳差、神疲、嗳气反酸、大便臭、矢气臭，以饮食停滞为主。此时可以适当吃些酸、甜的食物，如山楂、糖醋拌藕片等。

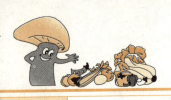

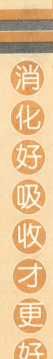

3 懒得起

上班族平时很少有时间休息,或者好好睡上一觉,春节放年假之后就开始补觉,可是却发现自己越睡越困,懒得起床。这主要是因为久卧气机运行不畅,造成相对气虚。什么是相对气虚?就是指本身不缺,只是由于气机不畅而显得气虚,真正的气虚者活动之后会更累,但是此类人群活动之后会觉得非常舒服。此类人群可适当服用柴胡舒肝散。

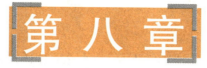

第八章

脾胃失调症，如何靠"吃"调理

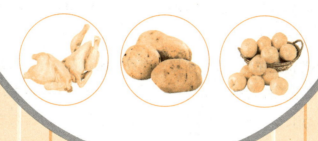

厌食，以"食"调养，食欲大增

小儿厌食，脾胃调理从"吃"入手

小儿厌食就是指长期的食欲下降，主要表现就是食量减少，属于慢性消化功能紊乱综合征，为儿科常见病、多发病，主要发生在1～6岁的小儿身上，而且发病呈逐年上升的趋势。很多家长感到疑惑，如今的生活条件好了，可供孩子选择的食物种类多了，孩子怎

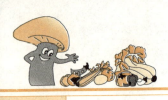

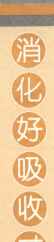

么反而厌食了？

中医认为，小儿"脾常不足"，小儿厌食通常与饮食不节、喂养不当，或长期偏食、损伤脾胃运化功能，导致脾胃不和、受纳运化失健有关。此外，还可能和微量元素缺乏、消化系统或其他系统疾病影响、环境因素、药物因素等有关。因此，合理饮食为解决儿童厌食症的关键因素。

那么究竟从哪些方面关注孩子的饮食，做到让孩子合理饮食呢？

1 饮食有节

小儿正处在生长发育阶段，脾胃功能尚未健全，因此饮食上如果没有节制，经常饥一顿饱一顿的，或者吃太多的零食，就会影响到脾胃功能，导致脾胃功能失调、脾胃虚弱等，久而久之孩子就会面黄肌瘦。应当规律孩子的一日三餐，做到定时定量，荤素搭配，食物多样化，尽量避免让孩子吃超市中出售的各种各样的零食。

有的家长总担心自己的孩子会缺乏营养，一个劲儿地让孩子吃营养品和高蛋白、高脂肪的食物。实际上，如果饮食超出了孩子的消化功能，反而会导致脾胃不和、受纳运化功能下降，造成或加重厌食症状。因此，营养补充要以合适为度，而不是一味进补。

2 节制寒凉

小儿体内"阳盛"，容易产生内热，因此喜欢吃寒凉之品。如果不加节制，过食寒凉，就会伤及脾胃，导致脾胃虚寒，功能下降，进而影响到正常的消化吸收。吃下去的食物不能被很好地消化，孩子就会厌食。

3 忌强迫进食

有些家长看到孩子不想吃饭，就会想办法哄骗孩子，甚至通过打骂孩子来强迫进食，但是强迫进食会导致小儿肝气不舒，进而

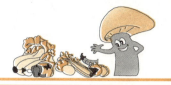

出现发脾气、吵闹等肝郁化火或消极抵抗、消化不良等肝郁伤脾情况。此时虽然孩子勉强吃了食物，也很难有效吸收食物里面的营养物质。所以，提醒家长们尽量避免在孩子进餐的时候管教孩子。

4 忌过分纵容

有些家长凡事都会顺从孩子的意思，就连吃饭也是一样，小孩的自我调控能力比较差，喜欢吃零食，很容易导致饥饱无度，造成微量元素缺乏，而微量元素的缺乏是导致厌食症的原因。所以，家长千万不要过分纵容孩子想吃什么就吃什么，应当合理安排孩子的饮食食谱，做到营养均衡，变换花样为孩子准备一日三餐，让孩子愿意主动去接受食物。饮食要定时定量，不能吃太多零食，特别是糖果和甜点等。

老人厌食，先找出病因

有很多老年人都出现过厌食症状，突然就不想吃东西了，这是怎么回事呢？老年厌食比儿童厌食相对来说复杂一些，千万不能掉以轻心，一定要提高重视程度。那么究竟哪些因素会导致老人厌食呢？

1 脾功能下降

人的食欲和脾的运化功能有着密切关系，食欲下降说明脾的运化功能下降，这种下降有的正常，而有的不正常。正常的食欲下降就是指随着年纪的增大，人的五脏六腑功能发生衰退。这种衰退是自然衰退的过程，是缓慢的，而且并不会影响到正常生活，因此不需要特殊处理，可服用适量的香砂六君子丸、理中丸等或补肾药物等。非正常食欲下降一般发作突然，会影响到日常生活，并且会伴随着其他不适，甚至会危及生命，因此中医上有云："有胃气则

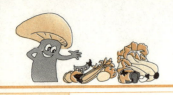

生，无胃气则死。"

2 肝郁脾虚

老年人长时间情志不遂，或思虑过度，肝木郁结，导致脾胃的消化进一步减弱，脾失健运。主要症状包括：厌食，精神抑郁不畅，胃脘胀满不适，嗳气频作，面色萎黄，身体消瘦，舌淡苔白，脉弦细。可通过服用香砂六君子汤或越鞠保和丸加减方来改善症状。

3 消化道肿瘤

厌食是消化道肿瘤的主要症状之一，特别是老年人，厌食的同时伴随着体重下降、营养不良、反复大便、潜血阳性等情况时，首先要排除消化道肿瘤的可能性。检查方面，如果合并症状比较明显，合并明显的胃痛或腹痛，胃镜或肠镜检查是最佳选择。经济条件允许，可以先做个腹部CT，合并症状不明显可以先抽血检查肿瘤标志物，如CA125、CA50等，无论进行哪种检查，都应当让老人及早到医院就医。

4 缺铁性贫血

铁是人体中多种酶的辅酶，一旦缺乏铁，除了会导致贫血，还会影响到人体的代谢过程，使组织和细胞的正常功能受阻，威胁到身体健康。比如，使消化系统受影响的时候，人就会表现出口腔炎、舌炎、厌食、胃肠消化吸收功能下降等。

食欲差，就喝山楂神曲粥

脾处在中焦的位置，沟通上下，灌溉其他脏腑，一旦脾胃出现问题，就会上边胃脘痞满，下边大小便不通畅，上下升降运动停滞，其他脏腑也会跟着出问题。

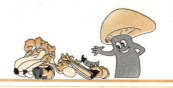

脾胃之间互为表里，掌管着人体消化吸收的过程，而且是气血生化之源，胃主受纳，将食物搅拌腐熟；脾主运化，将营养物质输送到全身各个脏腑。而且脾胃在功能和性质上刚好相反，二者一起形成了矛盾统一体。阴阳五行之中，脾属阴，胃属阳；喜好上，脾喜刚燥，胃喜柔润；功能上，脾主升清，胃主降浊。虽然它们的体性相反，但是作用合一，若二者之间不能齐心合力、相互协调、相辅相成，就会导致脾胃不和。

比如脾升胃降，营养物质就会上升，进入到心肺之中，经心主血脉的血液循环和肺的宣发作用来润养身体，通过初步消化的食物下移到肠，之后排泄出去。一旦脾气不升，则营养物质无法顺利吸收利用，清气就会滞留于下，表现为腹泻；胃气不降，胃由上而下蠕动的作用就会减弱，胃排空的时间就会延长，浊气无法下趋，就会表现出胃脘痞满、腹胀、嗳气、反酸，进而表现出恶心、反胃症状。脾胃功能不协调，虽然胃里面是空的，但是却没有食欲。

对于这种症状的患者而言，可以适当吃些山楂神曲粥来调理身体：取山楂5克，炒神曲20克，粳米50克，用纱布将山楂和神曲包好，放到锅中，倒入适量清水，开大火煎沸之后转成小火继续煎煮半小时后过滤药渣，用药汁和粳米熬粥，每天吃2次。此粥有健脾和胃、消食导滞之功。此粥味道酸甜，所以容易被儿童接受，适合小儿脾胃不和而导致的食欲下降、浊气上逆、呃逆等症。

疑难杂症，试试茶饮方

脾胃是后天之本，也是我们消化食物的重要器官。平时吃下多少食物是次要的，吸收多少营养才是主要的，而这个营养物质的消

第八章 脾胃失调症，如何靠"吃"调理

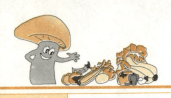

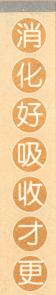

化吸收就取决于脾胃。一旦脾胃功能变弱，无论我们吃下多少对身体有益的食物，都很难获得充足的营养物质促进健康，甚至可能会因为不能消化而威胁到身体健康。

调理脾胃最关键的就是调理脾胃的气机升降，从中医的角度上说，脾主升，胃主降。升就是指经过消化吸收的各种营养物质，通过脾的功能向上，向全身输出，进而让全身各个地方都得到营养补充。降就是指胃肠从上到下的蠕动作用，通过这种蠕动作用，可以促进消化吸收的过程，最终将消化后的残渣作为粪便排出体外。这种向上输送精微向下排出废浊的过程是维持人体生命活动的基本形式。不过由于长期的饮食不节，或精神因素，或神经系统共失调，或各种疾病的影响，脾胃功能很容易受损伤或停滞不动，表现出胃内闷堵、食欲下降、胃内饱满、呃逆、恶心、腹胀、腹痛、排便困难等，时间久了就会身体消瘦，疲乏无力，面色萎黄，说话有气无力。这样的功能性障碍不仅会损伤脾胃，还会诱发其他脏腑疾病。

很多虚弱疾病之所以不能单纯地用吃补药来调理，主要是因为虚不受补。关键是看怎么恢复脾胃的正常升降运化功能，消除影响升降功能的各种因素，恢复脾胃生产精微、排泄废浊之功。

很多疑难病迁延不愈，由于迁延的时间太久，影响到人体各个脏器，症状繁多，治疗的时候互相牵制不知道从什么地方着手。还有一种情况就是身体明明不舒服，可到医院却查不出任何异常。这两种情况都可以从调理脾胃着手。

不思饮食，吃一串冰糖葫芦

冰糖葫芦又叫糖葫芦，东北地区叫它糖梨膏，天津叫它糖墩儿，

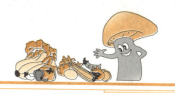

安徽凤阳叫它糖球。冰糖葫芦是汉族传统小吃。《燕京岁时记》中有记载:"冰糖葫芦,乃用竹签,贯以山里红、海棠果、葡萄、麻山药、核桃仁、豆沙等,蘸以冰糖,甜脆而凉。"有开胃、养颜、增智、消除疲劳、清热等功效。

糖葫芦富含维生素C、果胶、绿原酸、咖啡酸、山楂酸、齐菊果酸、槲皮素、熊果酸、齐墩果酸、金丝桃苷、表儿茶精等多种有机酸和营养元素。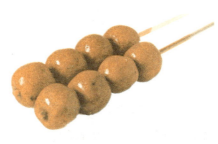采用现代工艺挖掉果核,色泽红艳,没有色素和食品添加剂,口感好,是天然的营养食品。山楂的药效很多,它可以消食积、散瘀血、驱绦虫、止痢疾,尤其是它的助消化之功更甚,从古代开始就用其消食积。明代杰出的医药学家李时珍曾经说过:"煮老鸡硬肉,入山楂数颗即易烂,则其消向积之功,盖可推矣。"此外,山楂还可降血脂、降血清胆固醇等。

绍熙年间,宋光宗最宠爱的黄贵妃生病了,面黄肌瘦,不思饮食。御医虽然给贵妃用了多种贵重药品,却没有什么效果。皇帝看到自己的爱妃越来越憔悴,终日愁眉不展。只得张榜求医,后来一位江湖郎中揭榜进宫,给黄贵妃诊脉之后,用冰糖和红果煎熬,每顿饭前让贵妃吃5~10枚。开始大家将信将疑,好在贵妃比较喜欢这口味,贵妃按此方服后,果然没过多久就病愈了,皇帝大喜。后来这种做法流传至民间,老百姓将它串起来卖,就是现在的冰糖葫芦。

平时如果吃了大量的高蛋白、高营养的肉类食品,就会出现腹部饱胀感,此时吃上一串酸酸甜甜的冰糖葫芦肚子就会舒服些。

第八章 脾胃失调症,如何靠『吃』调理

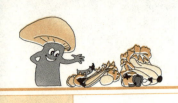

养好脾胃怎么吃——消化好吸收才更好

小孩子也非常喜欢吃冰糖葫芦，而它本身也非常适合小孩子食用。因为小孩"肝常有余，脾常不足"，所以我们经常会看到小孩子比较活跃，爱发脾气，而且容易变瘦、胃口不好等。山楂有敛肝的作用，能防止肝气过旺，避免小孩子过于烦躁；而白糖性平味甘，可健脾和胃，补脾之不足，增加小儿的体重。小孩在春季期间很容易因为过食肥甘厚味而出现消化不良，此时吃些冰糖葫芦是非常好的。

用山楂做的冰糖葫芦是传统的冰糖葫芦，现在的冰糖葫芦种类繁多，有山药的、草莓的、橘子的、荸荠的、豆沙的、朱古力的等，不过首推的还是传统的山楂做的冰糖葫芦。

冰糖葫芦虽然有这诸多功效，但并非适合所有人长期服食。冰糖葫芦里面含冰糖，不适合糖尿病患者服食；脾胃虚弱、泛酸烧心者也不宜多食冰糖葫芦。

宝宝食欲差，就吃益脾饼

经常会有家长埋怨自己家的小孩不好好吃饭，每天喂孩子吃饭都快要追出半条街了，可是宝宝究竟为什么不爱吃饭呢？

中医认为，脾为人体主运化、吸收的脏器。孩子，特别是婴幼儿的脾脏还非常娇嫩，功能尚未健全、完善，所以很容易出现不平衡的问题。饮食过多会积食，饮食过少会营养不良，身体瘦弱，稍微吃得凉点易腹泻……总之，小儿难养。

很多孩子不是虚胖就是消瘦，脸色也不是很好，不是发青就是土黄，而且平时还厌食。其实这些都是脾胃虚弱导致的，只要调理好孩子的脾胃，上述现象自然就会消失了，家长也不用端着碗在后

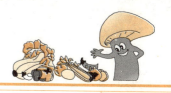

面追着孩子喂饭了。

一定要注意杜绝那些会伤及孩子脾胃的行为习惯，如过食冷饮、饥一顿饱一顿、过食零食等，平时可以给孩子吃些能健脾益胃的食物，比如益脾饼就很不错，这样孩子不吃饭的现象就可以得到有效的改善。

益脾饼的具体做法：取红枣、小麦粉各500克，鸡内金、干姜各60克，生白术120克，精盐、菜油各适量。将白术和干姜用纱布包好，扎紧，放到锅中；红枣洗净后放到锅中，倒入适量清水，开大火烧沸后转成小火继续煮1小时左右，除去药包和红枣核，将枣肉搅拌成枣泥；鸡内金粉研成细末，和面粉一同混合均匀，之后将枣泥倒入，调入少许精盐，调和成面团；将面团分成若干个小面团，制成薄饼；锅中倒入适量菜油，开小火将饼烙熟即可。

益脾饼中的大枣味甘，能温补脾，益气养血；鸡内金干涩性平，能健胃消食；白术能补脾益气，燥湿利水；干姜能温胃养胃。将几种食材搭配在一起，即可补脾温中、健胃消食，非常适合脾胃虚弱的孩子食用。

除了吃益脾饼调节脾胃，还要注意让孩子吃些富含蛋白质、维生素、微量元素、易消化的食物，烹调方法最好选择汤、粥、羹、等，以利于脾胃消化、吸收。

闲暇的时候，家长可以按摩孩子的足三里穴（位于两小腿外侧，膝眼下三横指胫骨外），它是人体的强壮穴。家长每天按摩孩子的足三里穴5~10分钟，能增强孩子的消化功能，提升吸收率，改善小儿面黄肌瘦。

还可以采用捏脊法改善小儿脾胃虚弱。具体操作：家长站在小儿的右侧，让孩子俯卧，之后双手捏起脊柱两旁的皮肤，从尾骶部

第八章 脾胃失调症，如何靠『吃』调理

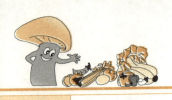

慢慢向上挪至颈部，之后反向捏回至尾骶部，重复此操作10回，每天捏2次。捏脊能健脾、助消化、强壮，能改善食欲、减少感冒、增强体质。

积食怎么办，就喝大麦茶

大麦茶是中国、日本、韩国等民间广泛流传的传统清凉饮料，将大麦炒制成焦黄，饮之前用热水冲泡即可浸出浓郁的香茶。大麦茶茶味甘美清香，营养丰富，而且不含茶碱、咖啡因、单宁等，不会刺激神经、影响睡眠，不会污染茶具和牙齿。大麦茶喝起来稍微有些苦涩，不过不会影响整体感觉。

我国北方盛产大麦，将炒熟的大麦粒碾成麦碴后则熬成麦茶，茶汤呈黑褐色，闻着有类似咖啡茶的清香气味。

《本草纲目》记载："大麦味甘、性平，有去食疗胀、消积进食、平胃止渴、消暑除热、益气调中、宽胸大气、补虚劣、壮血脉、益颜色、实五脏、化谷食之功。"大麦茶主要用来消温解毒，健脾瘦身，清热解暑，去腥膻，去油腻，助消化，润肤乌发，还能用来治疗饮食过度、胸闷腹胀之症。炒黑研末服，能化炎消胀，调中止泻。小儿食积、面黄肌瘦者，老弱之人，食少乏力者，取大麦加糖服可益气健胃。消化道溃疡患者以大麦为主食，能平胃气，止隐痛。暑热烦渴，用大麦煎茶，可清暑生津，除烦解渴。

普通大麦煎服性偏寒，有清热止渴、利水之功，因此夏季烦热口渴的时候可以取大麦煮水，晾凉后服用。大麦经过焙炒之后性偏温，所以有的人喝过大麦茶之后会口干上火。同样一味药，炮制的方法不同疗效也是不同的，大麦焙炒之后最大的效果就是消食化滞。

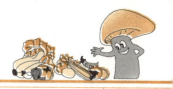

大麦茶为大麦焙炒后的成品,因此大麦茶也有消食导滞之功。吃得过多不容易消化的时候喝一杯大麦茶会觉得浑身舒畅。建议应酬较多,经常酒食无度或平时消化不良,比较肥胖的人坚持饮用一段时间的大麦茶。

大麦中含有17种微量元素,19种以上氨基酸,多种维生素、不饱和脂肪酸、蛋白质、膳食纤维等,对身体有保健作用。

不过提醒大家注意一点,大麦茶虽然能消食导滞,对脾胃运化有一定的作用,但并没有健脾的功效,也不能健胃或养胃阴。从中医的角度上说,健脾和消食完全是两回事,没有饮食停滞者若长期服用消食药物,不仅不能健运脾胃,还可能会导致脾胃气虚。因此,身体虚弱者是不宜长期服用大麦茶的。

常见胃病,食物调理,缓解病情

胃痛,食材药膳调理有方

胃痛并不单纯是个症状,它的发生和脾胃虚弱、脾胃受寒、肝脾不和、体内有湿热等均有关系,可以根据自身的实际情况选择适当的食材、药膳进行调理,进而健脾益气、和胃止痛。

生姜是常见的暖胃暖宫食材,吃过生姜之后,你能感觉到全身都温暖起来,生姜可以刺激血液循环、新陈代谢过程。如果是因为脾胃受寒而胃痛,可以熬些生姜红糖水来喝,或是用生姜、红糖、

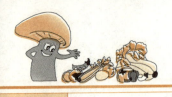

养好脾胃怎么吃——消化好吸收才更好

苏叶一同熬汤饮服。苏叶能散寒解表、理气宽中，改善脾胃气机不和导致的胸闷、呕吐等症，和生姜同用可暖胃、行气，缓解胃痛。

佛手也是不错的缓解胃痛之品，只不过它和生姜不同，针对的并不是脾胃寒所致的胃痛。佛手可疏肝健脾，能改善肝气不舒、脾胃不和导致的消化不良、胸腹胀闷等。佛手有解痉的作用，可以抑制肠痉挛，如果常常心情不畅、胃痛不止，可以用佛手食疗，将佛手加到菜肴中或是泡茶都可以。

以下几款食疗方可以有效缓解胃痛，经常胃痛的患者不妨对症选方，适当选择其中的一款或几款烹调来吃。

生姜陈皮鲫鱼羹

膳食材料 鲫鱼1条，生姜、陈皮、盐、胡椒各适量。

膳食烹调 将鲫鱼宰杀后处理干净；陈皮洗净；生姜去皮后洗净，切片；陈皮、生姜、胡椒装到纱布袋中，之后填入鱼腹内，倒入适量清水，先开大火煮沸，之后转成小火继续煲熟，调入少许盐即可。

膳食功效 温胃散寒。适用于胃寒疼痛、虚弱无力、食欲下降、消化不良等症。

佛手陈皮水

膳食材料 陈皮、佛手各20克。

膳食烹调 将陈皮和佛手放到锅中，倒入适量清水，开小火煮半小时左右，过滤留汁，代替茶来饮用。

膳食功效 能治疗肝脾不和导致的胃痛。

双鱼汤

膳食材料 花胶100克，鲜鱼腥草100克，盐适量。

膳食烹调 将花胶放到清水中泡半天，切成细丝，放入锅中，倒入 1500 毫升清水，开大火烧沸后转成小火继续熬煮 50 分钟左右，再放入鲜鱼腥草滚 10 分钟，调入少许盐，吃花胶、喝汤。

膳食功效 清胃生肌止痛。适用于胃热，经常觉得胃内有灼烧感，以及由于热而引起上消化道出血的患者。

呕吐，推荐几款止呕食疗方

呕吐是常见症状，其诱因很多：胃肠道梗阻、腹内脏器炎症、神经调节障碍、药物中毒、食物中毒、代谢紊乱、急性传染病、高血压、脑出血、脑外伤、脑瘤等。从中医的角度上说，其病机是胃失和降，气逆于上。其病因包括：外邪侵袭、胃失和降、饮食不节、伤胃滞脾、情志失调、肝失条达、脾胃虚弱、阳气不振、胃阴不足、失其润泽等，其病伤在胃，但与肝脾关系密切。

呕吐的病因可分为四大类。外邪犯胃：风寒暑湿燥火六淫之邪，或秽浊之气袭胃腑，胃失和降，水谷随逆气上出，诱发呕吐，不同季节感受的病邪不同，通常以寒邪居多。饮食不节：暴饮暴食，过食生冷、醇酒辛辣、甘肥及不洁食物，皆可伤胃滞脾，易引起食滞不化，胃气不降，上逆而为呕吐。情志失调：怒伤肝，肝失条达，横逆犯胃，胃气上逆；忧思伤脾，脾失健运，食难运化，胃失和降，都会导致呕吐。病后体虚：脾胃先天虚弱，或病后体弱，劳倦过度，耗伤中气，胃虚无法盛受水谷，脾虚无法化生精微，食滞胃内，上逆成呕。不同因素导致的呕吐调治的方法也不同，所以出现呕吐症状不能辨明证型的时候要及时就医。

第八章 脾胃失调症，如何靠"吃"调理

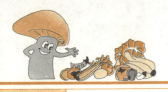

接下来为大家介绍几款有助于调理脾胃的食疗方。

柿蒂冰糖汤

膳食材料 柿蒂30克，冰糖60克。

膳食烹调 柿蒂洗净后放入锅中，调入冰糖，倒入适量清水煎汁。每天1剂。

膳食功效 清热和胃，降逆止呕。适用于呕吐。

橘皮生姜粥

膳食材料 橘皮、生姜各15克，大米60克，蜂蜜30克。

膳食烹调 橘皮洗净后切丝，用干净纱布包好；生姜洗净后切丝；大米淘洗干净。锅中倒入适量清水，放入橘皮袋、生姜丝、大米一同熬粥，熬至熟后挑出橘皮袋，调入蜂蜜即可。每天吃1～2次，或视病情而定。

膳食功效 橘皮有镇咳、化痰、止呕、止呃、利尿之功；生姜有温中散寒、发汗解表、和胃止呕之功；蜂蜜有清热、补中、解毒、润燥、止痛之功。三者同用，适用于胃痛呕吐。

杨梅汁

膳食材料 杨梅250克，白糖30克。

膳食烹调 将杨梅洗净后去核，放入锅中，倒入500毫升冷开水，捣烂，用纱布取汁，调入白糖即可。每次服小半杯。

膳食功效 生津止渴，和胃降逆。适用于恶心呕吐、心烦口渴等。

胃炎，吃对了胃健康

胃炎是常见的胃部疾病，包括慢性胃炎、急性胃炎两大类。中医认为，胃炎的主要诱因是气机不畅，通则不痛、痛则不通。因此，

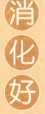

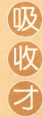

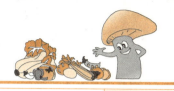

爱生气者、湿热体质者、瘀血阻滞者，均易得胃炎。能从清除湿热、瘀血、理气调中来防治胃炎。

慢性胃炎可以分为肝胃郁热证、脾胃不和证、胃阴不足证、脾胃虚寒证四种证型，不同的证型饮食调养方面也是不同的。

肝胃郁热证：主要症状包括胃脘胀闷，口苦口干有异味，大便偏干，胃痛心烦，舌黄厚腻，年轻人脸上易长痤疮。此类患者要注意尽量少吃辛辣食物，戒烟限酒，少喝浓茶，少吃方便快餐、肉类、煎炸食物，可以适当熬些银耳羹、鲫鱼糯米粥来吃。每天吃些新鲜果蔬，如苦瓜、黄瓜、丝瓜、荸荠等。

脾胃不和证：主要症状包括进餐后胃内饱胀，打嗝泛酸，腹胀，食欲差。此类患者犯病期间可以熬些白萝卜汤来喝，或是将萝卜切成细丝后和花椒、大茴香一同炒炖至软烂服食。胃酸分泌过多者要禁食肉汤，可适当喝些牛奶、豆浆，吃些馒头，均能中和胃酸。胸腹胀满、嗝声不断者可取橘皮15克，柿蒂10克，姜汁适量，一同放入锅中熬汁饮服。

胃阴不足证：主要症状包括进食无味，口干咽燥，手脚心热，舌红少苔。此类患者多见于萎缩性胃炎，胃酸分泌量减少。犯病期间适当喝些肉汤、鸡汤等，进而刺激胃液分泌，促进消化；口干咽燥者可以熬些鸭梨冰糖服食；长期调理者，可以熬上一碗山药枸杞玉竹粥，有生津健脾之功，上腹胀满者在粥快熟时调入5克玫瑰花，继续煮一会儿即可食用。

脾胃虚寒证：主要症状包括腹胀腹满，食欲差，乏力怕冷，受凉或吃油腻食物后易犯病，舌淡苔白。此类患者在饮食上要注意避免吃生冷、高纤维食物，如红薯、芹菜、土豆、韭菜等，烹调时以炖、煨为主。虚寒体质、手脚怕冷者应适当吃些能助阳的药膳，如

第八章 脾胃失调症，如何靠"吃"调理

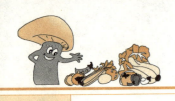

萝卜羊肉汤；食少便溏、四肢乏力者可在煮粥时放入山药、莲子、桂圆、红枣等。

急性胃肠炎主要为进食含病原菌及其毒素的食物，或饮食不当所致。发病急，多在进餐后1~24小时内发病，主要症状包括：恶心、呕吐、腹痛、腹泻、食欲下降等，一般1~2天即可好转。症状严重者会伴随着发热、脱水、休克等中毒症状，一经发现，要及早就医。除了药物治疗，饮食调养也有助于病情的恢复，急性期病情比较严重，排便次数增多，经常伴随着呕吐、脱水、电解质紊乱等，此时禁食让胃肠道处在休息状态，通过静脉输液来补充水分、电解质，病情较轻者可以服用糖盐水，以补充水分和盐，缓解电解质紊乱。呕吐停止之后宜选择流质软食，遵循少食多餐的原则，每天吃六七餐，以米汤、藕粉等为主；等到症状缓解，排便次数减少的时候改为全流质，如莲子米糊、蛋羹等，尽量少吃产气和脂肪含量高的食物。

接下来为胃炎患者推荐几款缓解病情的食疗方。

石斛麦冬茶

膳食材料 石斛15克，麦冬10克，绿茶5克。

膳食烹调 石斛、麦冬、绿茶一同放到茶杯中，倒入适量开水冲泡，盖盖闷一会儿即可。

膳食功效 滋阴清热，促进胃炎好转。

山药萝卜鸡胗煲

膳食材料 山药100克，带内金的鸡胗1个，白萝卜200克，无花果30克，盐、味精、鸡清汤各适量。

膳食烹调 将无花果放到清水中浸泡半天，山药、白萝卜去皮后切成小块，鸡胗清理干净之后切成小块；取瓦罐，倒入鸡胗、鸡

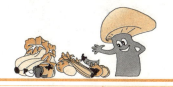

清汤，开小火煲 40 分钟之后放入山药、白萝卜、无花果，调入少许盐，之后转成中火煲 30 分钟后，味精调味即可。

 无花果中富含氨基酸、维生素、柠檬酸、苹果酸等营养素，可促进胃动力，间接保护胃黏膜，和鸡胗、山药同食，能辅助治疗慢性胃炎。

薏米瘦肉煲

 薏米 100 克，猪瘦肉 150 克，鲜百合 40 克，冰糖、盐各适量。

膳食烹调 将薏米放到清水中浸泡半天，猪肉用温水洗净，切长小块，百合洗净备用；取一干净的瓦罐，放入薏米、瘦肉，倒入清水，煮至八成熟后调入冰糖、百合，之后转成小火，继续炖煮至猪肉熟烂，调入少许盐即可。

膳食功效 薏米有健脾、祛湿之功，百合的养胃作用很强，二者同用，对慢性胃炎患者有非常好的补益之功。

胃溃疡，食疗调养缓解病情

胃溃疡是常见的消化道疾病，可发生在食管、胃或十二指肠，其主要症状就是胃部疼痛。胃溃疡的疼痛多发生在餐后 1 小时内，经 1~2 小时后症状会逐渐缓解，部分患者没有症状，症状严重者会诱发胃出血。胃溃疡的发生和肝失疏泄、横犯胃腑有关。此外，内有湿热、脾气过度耗损也是胃溃疡的主要诱因。

肝气不舒、气滞血瘀诱发的胃溃疡可以通过服食桃仁来缓解，因为桃仁有活血化瘀的作用，能益气活血、化瘀止痛。情绪不畅、舌上有瘀斑的胃溃疡患者均可服食桃仁，可以取桃仁和猪肚、大米一同熬粥，有助于病情的缓解。

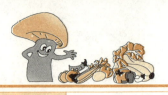

养好脾胃怎么吃——消化好吸收才更好

蜂蜜、莲藕有滋阴养胃的作用，胃内有火的胃溃疡患者可常食。此外，莲藕还可止血，胃溃疡有出血症的患者可常食。莲藕与蜂蜜搭配食用效果更佳，可以将蜂蜜灌入莲藕的空隙内，之后把莲藕蒸熟，切片食用。

胃溃疡的治愈不是一朝一夕的事情，想要打好这场"持久战"，食疗方是非常必要的，治疗疾病的同时还能调养脾胃。以下几款药膳非常适合胃溃疡患者服食，坚持调养，病情自然能及早康复。

小米薏米粥

膳食材料 小米、薏米各30克。

膳食烹调 小米淘洗干净；薏米洗净后放到干净的容器中，倒入适量清水浸泡至软；锅内倒入适量清水，之后放入小米、薏米一同熬粥。

膳食功效 滋补脾胃，补脾胃之气，还可清热利湿，辅助治疗胃溃疡。

佛手扁苡粥

膳食材料 佛手10克，白扁豆、苡米、山药各30克，猪肚汤、食盐各适量。

膳食烹调 将佛手洗净后放入锅中，水煎取汁，过滤去渣，纳入扁豆、苡米、山药、猪肚汤，一同熬煮成稀粥，调少许食盐调味即可。每天1剂。

膳食功效 可泻热和胃，适用于胃脘灼热疼痛、口干口苦、心烦易怒、便秘等。

鸡蛋炖三七

膳食材料 鸡蛋1个，蜂蜜30毫升，三七粉3克。

膳食烹调 将鸡蛋打入碗中，加入三七粉，搅打均匀，隔水炖熟，调入蜂蜜，拌匀即可。

膳食功效 舒肝理气，和胃健脾。适用于上腹疼痛、呕吐，伴恶心、嗳气等。

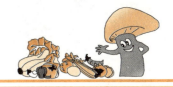

胃下垂，吃对食物胃"归位"

当脾气和胃气亏虚时，胃腑就会下垂，再加上现代人的饮食没有节制，经常暴饮暴食，导致脾胃湿热，脾胃之气受损。此外，劳倦过度、久病者均易脾胃之气亏虚，诱发胃下垂。

胃下垂明显的患者经常会表现出腹部不适、饱胀重坠感，餐后、站立、劳累之后症状会加重，经常会伴随着食欲下降、恶心、嗳气、消化不良、便秘等症。

胃下垂患者的消化功能比较弱，所以一定要注意避免用餐过量，以免其滞留在胃内，导致消化不良。胃下垂患者的胃壁张力下降，蠕动减缓，此时狼吞虎咽地吃食物，食物就会填于胃内，所以一定要注意细嚼慢咽。千万不要吃干硬的食物，如炸丸子、花生、蚕豆等，因为此类食物进入胃内不容易消化，而且会损伤胃黏膜，增加胃炎的发生机会。胃下垂患者的体力、肌力一般比较弱，而且消化吸收的功能不好，易导致营养失衡，所以比正常人更容易疲劳、精神不振。胃下垂患者不宜食用辛辣刺激之品，尽量少喝酒和咖啡、浓茶等，否则会加重反酸、烧心等症状，影响病情的好转。

红参是补益脾气的要药，可以增强脾胃的升提能力，脾胃之气不足者可选择红参来治疗，直接将红参与鸡炖汤就可以了。党参、红枣都有补气之功，可以提升脾胃之运化能力，进而增强其化生气血的功能。

第八章 脾胃失调症，如何靠「吃」调理

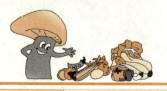

接下来为胃下垂的患者推荐几款缓解病情的食疗方。

猪脾粥

膳食材料 党参15克，橘红6克，粳米100克，猪脾1具，生姜、葱白各适量。

膳食烹调 将党参、橘红洗净后一同放入锅中，倒入适量清水煎汁；粳米淘洗干净，猪脾洗净后切片，和粳米一同放入药汁中，放入生姜、葱白，倒入适量清水，煨炖至猪脾熟时即可。每天吃1次，空腹服食。

膳食功效 治胃下垂，症见脘腹胀满、消化不良、食欲不振、倦怠消瘦等。

黄芪党参红枣茶

膳食材料 红枣3枚，黄芪10克，桂圆2颗，枸杞子10粒，冰糖适量。

膳食烹调 将上述材料洗净后放到砂锅内，倒入适量清水，开小火煮半小时，调入冰糖即可。

膳食功效 暖胃益气。适合气血不足的胃虚者。

薏米山药红枣粥

膳食材料 薏米20克，红枣4枚，怀山药、枸杞子、莲子、桂圆各适量。

膳食烹调 将薏米淘洗干净之后放入锅中；怀山药去皮切成小块；红枣洗净后去核；枸杞子、莲子洗净；桂圆去皮；将薏米放到砂锅内，倒入适量清水，开大火煮沸之后转成小火熬煮至将熟，放入其他材料，继续熬煮至熟即可。

膳食功效 此药膳适合内有湿热的胃下垂患者服食。

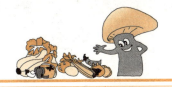

胃痉挛，除邪补气，食养有方

胃痉挛就是胃部肌肉抽搐症状，主要表现为腹痛、呕吐等，胃痉挛本身只是一种症状，及时找出病因，才能从根本上治疗疾病。对于胃痉挛的治疗，可以饮食方面着手，关注胃痉挛患者的饮食宜忌和饮食习惯。

饮食不规律的人很容易出现胃痉挛。胃痉挛的发生和体质、饮食都有关系，胃痉挛患者平时一定要注意忌大量吃生冷食物，特别是冰冻冷饮、啤酒、雪糕等。还要注意少吃以下食物：糖，空腹大量吃糖，人体短时间不能分泌足量的胰岛素维持血糖正常值，血液中的血糖骤然上升易诱发眼疾。糖类属于酸性食品，空腹吃糖还会破坏机体酸碱平衡与微生物平衡，对健康不利。牛奶、豆浆中富含蛋白质，空腹饮用，蛋白质会转化成热能，无法起到补养身体的作用，可以和点心、面粉等同食，或是饭后2小时后再喝。大蒜也是不能空腹吃的，因为空腹吃大蒜会刺激胃黏膜、肠壁膜，诱发胃肠痉挛、绞痛。香蕉最好不要空腹吃，因为香蕉中富含镁元素，而镁会影响到心脏供能，空腹吃香蕉会导致血液中镁的含量骤然上升，势必会影响心脏健康。菠萝也是不能空腹食用的，因为菠萝中含有大量酵素，空腹吃易伤胃。胃痉挛患者患病期间尽量避免吃油炸食品、粗纤维含量较多的食物，否则会引起胃液大量分泌，加重胃部负担。

寒邪、风邪伤及脾胃，易诱发胃痉挛，此类胃痉挛患者可以适当吃些草鱼。草鱼味甘、性温，入肝经和胃经，可暖胃和中，寒邪、风邪一除，脾胃才得安宁，胃痉挛也就可以得到缓解了。阴虚会导

第八章 脾胃失调症，如何靠「吃」调理

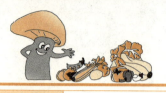

致胃炎，而胃炎为胃痉挛的诱因之一，胃炎如果是湿热导致的，可以适当喝些鸭汤，能滋养胃阴。

总之，胃痉挛患者患病期间一定要注意饮食的清淡、易消化，这样才利于痉挛疼痛的恢复和缓解，平时注意多休息，有助于身体的康复。

接下来为胃痉挛患者推荐几款有助于缓解痉挛症状的食疗方。

葱姜糯米粥

膳食材料 糯米60克，生姜5片，连须葱白5根。

膳食烹调 糯米淘洗干净；生姜和葱白洗净，生姜切片，葱白切段。将上述材料一同放到砂锅内，倒入适量清水，开大火煮沸之后转成小火熬粥至熟即可。

膳食功效 祛除湿寒，防止胃痉挛。

肉桂大米粥

膳食材料 肉桂末1~2克，大米100克，红糖适量。

膳食烹调 大米淘洗干净之后放入锅中，倒入适量清水熬煮成稀粥，之后放入肉桂末，调和均匀，转成小火继续熬煮至粥稠，关火，调入适量红糖即可。

膳食功效 温中和胃，对脾胃虚寒型胃痉挛有效。

鲫鱼山药糯米粥

膳食材料 鲫鱼1条，山药20克，糯米50克，生姜3片。

膳食烹调 将鲫鱼去掉鳃、鳞后剖肚去杂，清洗干净，和山药、生姜一同放入锅中，倒入适量清水煎煮至山药熟烂取汁，倒入糯米，继续熬煮至熟即可。

膳食功效 改善脾胃气虚导致的胃痉挛。

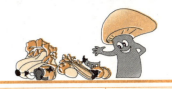

胃酸多，用食物来中和胃酸

胃酸有助消化的作用，可是如果胃酸过多，就会在胃内发生腐蚀作用，表现出吞酸、反胃、吐酸，甚至伤及胃和十二指肠，诱发胃溃疡、十二指肠溃疡。

胃酸过多者可以适当吃些含碱性成分的食物，如动物血、菠菜、卷心菜、海带、苹果、西瓜、马铃薯、牛奶等；少吃酸性食物，如豆类、花生、醋、油腻之品等。饮食上尽量做到低脂、低糖，因为高脂、高糖会导致胃酸的分泌量增加，尽量不要摄入会刺激胃酸增加的食物或饮品，如辣椒、咖啡、芥末、浓茶等。适当增加蔬菜和粗纤维食物的摄入，如芹菜、香菇等。以面食为主，因为面食能稀释、中和胃酸。烟酒等会导致食管下端括约肌张力下降，特别是烈性酒，会导致食管蠕动收缩频率降低，因此要注意戒烟限酒。蛋白质能刺激胃泌素分泌，增加食管括约肌压力，所以饮食上应适当增加富含蛋白质的食物的摄入，如牛奶、豆制品、鸡蛋清等。

烹调的过程中少用味精、酸辣、盐等，尽量清淡一些，因为厚味也会刺激胃酸的分泌，调入少量生姜、胡椒能暖胃，增强对胃黏膜的保护作用。

接下来为胃酸分泌过多者推荐几款有助于缓解症状的食疗方。

地黄甜鸡

 膳食材料 生地黄250克，龙眼肉30克，红枣5枚，母鸡1只，饴糖150克，米汤适量。

 膳食烹调 将鸡宰杀后去掉毛、内脏、爪，清洗干净，由背部颈骨剖到尾部，洗净血水，将其放

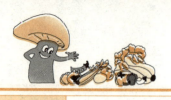

养好脾胃怎么吃——消化好吸收才更好

到沸水锅内,煮3分钟捞出;生地黄洗净后切成小丁;龙眼肉撕碎,和生地黄混合均匀,之后掺入饴糖,调和均匀后一同塞到鸡腹中,将鸡腹部朝下放到蒸盆内;红枣去核洗净,放到鸡身上,倒入米汤,用湿棉封好盆口,之后放到笼屉中开大火蒸2小时即可。每天吃1次,每次吃鸡肉50克。

膳食功效 健脾胃,补虚损,止呕吐。适用于胃酸过多、身重乏力、食少、恶心呕吐患者食用。

豌豆炒肉

膳食材料 豌豆200克,猪瘦肉100克,花椒、葱花、姜末、盐、味精、植物油各适量。

膳食烹调 将猪瘦肉洗净后切条;豌豆洗净后煮熟。将炒锅置于火上,倒入适量植物油,油热后放入葱花、姜末、猪肉、豌豆翻炒至熟,调入花椒、味精、盐翻匀即可。

膳食功效 降低胃酸,增强机体免疫力。

清炒竹笋

膳食材料 竹笋250克,葱花、姜末、盐、植物油各适量。

膳食烹调 将竹笋去皮洗净,切成细丝;将炒锅置于火上,锅热后倒入适量植物油,油热后放入葱花、姜末,炒香之后放入竹笋翻炒至熟,调入适量盐即可。

膳食功效 降低胃酸,改善胃环境。

胃癌,补正气、除邪气

胃癌是世界上排名第四位的常见癌症,它的发生率比较高,在

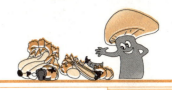

癌症死因中排名第二，可见其危害之大。

现在，我国居民的生活水平提高了，但是蔬菜的摄入量却减少了，肉类、鱼类、蛋类等的摄入量增多了，再加上中国人有吃腌制的咸菜的习惯，无形之中增加了胃癌的发生概率。

有研究表明，胃癌的发生可能和环境中硝酸盐、亚硝酸盐含量过高有关，而咸菜里面的亚硝酸盐的含量就比较高。此外，熏肉、咸肉、香肠等食物里面的亚硝酸盐含量都比较高，特别是腌菜。高盐膳食加上富含维生素的蔬菜的摄入量减少，增加了胃癌的发生概率。

国外有研究表明，随着饮食中蛋白质、脂肪、胆固醇比重的增加，患胃癌的概率上升。有研究表明，荤食会增加癌症的发生风险。还有研究表明，多吃新鲜果蔬能预防胃癌，因为新鲜果蔬中丰富的维生素C、维生素E、胡萝卜素等抗氧化成分能阻断亚硝胺和多环芳烃在体内合成，甚至能让癌细胞逆转为正常细胞，减少致癌物生成，进而预防癌症的发生。

番茄的抗氧化性是众所周知的，番茄中丰富的番茄红素可以中和体内自由基，有助于各类癌症的防治。

大蒜是公认的抗癌防癌之品，能降血脂、增强免疫力、抗肿瘤。有研究表明，大蒜的摄入量和胃癌的发生呈负相关，多吃大蒜的人胃癌的发病率非常低，因为大蒜可以显著降低胃内亚硝酸盐含量，减少亚硝胺的合成。大蒜中的大蒜素可以杀伤体外培养的胃癌细胞，还能抑制体内移植的胃癌。

有研究表明，多吃花椰菜可有效预防食管癌、胃癌等。胡萝卜可以调节细胞分化，预防胃黏膜变形、坏死，进而防治胃癌。草莓

第八章 脾胃失调症，如何靠『吃』调理

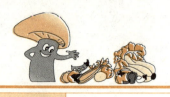

中所含的鞣酸物质能在身体中产生抗毒作用，进而阻止癌细胞形成。葡萄皮里面的花青素、白藜芦醇是天然的抗氧化剂，能抑制癌细胞恶变、增殖。

生气或疲劳过度、患某种严重的胃部疾病，均可能诱发胃癌，防治胃癌应当从补正气、除邪气着手，清除湿热、活血化瘀、舒畅情志是最佳的治疗方法。如果脾胃经常出现脘部饱胀或疼痛、纳呆、黑便、脘部积块等要提高重视程度。

胃癌患者最主要的表现就是食欲缺乏，可以通过黄芪、山药健脾益气，提升食欲，提高胃肠的吸收功能，避免消瘦、免疫力下降。山楂能开胃，可以促进胃液分泌，加速脾胃蠕动，还可活血化瘀，胃癌患者如果食欲下降、心情不畅，可适当食用山楂改善症状。

接下来为胃癌患者介绍几款调理药膳。

香菇炒油菜

膳食材料 油菜300克，香菇5朵，植物油、蒜末、盐各适量。

膳食烹调 将油菜和香菇分别清洗干净，香菇切片；将锅置于火上，倒入适量植物油，油热后，放入蒜末爆香，之后放入油菜翻炒至变软，调入少许盐，继续翻炒至熟即可。

膳食功效 防癌抗癌。

蘑菇豆腐粥

膳食材料 蘑菇、豆腐、油、盐各适量。

膳食烹调 将蘑菇清洗干净；豆腐洗净后切成小块。蘑菇、豆腐一同放入锅中，倒入适量清水熬煮，熟后再调入油、盐等，每次吃小半碗，每天吃2次。

膳食功效 扶正抗癌，适用于胃癌早期或胃癌术后。

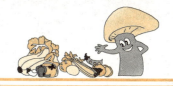

冬菇鸡肉玉米羹

 鸡肉 100 克，冬菇 5 朵，玉米 30 克，盐适量。

 将冬菇洗净之后切成末；鸡肉洗净之后切丁；玉米用水调和成糊。将冬菇、鸡肉一同放到砂锅中，倒入适量清水煮沸，调入玉米糊，继续煮沸，调入少许盐即可。

 适合脾胃虚弱的患者服食。

慢性胃病莫愁，常喝茴香猪肚汤

一般来说，胃病患者所表现出来的症状是不尽相同的，有的胃酸分泌过多，有的胃酸分泌过少，还有的时多时少，分泌失调。除了胃火炽盛类型外，慢性胃病都可以用下面这个食疗方来调理。

茴香猪肚汤的烹调方法：取小茴香籽 30 克，生首乌 60 克，猪肚 1 只。将小茴香籽和生首乌放到猪肚内，用棉线将猪肚缝合好，放到锅中，倒入适量冷水，开大火烧沸之后转成小火继续炖煮至熟。

吃猪肚喝汤，小茴香籽不能吃。猪肚分成 2 天吃完，每个星期吃 1 次，直到身体觉得舒服后停服。普通的胃病连续吃 3 个星期左右即可得到缓解。

胃喜温恶寒，小茴香散寒暖胃，大补肾阳，可以从根本上改善虚寒体质；生首乌可以去毒消肿，促进溃疡愈合，还能补虚补血，调节胃功能；猪肚能为机体提供营养、补中益气，调和药性、保护肠胃，还能引药归经，猪肚入胃经，可以让茴香和首乌的药性直达病灶。

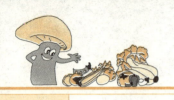

长期慢性胃病多为寒凉伤胃、脾胃虚寒、肝气犯胃等因素共同作用所致，绝大多数的胃病都和情绪有关，胃神经官能症患者最典型的是没有明显的器质性病变，可一紧张或生气就会出现胃痛，此即为肝气犯胃。多数胃病都和人的情绪有关，所以调理期间一定要保持愉悦的心情，不能生气，否则仅仅依靠药物治疗也是很难看出效果的。

何首乌有生首乌和制首乌之分，制首乌是用黑豆汁蒸制过的。何首乌能祛风解毒、润肠通便，而制首乌主要用来补益肝肾，一般情况下，二者是不能互相替代的。

茴香猪肚汤之中用的是生首乌，在此药膳方之中起"泄"的作用，而制首乌却没有这一作用。用何首乌的时候还要注意用量，大量应用何首乌易产生呕吐、腹泻等不良反应。其实不仅何首乌，任何药物过量应用都会危害人体健康。

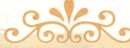

脾虚、脾湿，膳食调养除湿补虚

调养脾胃，没事多喝粥

脾气虚的人最典型的特征就是"懒"，整个人一副懒洋洋的模样，甚至连眼皮都懒得抬一下，做什么事都没有兴趣，躺在沙发上的姿势慵懒到极点。

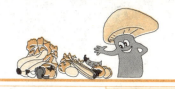

第八章 脾胃失调症，如何靠"吃"调理

其实他们并不懒，只是因为脾气虚。脾气主升，给人奋发向上的力量，脾气虚了，人体就像是放了气的气球，一下子就耷拉下来了。就算是想要做点什么事，也很难坚持下去，缺乏干劲儿。

脾胃居身体中央，因此脾气又叫中气，中气不足，说话就会慢声细语，性格内向。脾气虚的人面色萎黄而没有光泽，经常腹泻、感冒，稍微吃点不合胃的东西就会腹泻，稍微吹点风就会着凉感冒。

说到这儿可能有人就会问了，究竟是什么导致的脾气虚呢？从后天因素上说，主要是饮食不节、劳逸失度导致的。气是推动心血循环往复的原动力，心脏时刻都在跳动着，但是过度劳累会导致气的消耗超出人体恢复能力，因此古人说"劳倦伤脾"。

既然脾气虚是劳倦所致，那么就多躺下来休息吧。可是躺的时间久了你就会发现，浑身乏力的感觉更严重了，因为气是运动的，一躺下来，气的运行速度就会变慢，脾胃功能就会呆滞，肌肉就会萎缩，此即为中医上提到的"久卧伤气，久坐伤肉"。因此，调理气还要注意劳逸结合，张弛有度。

饮食的调节对于脾气虚者来说非常重要，每餐吃个八分饱就可以了。脾的功能是有节律的，到了该吃饭的时间吃饭，让脾去消化吸收就是遵从脾的节律；可是有的人只要一有闲暇的时间就大吃大喝，不停地吃，脾一直在工作，没有闲暇的时间，就会变虚。

每餐吃个八分饱就可以了，因为八分饱能给肚子留一定的空间，这样胃才能顺利蠕动，把胃堵得严严实实，它不动了，脾就会受影响。而且很多时候，当我们感觉到吃饱了的时候，实际上已经吃多了。

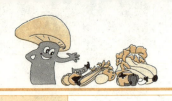

养好脾胃怎么吃——消化好吸收才更好

现在有很多孩子出现了厌食症状,这和家长不当的喂食有很大的关系,宁愿少吃一口也不多吃一口才是正确的做法。孩子的脾胃娇嫩,形体未充,后天之本尚未发育完全,吃得太多脾胃会承受不住,很容易伤及脾胃。

脾的功能和食欲、口味有着密切关系,一旦脾的运化功能失常,口味就会产生偏差,比如脾虚不健运就会口淡无味,偏嗜辛辣或甜食等,这也是导致小孩偏食的原因。

老人的脾功能会随着年龄的增长而退化,而且老人有节约习惯,不忍心浪费食物,经常会勉强自己把食物吃光,容易导致胃部不适。

对于脾气虚的人,我经常会给他们推荐一款药粥:取党参、陈皮各3克,山药12克,生薏仁10克,粳米50克。烹调的时候,将除了陈皮之外的其他药材与粳米一同放入锅中熬粥;陈皮要先放到清水中浸泡半小时左右,之后取出,剁碎,粥将熟的时候,将陈皮带水一同放到粥锅里面。可以根据个人口味调入少量盐,稍微煮一会儿,搅拌均匀即可。

此粥之中的山药有健脾养胃之功;陈皮能行气,脾胃是人体升降之枢纽,讲究的是"动",所以用些动力药能让胃动起来。脾气虚者容易夹湿,因此加些薏仁米。

这款粥中的食材和药材都是常见之品,而且都是调补之品,脾气虚者可常食,对脾气的调理大有益处。

粥是家庭的常见膳食,喝粥养生有很多好处,早在明朝,大医学家李时珍就曾在《本草纲目》中这样赞誉粥:"又极柔腻,与肠胃相得,最为饮食之妙诀也。"医学界公认粥可以补益阴液,生发胃津,健脾胃,补虚损,滋补养人。

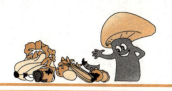

第八章 脾胃失调症，如何靠「吃」调理

熬过粥的人都知道，粥熬好之后，上面浮着细腻、黏稠、似膏油的物质，即我们平时所说的"米油"。《纲目拾遗》说其可"滋阴长力，肥五脏百窍，利小便通淋"；《随息居饮食谱》上说其能"补液填精，有裨羸老"。米油的营养丰富，不同的米油的养生功效也是不同的，它是肠胃不适等疾患的首选补充食物，长期食用能缓解、辅助治疗胃病等。

白米熬煮的温度超过60℃的时候会发生糊化反应，熬煮至软熟时入口即化，吃下去很容易消化，适合肠胃不适者服食。现代人的饮食太过精细化，运动量又少，而粥中水分含量充足，平时多喝点粥，不仅能果腹止饥，还可以为身体补充水分，防止便秘。肠胃功能较弱或溃疡患者，平时应当多喝些粥来调理肠胃。

不同地方的粥的烹调特色也是不同的，北方的粥甜味居多，主要用五谷杂粮煮制，如绿豆粥、八宝粥等，熬煮的时间比较短，水、米分开，吃起来爽口。南方粥的种类很多，以咸口为主，多是用小火慢熬而成，吃起来绵软、细腻、胶性大。

喝粥能延年益寿，用五谷杂粮熬制成的粥不仅美味，而且营养丰富，富含膳食纤维，适合各类人群服食。

接下来为大家介绍几款有助于调理脾胃的食疗方。

胡萝卜牛肉黄米粥

 膳食材料 黄米100克，牛肉、胡萝卜、洋葱各50克，盐、姜各适量。

 膳食烹调 黄米淘洗干净后放到清水中浸泡2小时；胡萝卜洗净后切成丁；牛肉洗净后切碎；洋葱洗净后切碎；姜洗净后切碎。将锅置于火上，把黄米、胡萝卜、洋葱一同放入锅中，倒入适量清水，开大火煮沸之后转成小火熬

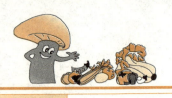

煮至黄米开花，放入牛肉末、姜末煮熟，最后调入盐即可。

膳食功效 适合体弱多病者服食。

百合杏仁粳米粥

膳食材料 粳米100克，鲜百合50克，杏仁20克，白糖适量。

膳食烹调 将百合掰成瓣，撕掉皮衣，洗净；杏仁放到温水中浸泡后去皮；粳米淘洗干净后熬煮至半熟，放入百合、杏仁继续熬煮至粥熟，调入白糖即可。

膳食功效 润肺止咳，和胃调中。适合咳嗽痰多、舌红苔少、虚烦少眠等症。

高粱红豆粥

膳食材料 高粱米250克，红小豆100克，红糖适量。

膳食烹调 将高粱米、红小豆分别淘洗干净，先将红小豆放到开水锅中熬煮至半熟；另取一汤锅，倒入适量清水烧沸，之后放入高粱米、红小豆开大火烧沸，之后转成小火慢熬至粥稠，调入红糖，搅拌均匀即可。

膳食功效 适用于小儿肠胃虚弱、消化不良、少食腹泻或大便溏稀等。

荷叶粥

膳食材料 新鲜荷叶1张，粳米100克，冰糖适量。

膳食烹调 粳米淘洗干净后放入锅中熬粥，等到粥熟之后调入适量冰糖，搅拌均匀；趁热将洗净、撕碎的荷叶覆盖到粥面上，等到粥呈淡绿色时取出荷叶。

膳食功效 缓解疲劳和压力，减肥、降脂、降血压。适合胃酸过多型胃炎、胃溃疡者服食。

豆蔻莲子粥

膳食材料 莲子60克（已去心），

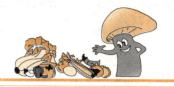

肉豆蔻5克，粳米50克，食盐适量。

膳食烹调 淘洗肉豆蔻和粳米、莲子，一同入锅，熬煮至熟烂成粥；粥中加适量的食盐，搅拌稍煮，出锅即可食用。

膳食功效 补中益气，健脾温胃，行气止呕。治疗因脾胃虚寒所致的胃痛、呕吐和食欲不振等症，有很好的疗效。

第八章 脾胃失调症，如何靠"吃"调理

脾阴虚，两款粥调养有良效

脾阴虚就是指营养脾精不足导致食欲不振、消化不良、倦怠乏力等症。不过即使是脾阴虚，其病机也是不同的，治疗也是有差别的。

阴虚者，阴阳失衡，就会表现出阴虚生热之症，因此脾阴虚者会因为濡润的阴液不足而表现出燥干、燥热等现象，皮肤会变得干燥。此类人的面色通常发黄，不过到了午后，两颧又会泛红。阴液的作用就是抑制人体阳热，以免身体过于亢盛。脾胃阴虚者，津液亏虚，上部的表现包括口舌干燥、嘴唇经常干裂、唾液分泌减少、消化能力下降等；下部的主要表现包括肠道不够滋润，因此经常会发生便秘。

导致脾阴虚的主要原因就是饮食偏差。中医在询问脾阴虚患者的生活习惯时，发现他们中的大多数人都存在嗜食辛辣和饮酒的历史。辣椒辛烈，酒性属火，特别是高度白酒，会灼伤胃阴，而且会影响到脾。近年来，随着川湘菜馆遍布全国各地，越来越多的人喜欢吃辛辣刺激性食物。长期吃此类食物，就会过度刺激灼伤咽喉食

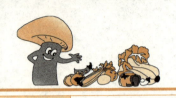

道、胃、肠黏膜,而且会化热化燥,伤及这些部位的阴液。现在流行的煎炸食品也会灼伤脾胃阴液,吃得太饱、太过油腻都会伤及津液。

其次就是熬夜。古人提倡"日出而作,日落而息",也就是说,作息要顺应自然规律。根据大自然的规律,白天主阳,主动,阳气升腾向上;夜间主阴,主静,符合阴气内沉向下。只有顺应自然作息,人体阴阳才得平衡。夜间阳入于阴,是人体得到修复的最佳时间,小孩也在夜间睡觉时长得最快。不过现在有很多人都喜欢熬夜,年轻人喜欢晚上聚会、唱歌、打游戏;中年人喜欢夜间加班熬夜;老年人夜间常常因思念而熬夜。熬夜不仅不能安养阳气,还会导致阴液无法滋生,进而造成脾胃阴虚。脾胃阴虚者可以经常吃以下两款粥。

一个是扁豆山药粥:取白扁豆、百合各15克,粳米、鲜山药各30克,白糖适量。先将鲜山药和百合洗净,山药去皮后切片备用,之后放入淘洗干净的粳米和白扁豆一同熬煮至半熟,放入山药片、百合继续熬粥,调入白糖即可。此粥有滋脾化阴、淡养脾气之功,适合老弱者服食。

如果脾阴虚以肠燥为主,尤其是老年便秘难解者,可经常服用四仁竹笋粥:取松子仁10克,甘杏仁6克,核桃仁12克,花生仁8克,新鲜竹笋15克,粳米100克。将粳米淘洗干净后和其他材料分别放到两个容器中,浸泡2小时;先开小火熬煮粳米20分钟,之后放入其他材料开小火煮半小时左右,至粥熟烂即可,分成2次服食。此粥有开达肺气、润肠通便之功,和扁豆山药粥交替服食,能够有效改善脾阴虚。

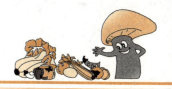

脾虚食积型便秘，就喝山谷麦芽茶

随着年龄的增长，各个脏腑、器官开始退化，脾胃当然也不例外，因此上了年纪之后很容易出现脾胃不适。经常有老人稍微吃些不合胃口的食物就开始胃痛、腹泻、食积等。

对于老年人来说，此时的脾胃功能已经退化，饮食上一定要有节制，比如油腻食物要少吃，因为此类食物难以消化，吃得多了会壅积于肠胃，损伤脾胃，导致便秘。

老年人发现自己便秘之后通常会很着急，担心会对自己的身体健康产生威胁，再加上缺乏医疗保健意识，所以很容易因为便秘而使用泻下通便药。

对于喜欢吃油腻之品而便秘的人来说，想要解决便秘，一定要从日常生活着手。规律、合理自己的饮食，避免吃过多的不易消化的食物，如油炸焦脆或黏腻之品，干燥的干果类食物也要少吃。每餐吃七八分饱就可以了，因为老年人的消化能力比较差，肠蠕动力量比较弱，平时可以喝些山谷麦芽茶来促进消化。

山谷麦芽茶的冲泡方法：取山楂、麦芽、谷芽各30克，用微火炒至微香微黄，每次取5克放入干净的杯子中，用90℃左右的热水泡茶饮用。

其实上面提到的将山楂、麦芽、谷芽炒黄，得到的就是中药方中的"焦三仙"。其中焦麦芽能很好地消化淀粉类食物；焦山楂能治疗肉类或油腻过多导致的食滞；焦神曲利于消化米面食物。三药同用，可以显著增强消化功能。

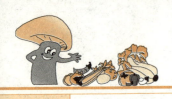

在此提醒老年便秘者注意一点，体虚多病者服泻药的时候不能太猛，以免出现腹痛、腹泻不止的情况，应当酌情找出适合自己的药物用量。

便秘，辨证施治效果佳

便秘是常见的临床症状，而不是疾病，主要指排便次数减少、粪便量减少、粪便干结、排便费力等。一定要结合粪便的性状、本人平时的排便习惯、排便是否有困难等作出有无便秘的判断。症状超过6个月就是慢性便秘。

一般人出现的便秘多属于功能性便秘，此病又叫习惯性便秘、特发性便秘、单纯性便秘等。指的是各种原因导致的排便节律、排便习惯、粪便性状的改变，也就是排便次数减少或排便困难、粪质干燥硬结或黏滞难排，症状最少持续3个月以上，通过钡剂灌肠或肠镜检查没有发现器质性病变者。此病可发生在各个年龄，不过中老年人的发病率较高，中医统称其为"便秘"。

此病患者并不存在器质性病变，因此西医治疗的针对性不强，多数症状严重的时候可以通过泻药来治疗。不过使用泻药对年老体弱者来说并不适合，特别是泻下力度较强的药物，很容易导致脱水。此外，滥用泻药或药物灌肠会削弱人体自主排便反射，导致排便依赖性，进而出现泻后便秘加重。并且，长期用泻药还会导致肠功能紊乱、大肠黑色病变等。

中医在治疗便秘的时候讲究的是辨证施治，针对不同证型的便秘下不同的药，从根本上治疗便秘。

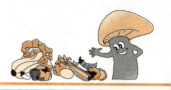

1 气虚便秘

这类便秘主要出现在长期卧床的患者或平时缺乏锻炼的脑力劳动者身上，此型患者的主要表现包括：精神疲倦，少气懒言，易疲劳，大便多不干结，想排便但却无力排出。如果气虚的时间久了，而且没有进行积极的治疗，就会导致阳虚，表现出大便不畅、粪便干硬，伴随着腰酸背冷、小便多、夜尿增多等。治疗方面，如果是气虚者可使用补中益气汤；阳虚者可使用济川煎加味。

2 血虚便秘

本型平时不常见，手术失血者、产妇、月经过多的女性可能出现此证型便秘。本型患者的主要表现包括：大便干结、面色灰白、易头晕等，可服用润肠丸。中成药可选用归脾丸。

平时熬些蜂蜜桑葚膏来吃，做法非常简单：直接取鲜桑葚捣烂，过滤留汁，放到瓦锅中煮，稍微浓缩之后调入蜂蜜，搅拌均匀，熬成膏状。冷却之后储藏，早、晚各服1汤匙，用开水送服即可。

3 阴虚便秘

这是临床上最常见的便秘类型，老年人出现的便秘多是此证型。此型便秘的主要表现为便秘顽固，3~4天排便1次，大便干结难下，腹痛不明显，形体消瘦，有的人还会伴随着心烦、失眠、头晕、耳鸣、胸闷、心慌等。可服用增液汤合六味地黄丸。成药可服用六味地黄丸。

除了药物治疗外，平时还要注意饮食和生活调理，多喝开水，清晨起床可以空腹喝半杯温开水。日常饮食做到不偏食、不挑食，食物粗细搭配，吃各种杂粮、糙米，增加富含膳食纤维果蔬的摄入，如芹菜、韭菜、菠菜、香蕉等；还可以适当吃些油脂含量丰富，性

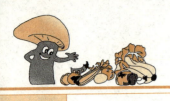

质滑利的食物，如黑芝麻、麻子仁、阿胶、蜂蜜等。每天定时排便，即使没有便意也要坐到马桶上。

没事的时候多用手按摩腹部，由右下腹沿着结肠的方向向上、向左、向下做循环按摩，重复多次，至排便停止。适当参加体育锻炼、劳动，让人体中的气机更加流畅，进而改善大肠传导。

腹泻，饮食调养能止泻

腹泻易发生在夏秋季节，因为此时天气炎热，雨水较多，为肠道致病菌的生长繁殖提供了便利条件。而且夏秋季节盛产瓜果，人们喜食凉拌菜、喜喝冰饮，若这些食物在制作的过程中造成了污染，人食用后感染的机会就会增加。夏秋季节苍蝇、蟑螂滋生，会携带致病菌传播疾病，稍不注意就会诱发腹部不适，特别是中老年人，本身脾胃功能较差，更易出现腹泻、细菌性痢疾等。

腹泻的诱因很多：过食生冷引起的腹泻，即寒泻；肠胃积热，或暑湿引起的腹泻，即热泻；父母喂养不当，或孩子吃得过多导致的腹泻，即伤食泻；久病久泻，或身体虚弱导致的腹泻，为脾虚泻。腹泻诱因不同，调理的方法也不同。

苍术是运脾药，有除寒燥湿之功，如果由于寒湿而腹泻不止，可以食用苍术来止泻、止痛，如苍术糯米粥。葛根有解表退热、生津止渴、止泻之功，如果是因为体内有湿热而腹泻，可以服用葛根来治疗，如葛根粥。

接下来为腹泻患者介绍几款调养脾胃、止泻的食疗方。

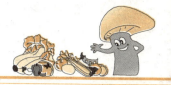

莲子红枣粥

膳食材料 莲子30克，红枣10枚，大米100克。

膳食烹调 将莲子、红枣、大米分别洗净之后放入锅中，倒入适量清水熬煮至粥成即可。

膳食功效 红枣可健脾益气，莲子可止泻，二者同用，能治疗脾胃气虚导致的腹泻。

参芪薏米粥

膳食材料 党参10克，薏米30克，黄芪20克，生姜12克，红枣8枚。

膳食烹调 薏米、党参、黄芪、红枣、生姜分别洗净之后放到砂锅中，倒入适量清水熬煮至粥熟即可。

膳食功效 适合体内有湿热的腹泻患者服食。

鲫鱼羹

膳食材料 荜拨、缩砂仁、陈皮、胡椒各10克，大鲫鱼1000克，葱、食盐、酱油、泡辣椒、大蒜、菜油各适量。

膳食烹调 鲫鱼去鳞、鳃、内脏之后清洗干净；将陈皮、缩砂仁、荜拨、大蒜、胡椒、泡辣椒、葱、食盐、酱油装入鲫鱼腹中；锅内倒入适量菜油烧开，鲫鱼放到锅中煎熟，倒入适量清水，炖煮成羹即可。空腹食用。

膳食功效 醒脾暖胃，适用于脾胃虚寒导致的慢性腹泻、慢性痢疾等症。

第八章 脾胃失调症，如何靠「吃」调理

小儿腹泻，山药红枣疗效好

小儿的脏腑非常娇弱，很多时候同样的食物成人吃了没什么问题，但是孩子吃了就会腹泻，所以家长在给孩子吃食物的时候都格

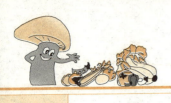

外小心。有些家长甚至不让自己的孩子吃任何生冷食物，不仅剥夺了孩子吃某些食物的权利，还导致孩子缺乏了一些必需的营养素。

几年前的秋天，朋友刚满1个月的女儿病了，让我陪同她去看医生。到了医院，医生问孩子哪里不舒服，朋友便叙述开来：从前段时间起，孩子就开始腹泻，每天十几次，没有呕吐或发热症状，验过大便，看到有金黄色葡萄球菌生长，于是诊断为"中毒性肠炎"，刚满1个月的孩子，不是吃药就是打针，做父母的看在眼里疼在心里，可就是这样，病情却仍然没有好转的迹象，反而越发严重。

其实当天看到孩子的时候我也有些惊讶，那么小的孩子，没有一点活泼之相，眼眶凹陷，指纹青紫，属于气阴两伤，已经有些脱水。虽然吃过药，但是由于吸收功能比较差，所以效果不是很好。

那位医生观察了孩子的病情之后并未开药，而是给孩子开了山药末，嘱咐朋友回去之后每次取12克山药末用温水调和均匀，熬煮至成糊，分成6次让孩子温服。当时我们还有些不解，于是医生解释道：山药营养丰富，而且容易消化，因此非常适合补脾阴。能食用也能作药用，而且药性非常温和。为了加速痊愈，医生又给朋友开了一剂茶饮方，取太子参6克，和9克车前草一同泡茶，分成6份，让孩子吃下山药糊的时候饮用。

果然，第二天之后孩子的胃口就好很多了，腹泻的次数开始减少，面色好了很多，而且有了笑容。医生说这预示着孩子的脾脏功能已经开始好转，可以消化吸收食物分解的清、浊了，为了巩固疗效，医生嘱咐朋友回去之后经常用茯苓、炒白术、红枣微烤后泡茶给孩子喝下去。从那之后，朋友的女儿很少发生腹泻，而且变得活泼可爱，精神头十足。

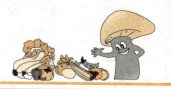

其实孩子发生腹泻很多时候并不是肠道受病菌感染那么简单，一味地用抗菌消炎药是治标不治本的。虽然孩子的大便中检查出了致病菌，也确定了肠道有炎症，但根本原因却是湿邪和脾虚。小孩经常腹泻，湿滞是因，脾虚是本，治疗应当从根本上着手。

其实判断孩子出现的是不是脾虚湿滞并不难，脾虚湿滞者最显著的特征就是晚上睡觉的时候经常会流口水，舌头上有齿痕，舌苔薄白微腻，口黏，口干，不想喝水，经常腹泻，甚至口苦。判断出来是脾虚湿滞，即可咨询中医是否适合采用上述方法治疗。

脾胃食疗方，脾胃健康吃嘛嘛香

脾胃掌管着人体的消化、吸收过程，一旦脾胃虚弱，消化吸收功能失灵，摄入胃内的食物就会在未完全消化之前排出体外，导致人体无法完全吸收其中的营养物质。

脾阳不足，脾运化水湿、水谷精微物质的过程就会变得不顺利，导致脾湿，脾功能严重受损，气血生化不足，人体得不到充足的气血充养，身体就会变得消瘦，易气血衰弱、四肢倦怠、便溏泄泻等。

既然脾胃虚弱、脾阳不足会导致泄泻等症，那么想要治疗这些症状就必须重视脾胃的调理，脾胃健康了，脾阳就会旺盛，气血生化才得充沛，肌肉被荣养，身体才能逐渐展现出风韵之美，便溏等症也就能得到改善了。

脾胃虚弱者可以吃些芡实山药糊来进行调养，具体做法：取芡实、山药、糯米粉、白糖各500克，先将芡实、山药晒干，之后研成细粉，和糯米粉、白糖一同搅拌均匀。食用时取调和均匀的粉放

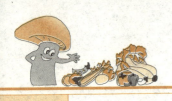

入干净的碗内，倒入适量冷水调和成稀糊状，加热烧熟即可。

芡实山药糊中的芡实味甘、涩，性平，入脾经和肾经，有健脾养胃、益肾固精的作用。中医认为，芡实能抗衰老、延年益寿、益脾胃，坚持食用能旺盛脾阳，强壮身体，消除脾虚泄泻之症，不过每次的食用量不能过多，否则反而会导致脾胃难以消化。

山药味甘，性平，入脾、肺、肾经，有益气养阴、补益脾肺、补肾固精之功。有研究表明，山药中所含的淀粉酶可以刺激胃肠道运动，促进肠内容物排空，提升小肠的吸收功能，能助消化，适用于消瘦乏力、食少、便溏等症。山药富含多种营养物质，而且容易消化吸收，所以可以长期服食。因脾胃虚弱、脾阳不足而消瘦泄泻者，或慢性病或病后虚弱者，需营养调补而脾运不健者都可以吃山药。

糯米性温，味甘，入脾、胃、肺经，有补中益气、健脾止泻、补益脾阳的作用，常用其治疗消瘦溲多、自汗、腹泻等症，能缓解脾胃虚弱导致的食欲不振。糯米是温和的滋补品，适合脾阳不足、脾胃虚寒导致的反胃、食欲下降、泄泻、气虚而致的汗虚、气短无力、腹胀等症。

三者搭配食用，补脾胃之虚的作用更佳，久服可调理脾胃，改善脾阳不足之症，增强脾胃的消化、吸收功能，提升患者的食欲。

脾虚湿滞，喝一碗薏仁冬瓜子粥

现在是个"以瘦为美"的年代，不光是胖人在一个劲儿地减肥，就连已经看起来很瘦的女生也在减肥。

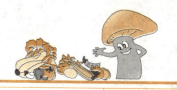

第八章 脾胃失调症，如何靠"吃"调理

减肥的方法很多，比如节食、运动、减肥药等等，但最有效的方法就是节食减肥，虽然对身体有伤害，但仍然有很大一部分女性采用这种方法在减肥。可是偏偏有两种极端人士：怎么吃都长不胖，或吃什么都长胖。前者自然不必多说，不用忍饥挨饿去减肥，后者就惨了，怎么忍饥挨饿都减不了肥，真应了那句"喝凉水都长肉"。其实对于某些人来说，这肥胖还真跟喝水有关系。

现代人的工作忙碌而紧张，喝水的时候常常是口渴了就拿出一瓶矿泉水或饮料，一口气喝上一大半，有时候觉得心火旺，干脆直接从冰箱里拿出冰镇饮料来喝。喝过冷饮之后，胃黏膜血管会立即收缩，整个脾胃功能都会下降。脾主运化水湿，为水液代谢之枢纽，脾依靠脾阳的动力将水分气化，冰冷的饮品一下子进入到火热的胃内，就会暴伤脾阳。一旦脾阳不足，气虚无法运化水液，就会产生痰浊，全身水液的代谢速度变慢，喝下去的水增多，排出去的水变少，停留在身体中，导致肥胖，实际上是细胞间水分增加。

脾虚湿困者，即使肥胖也是虚胖，和"吃"没多大关系，主要是饮水的方法不对导致的，所以提醒此类肥胖者一定要少吃凉食，少吹空调，喝水的时候慢慢饮下，尽量喝温开水。若暴饮过量，超出脾的运化代谢能力，就会导致水液潴留于体内，只有水液代谢正常了，每天的饮水和排水才能维持在平衡状态，避免肥胖。

湿为全身水液代谢失衡的表现，人体湿气过重，就会阻滞气血运行，如果湿滞于肌肤，导致肌肤得不到滋养，手肘处的皮肤就会干燥、增厚、瘙痒，此时服用疏风祛湿、通经活络之品，手肘处的皮肤就又会变得滋润。

脾虚湿困者的主要表现包括：口内黏腻，口干而不欲饮，小便

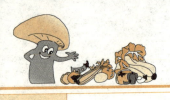

少，舌体胖，舌质淡，舌苔腻。女性还可能伴随着白带增多症状，到医院检查消炎后症状得不到缓解。

因脾虚湿滞而肥胖的患者一定要规范自己的饮食，临睡之前坚决不吃淀粉、糖类含量高的食物。真饿了就适量吃些植物蛋白类食物，可以吃些玉米粥、小米粥、薏米粥等，均有健脾祛湿之功。

到了夏季，脾虚湿滞者还要注意将空调的温度稍微调高一些，尽量少用空调。因为夏季时我们的毛孔要开合呼吸，让热量随汗液向外散发以降温，如果不让它散发则不利于水液和代谢物排泄，如此，水湿和热气就被憋在体内。

还要注意适量运动，很多人经常以忙碌为借口不运动，其实能让我们运动的机会太多太多了，比如下班后提前两站下公交，爬楼梯代替坐电梯，下楼买饭等，因为运动也有帮助身体排出湿毒的作用。

对于脾虚湿困者，可以吃上一碗薏苡仁冬瓜子粥：取薏苡仁10克，冬瓜子15克，粳米50克，一同放入锅中熬粥，代替早饭或晚饭食用。薏苡仁、冬瓜子都有非常不错的健脾祛湿之功，非常适合脾虚湿滞而致的虚胖者服食。

规律自己的作息，规范自己的喝水习惯，配合运动，每天吃上一碗薏苡仁冬瓜子粥，相信脾虚湿困的虚胖者一定能瘦下来。

湿热蕴脾生痘痘，就吃三白煨鸡

我们经常会看到一些已经过了"青春期"的人脸上仍旧长满了"青春痘"，而且痘痘久治不愈，甚至发展成痤疮，成了让很多人苦

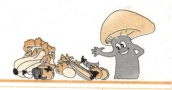

恼的事情。

我曾见过一位严重的痤疮患者，她常常食欲不振，饭后小腹胀痛，胃泛酸已经有七八个年头，脸上的痤疮又红又大，已经布满了额头和嘴周围。她的痤疮也已经有好几年历史了，只是几经周折治疗无果之后也就放弃了，如今已年近四十，对痤疮也没有多大反应了。

实际上，痤疮和胃炎有着同样的病机——湿热蕴脾。那位女士的主要症状包括：难以入睡、急躁易怒、大便少而不畅、痛经、经前乳房刺痛、房事后腿软无力等，是明显的湿热蕴脾症状。

湿热蕴脾之后经常会伴随着肝气郁结，肝属木，脾属土，所以一旦脾土出了问题，肝木也会跟着受影响。

湿热蕴脾主要是由于胃阳气虚，运化能力不足，水湿代谢不良郁积在身体之中，过食辛辣肥腻之品后，在"燃料"的作用下转化成湿热。

医生给那位女士开了2个疗程的疏肝解郁、和胃降浊、清腑泻热的药方，同时嘱咐她回去之后按时吃三餐，饮食要清淡，尽量避免吃辛辣刺激、油腻、过冷过热之品，规律作息，保持愉悦的心情。

等到药方服完之后，患者不仅胃病得到了改善，脸上的痤疮也得到了明显好转，整个人的面色红润多了。

脾是后天之本，气血生化之源，人的生命活动要依赖脾胃摄入的营养物质。胃主通降，食物进入胃内之后经胃腐熟，下行至小肠才可进一步消化吸收，所以胃以降为和；脾主升清，脾气上升，水谷精微等即可输送至全身各处，滋养各个脏腑和组织，所以脾气以升为顺。

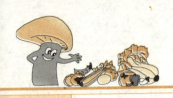

脾和胃处在中焦的位置，为升降之枢纽，脾胃的升降会影响到脏腑之阴阳升降，脾胃湿热，升降则无序，毒热发于面部。湿热郁久就会伤阴液。

很多女性都有这样的体会：月经前后脸上很容易长痘痘，这是怎么回事？月经前肝要将储存的血液输注出来，此时肝脏很容易疲劳，易郁结，肝郁结，则无法促进胆汁分泌，脾胃的运化少不了胆汁协助。如此以来，脾胃运化失常，就会导致气血不足。而肝气有余，气有余即为火，因此有些女性月经期间一般脸色不是很好。

根治痘痘首先要调理好脾胃，疏理肝气。对于因湿热蕴结、肝气郁结而出现痘痘和痤疮的患者来说，可以吃些三白煨鸡：取白果 15 克去壳，放到开水中烫一下，撕掉膜皮，切去两头，之后用竹签去心，放到开水中泡去苦味。取白术、干白果、干山药、茯苓各 15 克洗净，巴戟天 10 克洗净，之后一同用纱布包好，扎紧口。将砂锅置于大火上，倒入适量清水，放入 500 克鸡肉块炖开，撇净血沫，放入药包、莲子肉 15 克、白扁豆 15 克，调入绍酒，放入葱段，用湿棉纸封住砂锅口或加盖，之后移到小火上煨至熟透，捞出药包，拣出葱，用味精、盐调味即可。

通过规律日常生活和饮食，调整好心态，配合吃些三白煨鸡，调理好脾胃和肝脏，不仅胃病会消失，就连痤疮也不再烦你。

脾胃湿热致湿疹，试试生土豆片方

健康的孩子活泼好动，求知欲强，可一旦生病，就会黏着父母，吃不下、睡不好，也不活泼了。

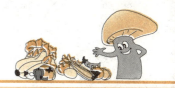

第八章 脾胃失调症，如何靠"吃"调理

湿疹是小儿常见病，患上湿疹之后，孩子的脸上会有成片的潮红或黄结痂，摸起来很粗糙，而且会冒黄水，甚至耳朵后面也长满了这种东西。患上湿疹之后，孩子会非常痒，不会说话的婴儿会一个劲儿地往父母怀里蹭脸。

其实很多时候，湿疹主要是孩子吃得不对或自身体质弱导致的，家长应当注意观察孩子发生的变化。湿疹刚开始病变时会表现出皮肤潮红，之后逐渐发展成皮疹，然后皮肤粗糙脱皮，此时，环境的冷热变化会刺激湿疹。

中医认为，湿疹是风湿郁积肌肤，郁而化热所致，主要为脾胃湿热引起的。我们都知道，小儿正处在发育期，自身免疫力较弱，一旦胃弱脾虚，就会向外熏蒸，发散到皮肤上。

有些孩子一吃饭就会恶心，常常是头两天拉稀，后两天大便干燥。身上起湿疹后会很痒，孩子就会伸手去抓，抓破后就会流出黄水来。孩子的体质不好，其脾胃运化、代谢功能就会受影响，水湿停滞，时间久了，水湿化热成毒，散发于肌肤，表现出湿疹。

经常有家长带着湿疹患儿来看病，对于此症，笔者一般会为其推荐苦参清洗皮肤的方法：取10克苦参，洗净后放入锅中，倒入1000毫升清水煎汁，煎好之后晾到温度适宜，先泡泡孩子的小手，每次泡上20分钟左右，坚持泡几天。也可以用四五层纱布蘸湿后每天外敷两三次。如果孩子发疹的部位大，要注意稍加药物用量，比如，苦参可以增加到20克左右。将煎好的药倒入干净的瓶子中，之后放到冰箱里，用的时候根据湿疹部位大小倒入相应的水量，之后兑些开水搅拌均匀，涂抹在患处即可。

之所以用苦参，是因为苦参能清除皮肤湿热，能很好地止痒、

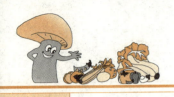

缓解症状，而且苦参不会伤害孩子的皮肤。

此外，还有一种简便的偏方，材料很简单，就是日常食用的土豆。取新鲜土豆1只，洗净削皮，尽可能切成宽而薄的片状，然后平敷于孩子患处，皮肤吸收变干后更换新的土豆片，反复数次。此法适用于湿疹的面积较小且瘙痒程度较弱的情况。

看到孩子生病难受的样子，家长肯定会心急如焚，恨不得将孩子的病痛转移到自己的身上。可疾病并非一朝一夕就能被治愈的，治疗湿疹更是急不得，应该先控制住症状，配合后期调养，强效的药很容易伤及孩子稚嫩的皮肤和脏腑，所以慢慢调理才是最佳的选择。

治疗湿疹的过程中，除了要遵照医嘱服药调治，还要注意规范孩子的饮食，饮食失调会伤及脾胃。治疗期间要注意禁止让孩子吃辛辣、甜腻之品，防止体内生湿，如果孩子禀赋不足，家长要注意多让孩子锻炼身体，增强免疫力，这样也就能更好地对抗外邪了。

实际上，小儿湿疹除了可能是脾胃湿热所致之外，还可能是气虚体质或食物过敏引起的，因此，家长在发现孩子患上湿疹之后，应当及时带着孩子到医院去做检查，而不是盲目采用一些治疗湿疹的方剂，以免药不对症，延误或加重病情。

湿热中阻型失眠，喝点麦梅枣花饮

失眠是常见的症状，虽然病不算大，但是很折磨人，睡眠质量差会导致一系列的问题：工作效率降低，注意力下降，头痛等。

我认识一个朋友，已经失眠很多年了，有时候甚至彻夜不眠，实在睡不着就拿起放在枕边的安眠药来促进睡眠。后来到医院检查，

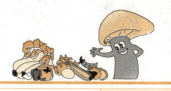

发现血压高、血脂高、尿酸高，医院开出了一大堆的西药，可是他担心这么多药一起服会产生副作用，于是转看中医。

朋友说自己经常口干口苦，有时候胸脘胀痛，足趾关节肿痛，他的面色晦暗，舌体胖，舌苔黄腻，而且自述小便发黄。

朋友的生活习惯我最了解了，四十出头，已经有了自己的公司，虽然不大，但是运营得不错，每年的收入颇丰。繁忙的工作和应接不暇的应酬让他以酒为伴。

综合朋友的所有症状，医生诊断出他出现的失眠是湿热中阻导致的，于是医生给他开了芳香化浊、和胃降逆的药物，2个月之后，朋友的失眠症状得到了改善，口干口苦、腹胀便秘症状基本消失。

其实，导致湿热中阻的主要原因就是饮食不节、饮酒过量，或过食辛辣。酒精的热量非常高，可以促进气血运行，属热，因此酒本身就是个湿热混合体，最易导致湿热内蕴，让人浑身不舒服。如果身体中也有这样的湿和热相互交阻，滞留在中焦，扰乱心神，就会导致失眠。

对于此类患者，可以通过麦梅枣花饮来进行调理：取小麦30克，绿萼梅12克，炒枣仁20克，夜交藤18克，茵陈15克，葛花12克，一同放到冷水中浸泡半小时，倒入800毫升清水，煮沸20分钟，过滤留汁，放到保温杯中保存，每天饮用数次，代替茶来饮用。

其实，药物调理只是一方面，最重要的还是生活习惯的规范，核心就在脾胃上。平时一定要注意少吃油腻肥甘之品，每顿饭吃个八分饱就可以了，喝酒更不能过量，保持气机畅通，阴阳相交，营卫相和，才可以顺利入眠。

第八章 脾胃失调症，如何靠『吃』调理

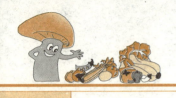

痰湿肥胖，常吃茯苓苡米健脾饼

现代人应酬多，食物的选择性多，所以经常会在无形之中摄入过量的食物，或是摄入大量存在健康隐患的食物，如：膨化食品、油炸食品、烧烤食品、奶油等，在这种情况下，肥胖者也越来越多。

难以抵御美味食物的诱惑，最受伤的就是我们的脾胃，中医认为"肥人多痰湿"，意思就是说，肥胖和脾运失常有关。脾主运化，负责对水液的吸收、转输、布散，经常吃得过饱、应酬过多、油腻摄入过多，脾功能就会逐渐减弱，运化水液的功能就会下降，导致水液停聚在身体之中，进而诱发肥胖、臃肿、慵懒，整个人看起来不精神。

苡米是非常好的除湿之品，体内有痰湿、肥胖者都可以通过吃苡米来祛除体内的痰湿，进而达到减肥瘦身的目的。

苡米里面富含维生素 B_1、多种氨基酸，有清肺、清热、除湿、消水肿等作用。广东的气候潮湿，当地人就有喝苡米茶对抗湿热暑气的习惯。

茯苓是慈禧太后常用的长寿补益之品。茯苓中富含蛋白质、卵磷脂、胆碱、茯苓多糖等有效成分，能延缓衰老、美容养颜。茯苓的主要功能是利水渗湿，因为茯苓中含茯苓素，利水利尿的作用非常好。茯苓药性平和，利水的同时又不会伤及正气，是利水渗湿的主要药物，非常适合糖尿病、肥胖者、脾虚湿盛者服食。

把苡米和茯苓搭配起来制成茯苓苡米健脾饼，健脾除湿的功效倍增。苡米茯苓健脾饼的具体做法：取苡米 200 克，茯苓、黑芝麻

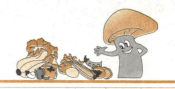

各20克，红豆100克，白糖适量。将苡米、红豆淘洗干净后晒干，研磨成粉；茯苓、黑芝麻研磨成粉；将几种粉混合在一起，调入适量白糖，倒入适量清水和成面团，之后将面团分成若干等份，填到模具之中，压紧，之后从模具里面取出饼胚，放到铺了油纸的烤盘之中，饼胚和饼胚之间要留有一定的空隙，170℃预热10分钟后，将烤盘放到烤箱之中，烤20~25分钟后取出，彻底晾凉后放到密封盒内保存。

面色不好脾胃差，就喝三白汤

观察身边的人我们不难发现，做同样工作的两个人，一个面色好，精神头十足；一个却面色差，一脸的疲乏。这是怎么回事？

通常来说，脾胃功能好的人精神状态也比较好，肌肤白净、滋润、有弹性；而脾胃功能差的人往往无精打采，瘦弱无力，皮肤没有光泽。脾胃是"气血生化之源"，脾胃功能差的时候，我们吃再好的食物也不能被充分吸收，易导致气血生成减少，无法滋养皮肤，因此面色会变差，看起来没有血色和光泽。

想要让皮肤有光泽、白皙、有弹性，一定要调理好自己的脾胃功能，在此给大家推荐一款健脾美白方——三白汤。药材构成为白芍、白术、白茯苓各3克，甘草2克。直接将这4味药洗净后放入锅中，加适量清水煎汤，也可以自制茶包。具体做法：取白术、白芍、白茯苓各150克，甘草75克，研成末后混合均匀，分装到30个小包中，每天取1包放到干净的杯子内，倒入适量沸水冲泡，代替茶来饮用。

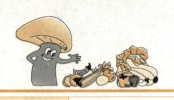

此方出自《医学入门》，最初用于治疗伤寒虚烦，后来人们发现它还能补益气血、美白润肤。古人认为，此汤能调和身体之气血、调理五脏，进而美白祛斑，非常适合由于气血虚寒而导致皮肤粗糙、萎黄者服用。

此方之中的白芍味甘酸，性凉，归肝经、脾经，有养血柔肝、缓中止痛、敛阴收汗的作用；白术性温，味甘、苦，归脾经、胃经，有健脾益气、燥湿利水的作用，能治疗脾虚食少、腹胀泄泻等；白茯苓味甘、淡，性平，归脾经、肺经和肾经，有渗湿利水、健脾和胃、宁心安神的作用，能治疗脾虚食少、泄泻、心悸不安、失眠健忘等症；甘草性平，味甘，归心、脾、肺、胃四经，能补脾益气、清热解毒、润肤除臭，治疗脾胃虚弱导致的口臭、皮肤皲裂等。

现代药理学研究表明，白芍能清除自由基、抗氧化；白术和白茯苓可以提升机体免疫力、扩张血管；甘草能调节机体免疫力，外用能增白祛斑、防晒、防止皮肤粗糙。

如果觉得水煎汤饮用难以入口，也可以将上述药材和鸡肉或排骨一起煲汤饮服，效果也是不错的，而且口味更容易被人接受。

水湿困脾，常吃蚕豆糕

脾是人体中的特殊脏器，喜燥而恶湿，一旦湿邪犯脾，就会诱发消化道疾病。中医学中有句话："诸湿肿满，皆属于脾。"那么脾又为什么会"恶湿"呢？脾的主要功能之一就是运化水湿。脾气充足旺盛，人体的水液就能得到有效合理的输布和排泄；但如果脾气虚弱，运化功能不良时，就无法维护人体水液的正常代谢，就会导致部分水湿滞留体内，出现肿胀等症。而这样的疾患多会出现在女性怀孕期间，需特别注意。

"十月怀胎，一朝分娩"，可是这"十月"实属不易。孕期女性的身体和生理都会发生变化，常常让准妈妈们措手不及，特别是出现下肢水肿时。孕期水肿通常从妊娠中期开始出现，先是小腿以下或足踝局部出现轻度水肿；有的重症会慢慢延伸到膝关节以上，甚至到腹部。如果出现了全身水肿，则必须到医院就诊。

《金匮要略》中指出妊娠水肿是因为妊娠有"水气"滞积。女性怀孕后，体内的精血就要下注养胎，脾胃脏气就会虚弱，如果此时饮食不注意或饮食不太好，都会使自身的脾气大受损耗。脾本喜燥恶湿，但此时脾的运化水湿的能力已不足了，自然受到体内湿邪的侵困，久之引发妊娠水肿。所以，针对女性孕期水肿的症疾，应以补脾健胃、利水消肿为主，并佐以安胎的疗法进行调治疗养。

对于妊娠期间发生水肿的女性来说，不妨试试吃些蚕豆糕，做法简单，而且能有效缓解水肿。蚕豆糕的具体做法：取蚕豆250克，粳米和红糖各适量；将粳米、蚕豆一同研磨成粉末，在粳米蚕豆粉中调入红糖，加水和成面团，面团和好之后切块，放到笼屉中蒸熟即可。每天早、晚适量食用，能补脾健胃，利水行湿，对水肿、膈食，特别是妊娠期的妇女水肿等症患，有很好的疗养效果。

蚕豆糕中的粳米可健脾和胃，红糖可温中祛湿，蚕豆可健脾和胃，利水消肿，将3种食材搭配在一起，即可有效健脾利湿。

其实除了妊娠期水肿的患者之外，脾胃虚弱、食少便溏的患者都可吃些蚕豆，辅助改善症状。嫩蚕豆能益气健脾，利湿消肿，而且营养丰富，含有膳食纤维、钙、磷、钾、维生素B、胡萝卜素等

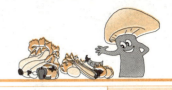

第八章 脾胃失调症，如何靠『吃』调理

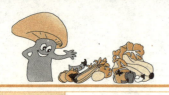

多种有益健康的营养物质，其所含的蛋白质的量仅次于大豆。蚕豆中还含有丰富的磷脂、胆碱，它们是构成大脑和神经组织的重要物质，能提升记忆力、健脑。其他食材，如扁豆、薏米、小米、赤小豆、冬瓜等，都是不错的健脾利湿之品，平时不妨多吃一些。

其他脾胃失调症，膳食调养更健康

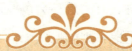

虚、湿、滞、郁，不同证型吃不同的食物

胃病就像一张"狗皮膏药"，患上容易，治愈难，每一次的治疗虽然能缓解症状，但过不了多久它还会再次发作。其实从中医的角度上说，胃病可以分为虚、湿、滞、郁四型，不同的型，治疗方法和饮食调养都是不同的。

1 虚：久调慢调不再虚

主要是体质因素导致的，不管患者怎么去注意都不能避免病情的反复发作，因为这种胃病是体质因素造成的。要注意坚持药物治疗，一般需坚持治疗3~6个月，停药的标准并不是患者的不适症状得到缓解或消失了，而是通过医生诊断判定体虚状态得到了改善，所以不能随意停药。由于疗程比较长，所以不建议连续服用中药汤剂，可连续应用一段时间的中药汤剂或成药，之后根据医生的诊断服用相应的中成药3个月，每个月复诊1次，连续3个月体质仍旧

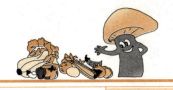

第八章 脾胃失调症，如何靠"吃"调理

未能得到改善者应当将治疗时间延长至6个月。

由于治疗的时间比较长，所以食疗也是不错的选择。中医将虚证分为气虚、血虚、阴虚、阳虚等，不同的虚选择的补品不同。气虚者，舌淡、胃口差、大便溏稀、精神疲倦，具备3个以上症状者即可确诊是气虚，可取白术、淮山、党参中任意1~2种熬粥或煲汤；阳虚者，除了有气虚表现之外，还存在怕冷、喜热食的特点，可适当吃些羊肉，能温阳；阴虚者，口干、舌上少苔，部分患者可能出现失眠多梦、大便干结等症状，可取西洋参10克，炖服、含服均可。

2 湿：防湿祛湿，控制病情

湿气较重时，湿邪会影响脾胃的运化功能，此类胃病患者病情反复发作的季节性很强，一般情况下连续用中药调治1~2周即可痊愈，症状不明显可自行服用祛湿之品来调理。由于此证型的胃病的发作有明显的季节性，所以在相关季节来临时可先服用祛湿之品，以控制病情。可以泡上1杯芦根茶，或是熬上1碗薏苡仁芡实粥，都能有效祛湿。

3 滞：消食化滞，清淡饮食

大吃大喝之后，胃部就会出现隐痛、胀满感，其实"滞"说白了就是消化不良，改善的根本办法就是管住自己的嘴。如果觉得一时间控制饮食比较难，可以服用中成药保和丸，以及其他能助消化的药物，如健胃消食片。食物方面应当以消食为主，如萝卜汤、鸡内金茶等，一般症状得到改善后即可停用。

4 郁：脾胃之症，病根在心

郁引起的慢性胃炎反复发作病情复杂难治，很容易被患者忽略，此病的临床症状看似是虚证，但用了补药又会出现热气，即

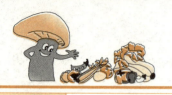

"虚不受补",可是清热之后又会出现口淡等虚寒症状,病情变化没有明显的规律。今天这儿痛,明天那儿胀,刚治好胃胀,又出现胃痛,刚治好胃痛,又食欲不佳。虽然患者表现出的是脾胃症状,可归根结底却是"心"病。

此类患者单纯用药效果不佳,想要治愈疾病,首先要调整心情,病情较重或病程较长者可辅助中药治疗,如逍遥散。

肝胃不和,就用橘茹饮

木指肝,土指脾胃,木疏土,说的是肝的精神情志、疏泄之功正常,则利于促进消化系统的消化吸收及胃肠道蠕动。这句话强调的是人体精神因素对消化系统的影响,因为在这种病理条件下,通常木不疏土,导致胃肠道功能停滞,胃气上逆,会进一步导致膈肌下降、胃失和降而卧不安的失眠状况。

我认识一个朋友,正处在更年期的阶段,经常失眠,即使入睡也睡得不深,晚上经常是刚睡着就会被身边的动静惊醒,醒来之后再也睡不着了。我发现她形体消瘦,眼眶发黑,双眼无神,肌肤干燥而没有光泽,而且经常打嗝,谈及自己的病况时还一个劲儿叹息,右侧胸肋经常疼痛,胃口一直不怎么好,后确诊为肝胃不和,胆失宁谧导致的失眠,因此用温胆汤加减治疗。16天后,朋友的面色红润,肌肤润泽,食欲也好了很多,睡眠质量有所提高。

之后医生又给她开了益气养心、健脾补肾的药方进行整体的调理、巩固治疗。此类型症状的失眠可通过温胆宁心之法治标,通过调理脾胃的方法来治本。医生给她推荐了橘茹饮:取橘皮、竹茹各

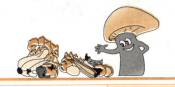

30克，柿饼35克，姜3克，白砂糖8克。将橘皮洗净之后切成1厘米的长条；竹茹挽成10个小团；干柿饼切成0.2~0.3厘米厚的片；生姜洗净之后切成0.1厘米厚的薄片。把橘皮、竹茹、柿饼、生姜一同放到锅中，掺入清水1000毫升左右，先开大火煮沸，之后转成小火继续煮20分钟，过滤药汁，再煎1次，将2次的煎煮液合并在一起，过滤药液，调入白糖，搅拌均匀，代替茶来饮用。

此方药性平和，是药食两用之品，寒温并用，让清中有温，清而不寒，有理气和胃、降逆调神之功，适用于普通的年轻人和病情较轻者。

失眠者很多都存在精神郁结或精神压力过大的问题。肝主疏泄，一是指可以促进消化系统的消化功能；二是调节情志，将郁闷的情绪疏解开。不良的情绪会影响到正常的肝功能，导致肝之疏泄失常，让人急躁、发怒，因此失眠者平时一定要注意开阔心胸，凡事都想得开点，避免钻牛角尖、想不开。

脾肿大，食疗调理脾健康

脾肿大是一种病理特征，健康人的下腹部是摸不到脾的，如果处在仰卧位或者侧卧位的时候可以摸到脾的边缘就是脾肿大。脾肿大的主要表现是脾的体积增大。从中医的角度上说，脾肿大和肝失所养、脾胃气血不足、内有湿热、气滞血瘀等均有关系。脾肿大患者可以根据自身情况选择适合自己的食疗方。

脾肿大的原因复杂，除了少数人是生理性的脾肿大之外，都要在医生的指导下寻找病因，定期复查。平时尽量少吃不容易消化的

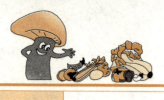

养好脾胃怎么吃——消化好吸收才更好

食物，禁止喝酒，晚餐不能吃得太饱，饮食尽量清淡一些，同时配合中医疗法积极治疗。少吃不容易消化吸收的食物，晚餐不能吃得太饱，日常饮食要清淡，适当做些舒缓的运动，少做剧烈运动，少吃辛辣刺激之品，注意调节心理压力，脾气上来时做几次深呼吸。

肝失所养导致的肝气不舒，易使气滞血瘀。气血循环不畅就会导致脾失所养，易致脾肿大。经常熬夜加班的人很容易导致肝血过度耗损，补肝血可以吃猪血、猪肝等，直接将猪血、猪肝烹调成菜肴即可。

玫瑰花是众所周知的舒肝理气之品，能改善肝郁气滞导致的各种不适症。脾肿大通常和肝气不舒、肝脾不和有关，玫瑰花能舒肝理气，改善脾肿大症状。情绪不舒、精神不振者可以吃些玫瑰花药膳或是直接用玫瑰花泡茶饮用，可以有效振奋精神。

接下来为脾肿大患者推荐几款有助于改善症状的食疗方。

清炒芹菜

膳食材料 芹菜500克，植物油、葱花、姜末、蒜末、盐各适量。

膳食烹调 芹菜择洗干净之后切成段；将炒锅置于火上，倒入适量植物油烧热，之后放入葱花、姜末、蒜末爆香，再放入芹菜翻炒至熟，调入少许盐即可。

膳食功效 补血养肝，舒肝之滞气。

银耳红枣枸杞汤

膳食材料 银耳30克，红枣20克，枸杞子、冰糖各适量。

膳食烹调 将银耳泡发后洗净，撕成小块；红枣、枸杞子洗净。将除了冰糖之外的食材放到砂锅内，倒入适量清水，开大火煮沸之后转成小火继续煲1小时，调入冰糖即可。

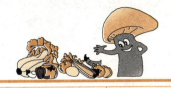

膳食功效 滋阴养血,补脾益气。适合脾胃气虚、肝血不足的脾肿大患者食用。

玫瑰花海带汤

膳食材料 绿豆、海带各20克,玫瑰花6克,甜杏仁9克,红糖适量。

膳食烹调 将玫瑰花洗净后放到纱布内包好,和绿豆、海带、甜杏仁同煮至熟,挑出玫瑰花,调入红糖,搅拌均匀。每天服1次,连服半个月。

膳食功效 舒肝理气,改善肝脾不和、肝气不舒导致的脾肿大。

胃切除,合理饮食提升食欲

胃肿瘤、胃溃疡、大出血、幽门梗阻时,会由于治疗的需要而进行胃切除手术。手术之后,胃腔会变小,胃的结构会发生变化,胃的正常生理功能会受影响,经常表现出胃纳不佳,饭后饱胀,消化功能发生紊乱,此时饮食调理显得尤为重要。

胃切除手术后1~3天内,肠道功能会逐渐恢复,肠内气体从肛门排出之后,即可进食少量清流食,如稀藕粉、面汤、青菜汤、米汤等,每次饮100~150毫升,每天饮服6~7次。3~5天之后开始吃流食,如大米粥、小米粥、鸡蛋羹等,每天吃5~6次。

手术后1个星期可以吃些半流质饮食,如面条、馄饨、小笼包、面包、清蒸鱼等。

伤口愈合之后,患者的精神状态有所好转,消化功能逐渐恢复,大便正常时,可以适当吃些容易消化的软饭,如馒头、软米饭,搭配容易消化的菜肴,如菠菜炒鸡蛋、肉末炒青菜等。

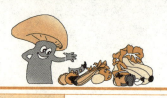

养好脾胃怎么吃——消化好吸收才更好

病人处在康复期的时候应当注意设法增进食欲，全方面摄取营养，即使不愿意吃也要强迫自己吃。以下几点是胃切除手术患者要遵循的饮食原则。

1 少食多餐

坚持少食多餐，每顿饭都吃一点，每天吃 4～5 餐，这样做是为了适应胃容纳不足的特点，千万不能暴饮暴食。

2 细嚼慢咽

患者手术之后，胃研磨功能缺乏，牙齿的咀嚼功能显得尤为重要，此时不宜吃较粗糙、不易消化的食物。要注意细嚼慢咽，进食汤类、饮料等要注意干稀分开，同时尽量在餐前、餐后 30 分钟进汤类，以免食物过快排出影响到正常的消化吸收过程。进食的时候宜选择平卧位，或进餐之后选择侧卧位进行休息，这样能延长食物排空的时间，促进其完全消化吸收。

3 注意补血

胃切除手术之后，胃酸的分泌量减少，小肠上端蠕动速度加快，扰乱了正常的消化功能，进而影响蛋白质和铁质的吸收，易诱发缺铁性贫血。所以患者平时要注意适当吃些瘦肉、动物血、动物肝脏、蛋黄、绿叶蔬菜、芝麻酱等来补充蛋白质和铁。

4 饮食有忌

由于胃的生理功能减弱，所以平时要注意避免食用生冷、坚硬、纤维多的食物，忌食辛辣刺激性强的食物，如辣椒、芥末等，更不能饮用烈性酒和浓咖啡。还要注意限制单糖的摄入量，因为过量的单糖会导致肠液大量分泌，诱发反应性低血糖。每餐都要限制糖类的摄入量，最好可以把单双糖和多糖混合食入，进而延长吸收时间，不能单独食用单糖或双糖，以免发生"倾倒综合征"。

接下来为患者推荐几款有助于改善症状的食疗方。

消导粥

膳食材料 粳米50克，瘦肉25克，白萝卜100克，山楂片5~8片。

膳食烹调 粳米淘洗干净；瘦肉洗净后切成末；白萝卜洗净后切丁；山楂片洗净备用。将上述材料一同放入锅中，倒入适量清水熬粥即可。

膳食功效 促进胃酸分泌，帮助消化。

补血粥

膳食材料 薏米、糯米各25克，干黑木耳10克，猪肝50克。

膳食烹调 薏米、糯米分别淘洗干净；干黑木耳泡发后洗净，切碎；猪肝洗净后切成末。将上述材料一同放入锅中，倒入适量清水，熬粥食用。

膳食功效 防止胃切除患者出现缺铁性贫血。

第八章 脾胃失调症，如何靠『吃』调理